JN296842

日本皮膚科学会ケミカルピーリングガイドライン（改訂第3版）準拠

ケミカルピーリング

これが私の コツ と 技

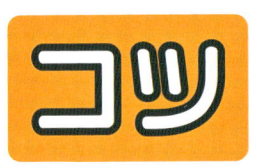

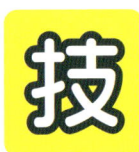

改訂2版

編集
古川福実　和歌山県立医科大学医学部皮膚科教授
船坂陽子　神戸大学医学部皮膚科准教授
上田説子　上田説子クリニック院長

編集協力
山本有紀　和歌山県立医科大学医学部皮膚科准教授
宮崎孝夫　宮崎クリニック理事長
幸野　健　関西労災病院皮膚科部長

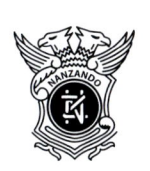

南山堂

執筆者

幸野　　健	関西労災病院皮膚科	部長
船坂　陽子	神戸大学医学部皮膚科	准教授
上田　説子	上田説子クリニック	院長
米井　　希	和歌山県立医科大学医学部皮膚科	助教
山本　有紀	和歌山県立医科大学医学部皮膚科	准教授
菊地　克子	東北大学病院皮膚科	講師
吉村浩太郎	東京大学医学部形成外科	講師
大日　輝記	久留米大学医学部皮膚科	講師
林　　伸和	東京女子医科大学医学部皮膚科	准教授
鷲見　康子	藤田保健衛生大学医学部皮膚科	
山下　理絵	湘南鎌倉総合病院形成外科・美容外科	部長
梶田　尚美	なおみ皮フ科クリニック	院長
須賀　　康	順天堂大学医学部浦安病院皮膚科	教授
渡邉　徹心	鳥取大学医学部皮膚科	助教
宮崎　孝夫	宮崎クリニック	理事長
薄木　晶子	甲南病院皮膚科	部長
上中智香子	和歌山県立医科大学医学部皮膚科	助教
古川　福実	和歌山県立医科大学医学部皮膚科	教授
久野　有紀	ゆき皮フ科クリニック	院長

（執筆順）

2 版の序

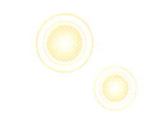

　2001年に米国皮膚科学会ケミカルピーリングガイドラインを参考にして，「日本皮膚科学会ケミカルピーリングガイドライン2001」が作成されました．当時のケミカルピーリングの認知度は，一部の皮膚科医をのぞけば決して高いものではありませんでした．しかし，折からの美容ブームと日本皮膚科学会や日本美容皮膚科学会などでのセミナーやシンポジウムなどを通じて，きわめて短期間にケミカルピーリングは皮膚科の基本的手技になったといっても過言ではありません．

　本書は2003年に出版されましたが，ガイドライン2001を紹介するとともに，ガイドラインには書き込めなかった実際の手技を要領よくまとめた解説書として企画されました．幸いなことに，編集・編集協力者の予想を上回る反響がありました．さらに，2004年にガイドラインが改訂されたのに伴いガイドライン2004準拠版として改正を行いました．2006年になり，日本皮膚科学会学術委員会からevidence-based medicine（EBM）に沿った新たなガイドラインの策定が求められました．新たな委員会を発足させ完成したのが，本書に掲載されているガイドライン（改訂第3版）です．

　この新ガイドラインはEBMに基づいた適応疾患の紹介・解説とともに，各疾患に用いる使用薬剤別の推奨度を確定したもので，用いる試薬の基本的な解説の追加や，施行上の留意点を整理し，施術ガイドラインとしても改良を図ってあります．以前の2001年，2004年のガイドラインに比べると，適応疾患の数は減少し，区分も変更されました．したがって，改訂第3版に掲載されていない疾患や試薬については，現時点ではエビデンスレベルが高い論文報告がないために評価対象とはなりませんでした．今後の研究や症例の蓄積などの学術誌発表を待って，適宜，改正を行っていく予定となっています．

　本書はガイドラインに沿いつつも，ケミカルピーリングの一歩も二歩も進んだコツと技を紹介した本です．言い換えれば，近未来のガイドラインのプロトタイプです．第Ⅲ章の2．今後EBMの蓄積が期待される適応疾患・状態をみて・読んで，新たな疾患・状態に対して科学的エビデンスを作っていきたいものです．また，ガイドラインに掲載されている疾患であっても，エビデンスレベルを上げる（ひいては推奨度を上げる）努力を行うことが大切です．

　ざ瘡にアダパレンの使用が可能になった時点で，ケミカルピーリングは廃れるだろうとの意見が多くありました．しかし，本書に挙げた事例をみるごとく，さらには，日本人の繊細な感性による施術によって精神的な平安感やいわゆる皮膚若返り現象がもたらされることを認識すれば，ケミカルピーリングの今後の発展的展開が期待されるのではないでしょうか．まさに，careとcure，healingとpeelingにケミカルピーリングのエッセンスはあるようです．

　今回は，上記のような理由で編集協力者として幸野　健先生に新たに加わっていただきました．多忙な中，本書の執筆していただいた多くの先生方に心から感謝を申し上げます．最後に，本書の編集に情熱を注がれた南山堂編集部高見沢恵氏に御礼を申し上げます．

2009年3月

編　者

初版の序

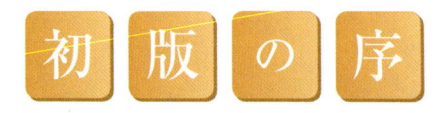

　20世紀後半の医療の進歩は目覚ましいものがあり，多くの致死性あるいは難治性疾患の病態が解明されました．それに伴い，新たな治療法が研究され，いくつかは臨床の場で用いられ，広く国民の健康の維持あるいは回復に寄与しています．そして，21世紀の医療の流れの1つは，QOLの向上で，より健康でありたいとの願望は，肉体的かつ精神的な面に及びます．その願望を実現させようとする様々の実践は，疾病に悩む人を含めたすべての人の基本的な権利といえるのではないでしょうか．

　皮膚は，その解剖学的位置から最もそのような願望の対象になりやすい臓器です．化粧あるいはその類似行為がその代表的なもので，従来，いわゆる皮膚科疾患の医療行為とは一線を劃していました．しかし，最近になり両者の境界がきわめて曖昧となってきました．その代表例が，ケミカルピーリングです．

　ケミカルピーリングは，主に色素異常，光老化に伴う疾患，痤瘡などの治療や皮膚の若返りrejuvenation，しみ，くすみ，質感などの皮膚の美容的改善を目的としています．その基本は，創傷治癒機転による皮膚の再生が主なものであり，皮膚科学に立脚した施術がなされなければなりません．しかし，ともすれば美容的な側面のみが注目されるためか，ケミカルピーリングが安易に施術される傾向にあることも事実です．全国消費生活情報ネットワークシステムには危害例の相談が寄せられるようになっています．

　以上のような観点から，日本皮膚科学会は，ケミカルピーリングに関する治療ガイドラインを作成しました．しかし，このガイドラインはきわめて簡単かつエッセンスのみをまとめたもので，実際の手技などについては全く不十分です．また，多くの皮膚科の先生方から，手技について要領よくまとめた解説書が欲しいとの意見が寄せられています．この目的のために，実地医療に即した本書が著されました．

　本書は，タイトルのごとく，日本皮膚科学会のケミカルピーリングガイドラインに準拠して，臨床経験豊富な先生方のコツと技をまとめたものです．各先生方のノウハウを読んでいただいて，各自の技量・経験・診療環境にふさわしい自分自身の施術を確立して頂きたいと考えています．また，ケミカルピーリングは皮膚科学に立脚したものでなくてはなりません．そのために，基礎編としての内容も充実させたつもりです．全体的な統一を図るために，大幅に文章を削除させていただいた項目もありますが，執筆していただいた先生方のご理解とご協力があったことに感謝いたします．最後に，本書の編集に情熱を注がれた南山堂編集部高見沢恵氏に御礼を述べて編者からのメッセージを終わります．

2003年3月

編　者

目　次

EBM に基づく検討を踏まえた新たなガイドライン― EBM の考え方
　　　　　　　　　　　　　　　　　　　幸野　健 ………… 1

I．これだけは知っておく―基礎編―

グリコール酸　　　　　　　　　　　船坂陽子 ………… 9
サリチル酸マクロゴール　　　　　　上田説子 ………… 17
トリクロロ酢酸　　　　　　　　　　米井　希 ………… 37
フェノール　　　　　　　　　　　　山本有紀 ………… 41
レチノイン酸―角質に対する作用　　菊地克子 ………… 45
レチノイン酸―治療の実際　　　　　吉村浩太郎 ……… 51
機器診断―正確な測定・評価法　　　菊地克子 ………… 61
ケミカルピーリングの光老化における安全性に対する検証
　　　　　　　　　　　　　　　　　船坂陽子 ………… 69
マウスからのメッセージ　　　　　　大日輝記 ………… 73

II．これが私の技―施術編―

1．EBM に基づく適応疾患・状態

ざ　瘡
　・グリコール酸　　　　　　　　　船坂陽子 ………… 83
　　　　　　　　　　　　　　　　　米井　希 ………… 89
　　　　　　　　　　　　　　　　　林　伸和 ………… 97
　　　　　　　　　　　　　　　　　鷲見康子 ………… 103
　　　　　　　　　　　　　　　　　山下理絵 ………… 109
　　　　　　　　　　　　　　　　　梶田尚美 ………… 113
　・サリチル酸（マクロゴール基剤）上田説子 ………… 119
ざ瘡：面皰を主体としたざ瘡（面皰型ざ瘡）
　・サリチル酸（マクロゴール基剤）須賀　康 ………… 129

ざ瘡
 ・サリチル酸（マクロゴール基剤） 渡邉徹心 ……… 133
 ・サリチル酸（エタノール基剤） 船坂陽子 ……… 139
ざ瘡瘢痕
 ・グリコール酸 山本有紀 ……… 143
 ・トリクロロ酢酸 宮崎孝夫 ……… 149
日光（性）黒子
 ・グリコール酸 船坂陽子 ……… 155
肝斑
 ・グリコール酸 船坂陽子 ……… 159
雀卵斑
 ・グリコール酸 船坂陽子 ……… 163
 ・サリチル酸（マクロゴール基剤） 上田説子 ……… 167
炎症後色素沈着
 ・グリコール酸 船坂陽子 ……… 173
小じわ
 ・グリコール酸 船坂陽子 ……… 177
 ・サリチル酸（マクロゴール基剤）
   薄木晶子・船坂陽子 ……… 185

2. 今後EBMの蓄積が期待される適応疾患・状態

毛孔性苔癬 宮崎孝夫 ……… 191
脂漏性角化症 上田説子 ……… 195
  宮崎孝夫 ……… 200
日光角化症 上中智香子 ……… 207
魚鱗癬 船坂陽子 ……… 211
  上田説子 ……… 215
疣贅 宮崎孝夫 ……… 220
伝染性軟属腫 宮崎孝夫 ……… 226

アクロコルドン　　　　　　　　　　宮崎孝夫 ・・・・・・・・・・・・ 231
脂　漏　　　　　　　　　　　　　　上田説子 ・・・・・・・・・・・・ 235
その他
　・皮膚癌　　　　　　　　　　　　上中智香子 ・・・・・・・・・・・・ 241
　・眼瞼黄色腫　　　　　　　　　　上田説子 ・・・・・・・・・・・・ 245
　・酒　皶　　　　　　　　　　　　上田説子 ・・・・・・・・・・・・ 251
　・アトピー性皮膚炎　　　　　　　須賀　康 ・・・・・・・・・・・・ 257

Ⅲ ―資料編―

「日本皮膚科学会ケミカルピーリングガイドライン（改訂第3版）」概説
　　　　　　　　　　　　　　　　山本有紀・古川福実 ・・・・・・・・・・・・ 265
ケミカルピーリング剤の入手先，および作り方と処方
　　　　　　　　　　　　　　　　久野有紀 ・・・・・・・・・・・・ 271
知っておきたい行政の知識　　　　　宮崎孝夫 ・・・・・・・・・・・・ 285
日本皮膚科学会ケミカルピーリングガイドライン（改訂第3版）・・・・ 289

索　引 ・・ 299

EBMに基づく検討を踏まえた新たなガイドライン ― EBMの考え方

幸野 健（関西労災病院皮膚科）

❶ なぜEBMが必要とされるのか？

　従来の医療においては，治療者個人の経験や師資相承的な技法が重視される面が強かった．医療において「術」的な面が不可避であることは事実だが，標準的診療が確立されていない状況においては，独善的治療により不利益を蒙る患者が後を断たず，さらに治療者により手法や技量に大きな格差があり，患者に大きな不満が生じていることも事実であった．

　これらの問題を打開すべく，医療の科学性と効率性を高め，患者中心的医療を実現するために「根拠に基づく医療（evidence-based medicine：EBM）」という考え方が1990年代より世界的な潮流となった．先進諸国ではEBMの概念の受容はほぼ完了している．

❷ EBMとは何か？

　EBMとは現在入手可能な最良のエビデンス（ヒトを対象とした臨床試験の結果），医師の技能，患者の価値観・好みを統合することと定義される．決してエビデンス偏向の医療を目指すものではないことに注意する必要がある．図1にその概念を要約した[1]．

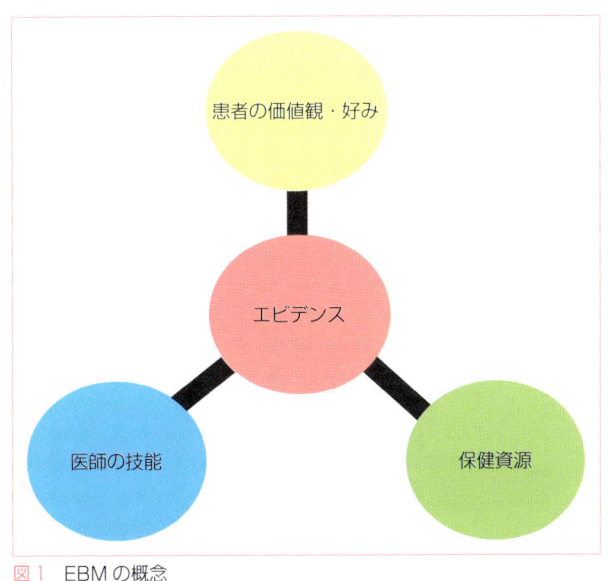

図1　EBMの概念

❸ EBMはどのように実践されるか？

図2にそのステップを示す．臨床的な疑問が生じた時に，情報つまりエビデンスをインターネットなどから網羅的かつ効率的に収集し，それらを臨床疫学や臨床薬理学的観点から批判的に吟味した上で回答を準備し，患者のインフォームド・コンセントを得た上で実践するという過程である[1]．

❹ システマティック・レビューとは？

臨床的疑問点の設定，情報収集とその批判的吟味となると，多忙を極める個人の医師にはしばしば困難なことが多い．そこで，EBM実践支援を目的として，しばしばEBMに明るい関係者グループが，以上の作業を組織的・体系的に実行することがある．この過程および結果をシステマティック・レビュー（系統的総説）という（図2）．

システマティック・レビューにより，どのような治療が最善のものとして推奨されるか，あるいは推奨されないかが明らかになる．推奨できる治療がない分野においては，その事実が正直に報告されることになる．したがって，今後どのような分野の研究が進められなければならないかが明確になると言える．

国際的なレビュー・グループとしてコクラン共同計画が有名である．皮膚科分野ではコクラン・スキングループが活躍している[1]．

❺ EBM主導型ガイドラインとは何か？

冒頭にあげた従来の医療における問題点は，特に美容・抗加齢医学の分野に当てはまると考えられる．科学性・透明性・明示性が欠如している状況では，とても現代社会の認知を受けることはできない．これらの状況を改善しEBMの実践

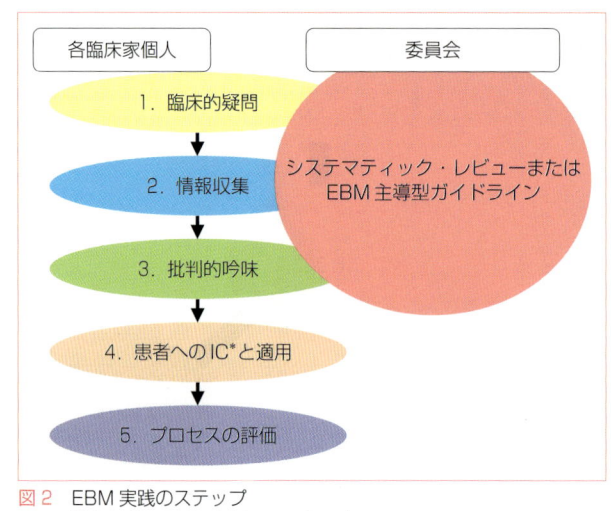

図2 EBM実践のステップ
*IC：インフォームド・コンセント

を支援するために出現したものが EBM の考えに則って作成された診療ガイドライン（EBM 主導型ガイドライン）である．

　診療ガイドラインは，従来，エキスパート・オピニオンに基づいて作成されてきたが，EBM 主導型ガイドラインは全く異なった観点，すなわち，前述のシステマティック・レビューの手法で作成される．現在までに提示されている臨床試験の結果つまりエビデンスが網羅的に収集・要約され，臨床疫学・臨床薬理学的な観点から評価・格付けされ（エビデンス・レベル），推奨度（推奨のグレード）が付けられて公開されるという手続がとられる．

　つまり，作成過程の透明性と内容の客観性・明示性が担保された真に科学的なガイドラインである．科学性に裏付けられてこそ，医療の倫理性・社会性が認知されることは論を待たない[1,2]．

　ただし，銘記されるべきことは「システマティック・レビューと EBM 主導型ガイドラインが一致することが理想的であるが，実際的にはそうはならない」ということである．この点は後述する．

⑥ エビデンスはどのように収集されるか？

　臨床的疑問は「ある患者に（patient：P），ある治療を行うと（exposure：E），行わないのに比べて（comparison：C），どうなるか（outcome：O）」で定式化される（PECO 方式）．臨床的疑問ごとに，エビデンスを PubMed などのデータベースから組織的・網羅的に検索・収集される．コンピューターを用いた電子サーチは強力ではあるが，現状では漏れが多く，委員による手作業での収集（ハンドサーチ）も当然必要である[1]．

⑦ エビデンスはどのようにレベル付けされるか？

　エビデンス・レベルの格付けには様々なものがあるが，日本では厚生労働省研究班作成の「ガイドライン作成のためのガイドライン」所収のものが使用されることが多く，先に公開された皮膚悪性腫瘍診療ガイドラインでもそれを改変したものが使用された．表1 に示す[3]．

　分類は主に研究デザインによりレベル付けされる（形式評価）．例えば，ランダム化比較試験は非ランダム化比較試験よりも，バイアスが少なく統計学的に頑強であり批判に耐えられ，その意味からエビデンスは高く評価されるといった具合である．

　ただし，研究デザインが同一であっても内容は一般に玉石混淆であり，委員により周到に検討されレベルを下げて評価することも行われるべきである（内容評価）．

8 治療の推奨度はどのように決定されるか？

各治療を支持する複数のエビデンスのレベルを評価した上で推奨度（グレード）が決定される[2]．

ここで重要なことは，診療ガイドラインはあくまで臨床現場を支援するものでなければならないということである．高質のエビデンスがない分野において，システマティック・レビューでは「推奨すべき治療なし」という結論も許されるが，実地診療の指針であるべき診療ガイドラインでは，そのような結論は許されない．システマティック・レビューはいわば「研究を目的とした内部文書」であり，厳密・批判的な内容にならざるをえないが，ガイドラインは「実用されるべき公開文書」であり，高質のエビデンスがない分野では，臨床現場の実情と患者のQOLを配慮して現時点における最良の選択肢を積極的に推奨するなど，より実際的・簡明に編集されなければならないからである（ただしコンセンサスへの道筋を明示しなければならない）．

委員会としては，現在のエビデンスの限界を認識した上で，現時点での最良のエキスパート・オピニオンの粋を結論としなければならない．先に公開された皮膚悪性腫瘍診療ガイドラインでも，この点は非常に苦労した点である（表1）[3]．本ケミカルピーリングガイドライン[4]でもこの点に関しては十分な論議の上で決定された．

表1 わが国の皮膚悪性腫瘍診療ガイドラインにおけるエビデンスの質のレベルと推奨度（文献3より）

	エビデンスのレベル
I	システマティック・レビュー／メタアナリシス
II	1つ以上のランダム化比較試験による
III	非ランダム化比較試験による
IV	分析疫学的研究（コホート研究や症例対照研究による）
V	記述研究（症例報告や症例集積研究による）
VI	患者データに基づかない，専門委員会や専門家個人の意見[+]

	推奨度
A	行うよう強く勧められる （少なくとも1つの有効性を示すレベルIもしくは良質のレベルIIのエビデンスがあること）
B	行うよう勧められる （少なくとも1つ以上の有効性を示す質の劣るレベルIIか良質のレベルIIIあるいは非常に良質のIVのエビデンスがあること）
C1	行うことを考慮してもよいが，十分な根拠[*]がない （質の劣るIII-IV，良質な複数のV，あるいは委員会が認めるVI）
C2	根拠[*]がないので，勧められない（有効のエビデンスがない，あるいは無効であるエビデンスがある）
D	行わないよう勧められる（無効あるいは有害であることを示す良質のエビデンスがある）

[+]基礎実験によるデータおよびそれから導かれる理論はこのレベルとする．
[*]根拠とは臨床試験や疫学研究による知見を指す．

注：本文中の推奨度が必ずしも上表に一致しない部分がある．国際的にも皮膚悪性腫瘍診療に関するエビデンスが不足している状況，また海外のエビデンスがそのままわが国に適用できない実情を考慮し，さらに実用性を勘案し，（エビデンス・レベルを示した上で）委員会のコンセンサスに基づき推奨度のグレードを決定した箇所があるからである．

❾ 今後の問題点

　現時点ではケミカルピーリングに関するエビデンスは限定的なものが多く，エビデンス・レベルも必ずしも高くはないことが再確認された．今後のよりレベルの高い研究が待たれるところである．そのために今後も引き続き改訂が行われる予定である．

　また上述したごとく，推奨度評価も今後の評価を待って，改訂が必要となるであろう．

❿ おわりに

　ガイドラインのEBM化はその医師団体の自律性・社会性の指標とされている．ガイドラインを「社会に対する医療行為の説明責任」と位置づけている[2]．ガイドラインが「医療の客観化・効率化を図る道具」である以上，そこに診療行為の客観性・効率性・透明性・明示性が端的に表現されるからである．

　時代は，エビデンスという洗練された科学性，効率という経済性，さらに透明性・明示性という社会性・公共性をも要求していることを認識する必要がある[1]．これは今後の医療が進むべき方向でもある．

1) 幸野　健，谷口彰治：皮膚科におけるEBMとガイドライン−世界医療の潮流と皮膚科学．最新皮膚科学体系・年刊版 2006-2007（玉置邦彦編），p.2-13，中山書店，2006．
2) 中山健夫：EBMを用いた診療ガイドライン作成・活用ガイド．p.16-39，金原出版，2004．
3) 皮膚悪性腫瘍ガイドライン作成委員会：皮膚悪性腫瘍診療ガイドライン．金原出版，2007．
(http://www.dermatol.or.jp/medical/guideline/skincancer/index.html)．
4) 古川福実，松永佳世子，秋田浩孝ほか：日本皮膚科学会ケミカルピーリングガイドライン（改訂第3版）．日皮会誌，118：347-355，2008．

これだけは知っておく
―基礎編―

- グリコール酸

- サリチル酸マクロゴール

- トリクロロ酢酸

- フェノール

- レチノイン酸―角質に対する作用

- レチノイン酸―治療の実際

- 機器診断―正確な測定・評価法

- ケミカルピーリングの光老化における安全性に対する検証

- マウスからのメッセージ

これだけは知っておく —基礎編—

グリコール酸

船坂陽子（神戸大学皮膚科）

❶ グリコール酸とは 今までに報告されてきた作用

α-ヒドロキシ酸はカルボン酸のα位にヒドロキシ基を有する化学構造をもつ脂肪酸の総称である．最も短い構造をとるのがグリコール酸（GA），次いで乳酸（LA）である（図1）．

GAの作用機序としては，「施術編—小じわ」の項（p.183）の表3に示したように，形態学的に光老化による皮膚の変化を回復させる作用[1,2]，すなわち表皮および真皮の厚さの増大，表皮突起の延長，グリコサミノグリカン，特にヒアルロン酸の沈着の増大[2]が確認されており，またコラーゲンmRNAの発現増加が見い出されている[3]．グリコサミノグリカンの増大はコラーゲン産生を促すと考えられている[4]．一方表皮ターンオーバーの亢進[5]，角層セラミド含量の増加[6]，角層剥離酵素の活性化[7,8]による角層剥離の結果，角層の厚さが低下して水分保持能が改善することにより，魚鱗癬など[9]角化異常症に有効な治療効果を示す．

❷ ケミカルピーリングにおけるグリコール酸の作用機序とは

1. しわ改善作用機序

ケミカルピーリングとは，ケミカル（化学物質）を塗布し，皮膚を一定の深さでピーリング（剥脱）することにより，皮膚の再生をはかる治療法であると定義されている[10]．GAを用いたピーリングは，角層あるいは表皮基底層までの創

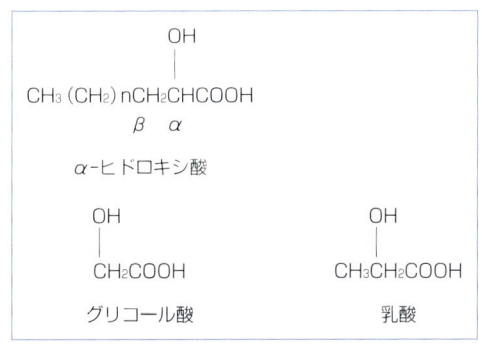

$$CH_3(CH_2)_nCH_2\underset{\alpha}{C}H(OH)COOH$$

α-ヒドロキシ酸

$$\underset{グリコール酸}{CH_2(OH)COOH} \qquad \underset{乳酸}{CH_3CH(OH)COOH}$$

図1 AHAsの化学構造

傷を誘導（(very) superficial peeling，レベル1，2）し，修復を促す治療法と考えられている[10]．一般にGAピーリングは，痂皮形成をきたさないで，浮腫性紅斑が生じる程度の炎症を皮膚に惹起する条件で施行されて，前述の皮膚の変化が生じる．表皮の変化のみならず真皮にも明らかなrejuvenation効果がGAピーリングにより誘導されるが，培養線維芽細胞を用いた実験より，GAが線維芽細胞のコラーゲン産生を促進することが示されており[11]，GAの真皮への到達が想定されている．

　GAピーリングの効果は，イオンに遊離しない形でのGAの皮膚への浸透に基づくものであるため，主として用いるGAのpHとその濃度，時間により，浸透度が決定される[12]．したがって高濃度GAピーリングの方が皮膚へ深く浸透し，線維芽細胞のコラーゲン産生を促進して，しわの改善に働くと考えられる．しかしながら，図2[13]に示すように，35，50，70％のGA濃度群間ではしわの治療効果に相違はみられなかった．用いたGAの濃度は，痂皮形成を起こさないで紅斑反応を誘導する条件としたので，高齢者ほどGAによる紅斑反応は生じにくいために，70％で治療したのは60歳以上の者であった．これら年齢層では，しわの性状が深いために酸が十分真皮に浸透しても効果が低い結果になったのかもしれない．しかしながら，35％群と50％群では，その平均年齢は各々28歳，38歳であるので，単に酸の浸透度のみが重要であるとするなら，50％群の方が，より効果が高いはずである．GAによる紅斑反応誘導と小じわ改善とが相関したことより，酸の浸透よりもGAピーリングの紅斑反応誘導および誘導後に関わる因子，例えば角化細胞，線維芽細胞，血管内皮細胞，炎症細胞から誘導されるサイトカインなどが間接的にしわ改善に働いたものと推察される．

　実際塗布したGAが皮膚のどこまで浸透しているかという点に関して，明らかにした報告はない．皮膚の主たる構成細胞は角化細胞であり，皮膚に塗布した薬物に最初に反応するのは角化細胞であることから，角化細胞がGAに反応して，何らかの因子を放出して線維芽細胞におけるコラーゲン産生を促進させるように働いている可能性が考えられる．図3[14]に示すように，Okanoらは培養線維芽

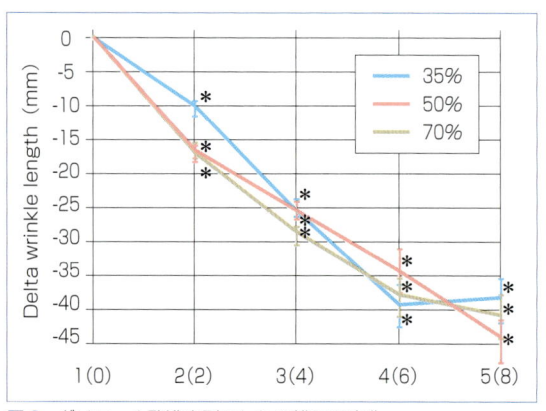

図2　グリコール酸濃度別のしわの総長の変化
（文献13より引用）*$p < 0.05$

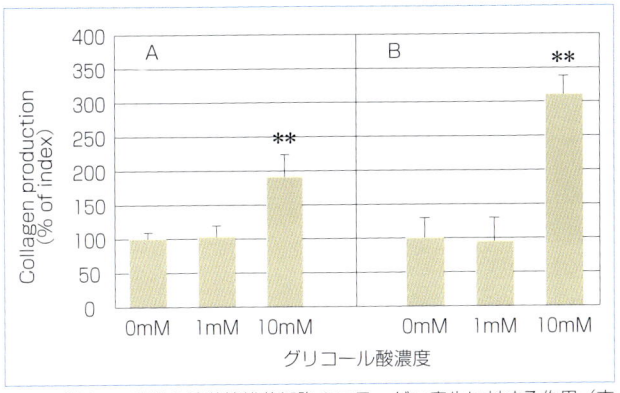

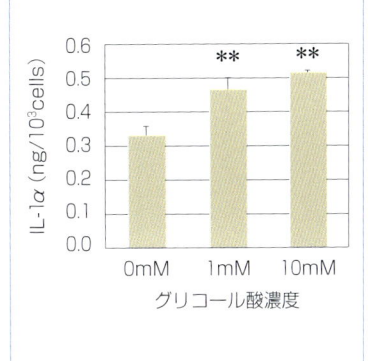

図3 グリコール酸の培養線維芽細胞のコラーゲン産生に対する作用(文献14を一部改変して引用)
A:培養線維芽細胞にグリコール酸ナトリウム塩0, 1, 10mMを添加し24時間後コラーゲン産生量をELISAにて測定.
B:培養角化細胞にグリコール酸ナトリウム塩を0, 1, 10mM濃度にて添加し24時間後, 本培養上清を回収し, 培養線維芽細胞に加えてさらに24時間後にコラーゲン産生量をELISAにて測定. $**p < 0.01$

図4 グリコール酸添加後の培養角化細胞からのIL-1αの遊離量(文献14より引用)
培養角化細胞にグリコール酸ナトリウム塩を0, 1, 10mM濃度にて3時間培養後, グリコール酸を含まない新しい培地に変えてさらに21時間培養し, この培養上清中のIL-1α量をELISAにて測定. $**p < 0.01$

細胞におけるコラーゲン産生をGAは促進するが，GAにより角化細胞から放出された因子がGAと共に培養線維芽細胞におけるコラーゲン産生をより促進することを明らかにした．さらに，GAで刺激を受けた線維芽細胞（A）とGAにより角化細胞から放出された因子とGAで刺激を受けた線維芽細胞（B）のコラーゲン産生および分解に関わる遺伝子群の発現を検討すると，GAで刺激を受けた線維芽細胞（A）では1型コラーゲンα1（α1（I））の遺伝子発現が高くなる．一方線維芽細胞（B）ではより高いα1（I）の発現の誘導のみならず，コラーゲン分解に働くmatrix metaloprotease（MMP）-1, 3の発現の上昇がみられる．したがって，GAに反応した角化細胞はコラーゲン産生が増強する因子を放出するが，同時に分解誘導因子も放出していることが考えられる．角化細胞から遊離され，MMPsを誘導する因子としてIL-1αが知られているが，GAにより角化細胞からIL-1αが誘導，遊離してくることが示されている（図4）．

以上まとめると，GAは角化細胞に作用してIL-1αを遊離するが，IL-1αは紫外線などで早期に誘導されるprimary cytokineであり，種々のサイトカインの誘導に関わるので，何らかのサイトカインネットワークが生じて，IL-1αの分解作用にトータルとして優るコラーゲン産生の誘導が生じるものと考えられる．

2. 美白に関わる機序

LAはメラニン生成の律速酵素であるチロシナーゼのmRNA発現を抑制するため，美白作用があるとの報告がなされている[15]．しかしながら，GAの美白作用に関する検討はなされていない．マウスメラノーマ細胞B16を用いた実験では，LAのみならずGAもメラニン生成を抑制することが判明した[16]（図5）．また，GAはチロシナーゼ活性抑制効果を有する[16]（図6）．

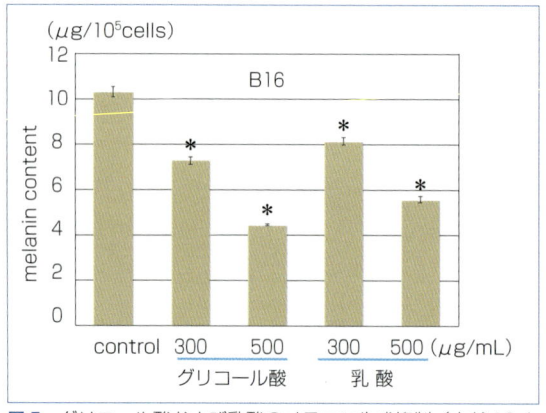

図5 グリコール酸および乳酸のメラニン生成抑制（文献16より引用）
培養マウスメラノーマ細胞B16にグリコール酸および乳酸を添加し、5日後にメラニン量を測定．*p < 0.05

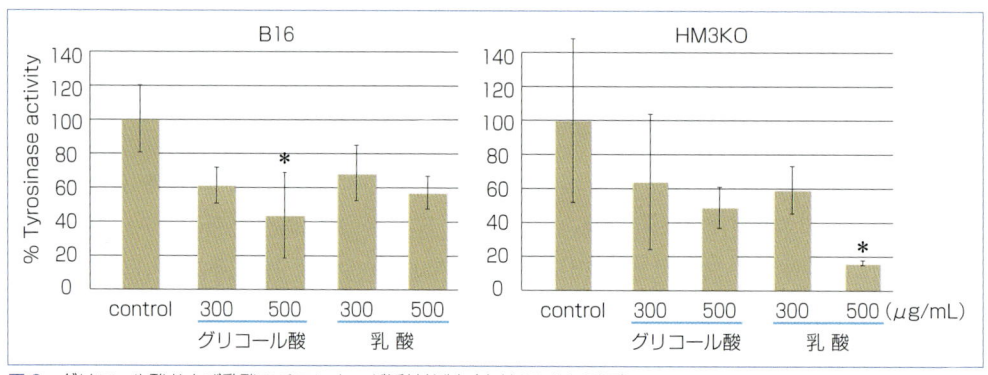

図6 グリコール酸および乳酸のチロシナーゼ活性抑制（文献16より引用）
培養マウスメラノーマ細胞B16およびヒトメラノーマ細胞HM3KOにグリコール酸および乳酸を添加し、5日後にチロシナーゼ活性を測定．*p < 0.05

表1 グリコール酸の色素斑治療における作用機序

1. 表皮ターンオーバー促進による早期メラニン排出による皮膚色の改善
2. グリコール酸のチロシナーゼ活性抑制によるメラニン生成抑制
3. ケラチノサイトからのIL-1αの放出促進、IL-1αのチロシナーゼ活性抑制

　したがって、GAピーリングの美白に関わる作用機序としては、表1のような3点が考えられる．IL-1αは培養メラノサイトに対し、増殖およびメラニン産生抑制に働くとの報告がなされている[17]ので、GAはパラクリン機序でもメラニン産生抑制に働くものと思われる．

3. グリコール酸の角層剥離機序

　レベル1、2のグリコール酸ピーリングを施行すると角層が剥がれやすくなり、通常グリコール酸ピーリング3〜4日後では、日焼け後のようにガサガサとなる．角層が剥離（落屑）するためには、角質細胞同士を接着しているデスモソームが分解される必要がある．このデスモソーム分解にはcathepsin Dと角層特異的chymotrypsin（stratum corneum cymotryptic enzyme：SCCE）および

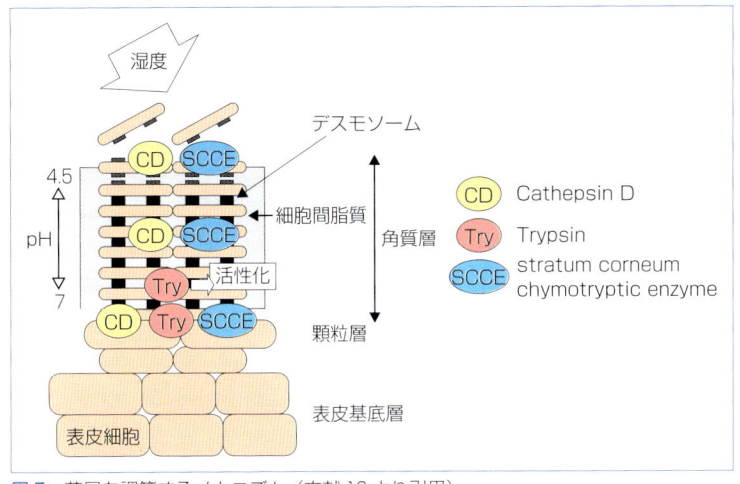

図7 落屑を調節するメカニズム（文献18より引用）

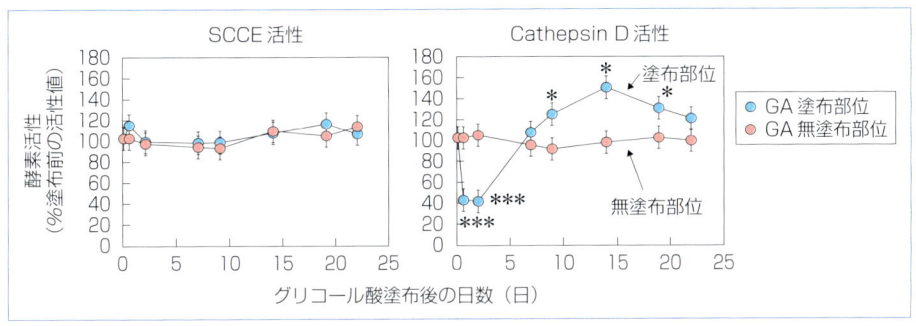

図8 グリコール酸ピーリングによる角層剥離酵素の変動（文献18より引用）
ヒト上腕内側に50%（w/v）濃度のグリコール酸（pH0.9）水溶液を30分塗布し，2%炭酸水素ナトリウム液（pH8.8）にて中和し，中和直後，2，7，9，14，19，22日後にテープにて2層めの角層を採取し，酸化インスリンB鎖を基質としてcathepsin DおよびSCCEの酵素活性を測定．$p < 0.05$，**$p < 0.001$

trypsinが関与していることが明らかになっている（図7）[18]．SCCEは，pH8付近のアルカリ性に至適pHをもつが，弱酸性でも活性を保持する．顆粒層上部のlamellar bodyで産生され，細胞間脂質の放出に伴い角質細胞間へ移動することが確認されている．Trypsinは中性付近の落屑およびSCCEの活性化に関与していると考えられている．Cathepsin DはpH2～5付近の酸性に至適pHを持ち，顆粒層上部から角層全域に存在する．角層は図7に示すように，最下部では7付近の中性であるが，上層（外層）にいくに従い低下していき，最外層ではpH4.5～5.4の弱酸性である．

ピーリングに用いる35～70%（w/v）濃度のグリコール酸のpHは1前後であるため，ピーリングにより角層が酸性に傾き，結果として酸性に至適pHを有する剥離酵素の活性が高まり，角層剥離が亢進するのではないかと予想される．そこで，ヒト上腕内側に50%（w/v）濃度のグリコール酸（pH0.9）水溶液を30分塗布し，2%炭酸水素ナトリウム液（pH8.8）にて中和し，中和直後，2，7，9，14，19，22日後にテープにて2層めの角層を採取し，cathepsin Dおよ

びSCCEの酵素活性を測定した．図8[18]に示すように，SCCEは経過中酵素活性に変動がみられなかったのに対し，cathepsin Dでは，2日目まで低下し，7日以降に活性増加がみられた．GAピーリングによる角層のpHの動きを検討すると，GA塗布直後，中和後も2〜10層めの角層はpH2〜3の酸性に傾いており，これは24時間以降に回復することがわかった（図9）[18]．また，図9に示すようにcathepsin Dの酵素活性はこの付近でpH5の時よりも活性が高い．したがって，グリコール酸を30分塗布している間に角層の酸性化によりcathepsin D酵素の活性化が誘導されたために，その後採取した酵素の in vitro での活性が低下したものと推察される．

　このようなSCCEとcathepsin Dの酵素活性の変動から，グリコール酸ピーリング後の角層剥離には，少なくとも以下の2つの機序が考えられる．①角層の下層（テープストリッピング10層目）に至るまで酸性（pH3）に傾くためにcathepsin Dが角層下層まで急速に活性化される，②新規にcathepsin D酵素が産生されて数週にわたる長期活性増強が生じる．これら角層の状態の変動は，グリコール酸ピーリング後のスキンケアの際に考慮すべき要素と考えられる．

3 まとめ

　ケミカルピーリングが単に皮膚を剥脱して，再生を促すのみならず，皮膚細胞に対し，種々の作用を有することが明らかになってきている．塗布されたGAは角化細胞，メラノサイト，そして真皮にまで到達するのであれば，線維芽細胞に作用して，サイトカインの放出などを誘導し，各種皮膚反応を惹起させると同時に，酸性の水溶液であることにより，角層のpH勾配を一時的に変動させて剥離酵素の活性を修飾する（図10）．これらの機序がより明確になると，よりよい治療プロトコールおよびスキンケアを確立するのに役立つものと期待される．

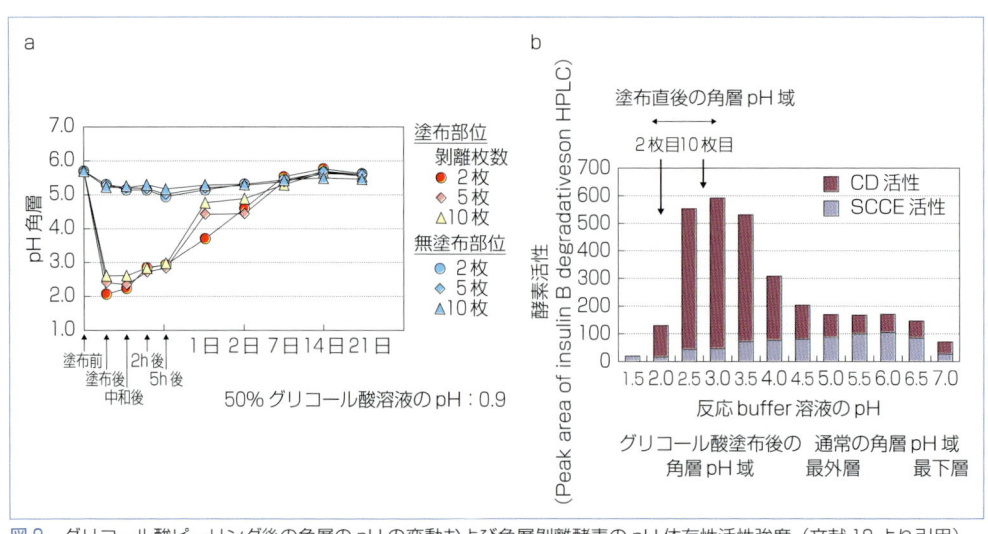

図9　グリコール酸ピーリング後の角層のpHの変動および角層剥離酵素のpH依存性活性強度（文献18より引用）
　　a. 角層のpH，b. cathepsin DおよびSCCE酵素のpH依存性活性強度

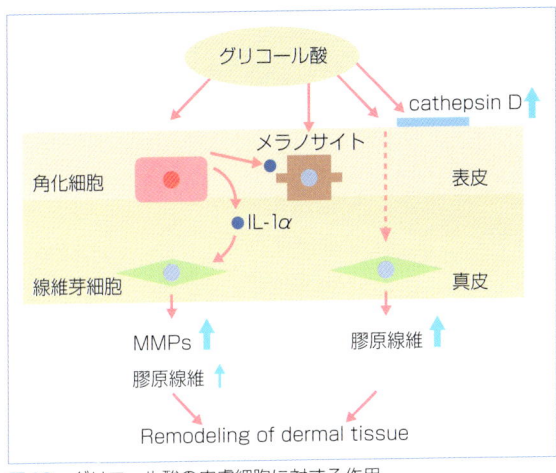

図10 グリコール酸の皮膚細胞に対する作用

1) Bernstein EF, Underhill CB, Lakkakorpi J, et al.: Citric acid increases viable epidermal thickness and glycosaminoglycan content of sun-damaged skin. Dermatol Surg, 23 : 689-694, 1997.
2) Ditre CM, Griffin TD, Murphy GF, et al.: Effects of alpha-hydroxy acids on photoaged skin : a pilot clinical, histologic, and ultrastructural study. J Am Acad Dermatol, 34 : 187-195, 1996.
3) Bernstein EF, Lee J, Brown DB, et al.: Glycolic acid treatment increases type I collagen mRNA and hyaluronic acid content of human skin. Dermatol Surg, 27 : 429-433, 2001.
4) Bernstein EF : Chemical peels. Semin Cutan Med Surg, 21 : 27-45, 2002.
5) Effendy I, Kwangsukstith C, Lee JY, et al.: Functional changes in human stratum corneum induced by topical glycolic acid : comparison with all-trans retinoic acid. Acta Derm Venereol, 75 : 455-458, 1995.
6) Rawlings AV, Davies A, Carlomusto M, et al.: Effect of lactic acid isomers on keratinocyte ceramide synthesis, stratum corneum lipid levels and stratum corneum barrier function. Arch Dermatol Res, 288 : 383-390, 1996.
7) Fartasch M, Teal J, Menon GK : Mode of action of glycolic acid on human stratum corneum : ultrastructural and functional evaluation of the epidermal barrier. Arch Dermatol Res, 289 : 404-409, 1997.
8) Funasaka Y, Igarashi S, Matsumoto M, et al.: The effectiveness of topical glycolic acid on the desquamation of the stratum corneum. Proc of the 12th Japan-Korean Joint Meeting of Dermatology, 151-154, 2001.
9) Van Scott EJ, Yu RJ : Control of keratinization with alpha-hydroxy acids and related compounds. I. Topical treatment of ichthyotic disorders. Arch Dermatol, 110 : 586-590, 1974.
10) Brody HJ : Histology and classification. In : Brody HJ. Chemical Peeling and Resurfacing, 2nd Edn. St. Louis : Mosby-Year Book, 7-28, 1997.
11) Kim SJ, Park JH, Kim DH, et al.: Increased in vivo collagen synthesis and in vitro cell proliferative effect of glycolic acid. Dermatol Surg, 24 : 1054-1058, 1998.
12) Van Scott EJ, Yu RJ : Bioavailability of alpha-hydroxy acids in topical formulations. Cosmetic Dermatol, 9 : 54-62, 1996.
13) Funasaka Y, Sato H, Usuki A, et al.: The efficacy of glycolic acid for treating wrinkles : Analysis using newly developed facial imaging systems equipped with fluorescent illumination. J Dermatol Sci, Suppl 1 : 53-59, 2001.
14) Okano Y, Abe Y, Masaki H, et al.: Biological effect of glycolic acid on dermal matrix metabolism mediated by dermal fibroblasts and epidermal keratinocytes. Exp Dermatol, 12 (Supple 2) : 57-63, 2003.
15) Ando S, Ando O, Suemoto Y, et al.: Tyrosinase gene transcription and its control by melanogenic inhibitors. J Invest Dermatol, 100 (Suppl) : 150S-155S, 1993.
16) Usuki A, Ohashi A, Sato H, et al.: The inhibitory effect of glycolic acid and lactic acid on melanin synthesis in melanoma cells. Exp Dermatol, 12 (Supple 2) : 43-50, 2003.
17) Swope VB, Abdel-Malek Z, Kassem LM, et al.: Interleukins 1 alpha and 6 and tumor necrosis factor-alpha are paracrine inhibitors of human melanocyte proliferation and melanogenesis. J Invest Dermatol, 96 : 180-185, 1991.
18) Horikoshi T, Matsumoto M, Usuki A, et al.: Effects of glycolic acid on desquamation-regulating proteinases in human stratum corneum. Exp Dermatol, 14 : 34-40, 2005.

これだけは知っておく ―基礎編―

サリチル酸マクロゴール

上田説子（上田説子クリニック）

❶ これまでのサリチル酸ピーリング

　サリチル酸はその角質軟化・融解作用をもち，これまで皮膚科治療薬として長期にわたり使用されてきた．

　表皮浅層のケミカルピーリング剤としてグリコール酸は化粧品成分として販売することが可能なため，化粧品も含めて多くの製品がケミカルピーリング剤として市販されている．

　一方，化粧品としてのサリチル酸の許可基準濃度は2%であり，それを上回る濃度のサリチル酸製剤を使用するケミカルピーリング剤は医師の自家調整薬となる．

1．サリチル酸（エタノール基剤）ピーリング

　サリチル酸エタノールは薬剤の基剤への溶解が均一なため，医者自身が簡単に自家調整できる．

　1997年，Kligmanによるサリチル酸（エタノール基剤）ピーリングは，「3分間の施術時間中の刺すような痛みさえ我慢すれば，その後の副作用はない」という魅力的なピーリング剤として登場した．その35％サリチル酸ピーリングはにきびに非常に効果的であり，細いしわにも効果があると記されている[1,2]．

　しかし，海外論文などにおいても東洋人に対して副作用が多いとされている[3]．「3分後には痛みも発赤も取れ，術後の落屑なども見られない」という記載とは反して，著者らの臨床的検討でも副作用が多く見られた．顔面施行例の40％程度に激痛・発赤・術後の落屑・術後色素沈着などが発生した．顔面以外の部分では同一人でも，これらの副作用の発現は少ないため，どの症例に副作用が起こるか予測不可能である．現在わが国で施行されているエタノール基剤のサリチル酸ピーリングは術者がこれらの副作用を熟知して施行しているのが現実である．サリチル酸エタノールは薬剤の基剤への溶解が均一なため，医者自身が簡単に自家調整できる．しかし，脂腺から血中へのサリチル酸吸収の危険性は否めない．患者さんへの説明時にはその点を理解させて行うべきである．

2．サリチル酸（ワセリン基剤）ピーリング

　サリチル酸ワセリンはサリチル酸がワセリン中に溶解した部分と結晶のまま析出した部分が混合した状態である．血中への吸収濃度も高い[4,5]．

　1992年，Swinehartによる50％サリチル酸ワセリンODTによる症例報告があり，サリチル酸中毒の危険性を論じている[6]．一般的なケミカルピーリング剤としては使用されていない．

❷ サリチル酸（マクロゴール基剤）ピーリング

　サリチル酸マクロゴールは他の基剤とは異なり，皮膚からの吸収も見られないためマクロゴールを基剤とするサリチル酸製剤は配合無効薬と考えられていた[4,7]．それはサリチル酸とマクロゴールの親和性が高いため，サリチル酸を他へ放出する作用がないと考えられてきたからである．

　しかし，サリチル酸マクロゴールは角層にのみ作用して，角質を融解し皮膚角層のみを剝離するピーリング剤として効果を呈する．それは皮膚の構築は角層がすべてを支配しているという今山らによるフラクタル理論に合致するものである[8]．つまり，角層のみを剝離すれば皮膚は若返る可能性がある．

　著者らの実験的研究によりサリチル酸マクロゴールは皮膚の角層のみを炎症を惹起することなく剝離できることを証明した[9〜11]．さらにそれはケミカルピーリング剤として，安全に臨床応用できることも実証できた[12,13]．

1．各種ピーリング剤との比較

■サリチル酸ワセリンとの比較

a）製　剤

　薬事認可市販されている 10％サリチル酸ワセリンはサリチル酸がワセリン中に溶解した部分と結晶のまま析出した部分が混合した状態である（図 1）．

　一方，サリチル酸マクロゴールは均一な調整が難しい．調整不十分なサリチル酸マクロゴールはサリチル酸が析出した状態になり，サリチル酸濃度の低下，析出サリチル酸による皮膚刺激などの予期せぬ結果も予測される（図 2）．安定した製剤の供給が必須である．

b）血中へのサリチル酸吸収

　^{14}C をラベルした 10％サリチル酸ワセリンと 10％サリチル酸マクロゴール，30％サリチル酸マクロゴールを 20 分間塗布した比較では，10％サリチル酸ワセリン軟膏が同濃度のマクロゴール軟膏と比較して約 70 倍，30％マクロゴール軟膏の約 10 倍高い血漿中濃度を示した（図 3）．

　また，臨床使用を想定した比較では塗布時間を 10％サリチル酸ワセリン軟膏では 12 時間，30％サリチル酸マクロゴール軟膏では 20 分間塗布した際の血漿中濃度の推移の結果では，10％サリチル酸ワセリンは塗布 12 時間後もなお 10 倍高い血漿濃度を示している（表 1）．

　臨床使用において 10％サリチル酸ワセリンは連日使用し，サリチル酸マクロゴールは 1 ヵ月 1 回，5 分のピーリング時間であることも考慮すれば，臨床使用上サリチル酸マクロゴールはきわめて安全であることがいえる．

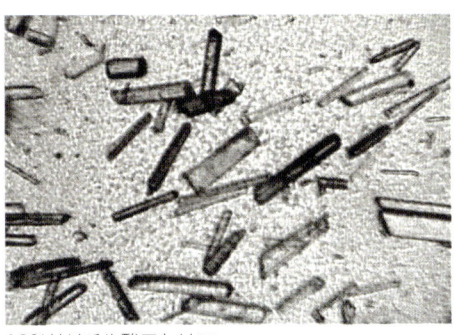

10%サリチル酸ワセリン　　　　　　　　30%サリチル酸マクロゴール

図1　基剤によるサリチル酸結晶の相違

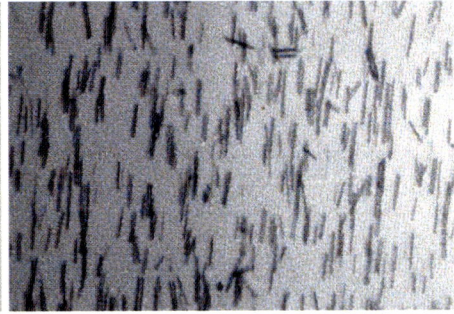

調整済み製剤　　　　　　　　　　　　未調整製剤

図2　30%サリチル酸マクロゴール製剤

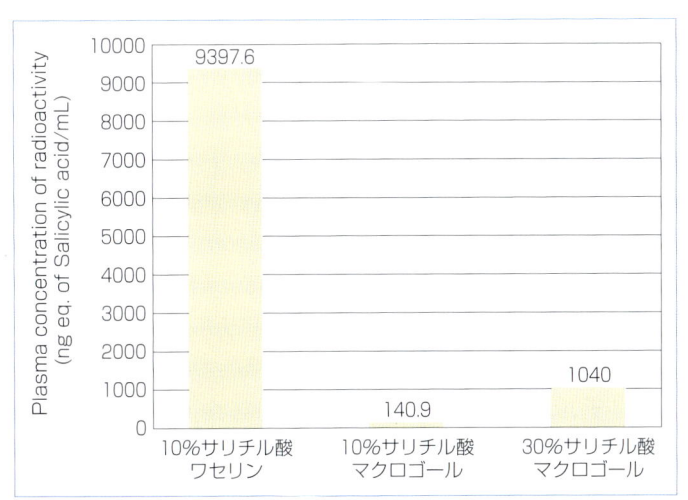

図3　10%サリチル酸ワセリンと30%サリチル酸マクロゴール血漿中濃度の比較（実際の使用想定）

表1　薬物動態パラメーター

薬剤	Dose (mg/head)	Application	C_{max} (ng/mL)	T_{max} (hr)	AUCinf (ng/h/mL)	$T_{1/2}$ (hr)
10%サリチル酸ワセリン	1	12hr	23164.4	1	72152.9	3.2
30%サリチル酸マクロゴール	3	20min	2714.3	0.5	4821.5	1.3

■サリチル酸エタノールとの比較

a) 角層剝離効果

サリチル酸（エタノール，マクロゴール）ピーリングにおいて，7.5％サリチル酸では角層剝離効果はほとんどみられず，15％でも効果はわずかであった．rejuvenationなどの効果をもたらすためのサリチル酸ピーリングではその濃度は30％が必須と思われる[6]．

b) PCNA 陽性をもたらす至適効果濃度

サリチル酸（エタノール，マクロゴール）ピーリングにおいて30％サリチル酸がPCNA（Proliferating Cell Nuclear Antigen）陽性をもたらす至適効果濃度である[9]．

c) ピーリング後の表皮の厚さ，PCNA 陽性細胞の数

サリチル酸エタノールとサリチル酸マクロゴールの比較では差がない（図4）[9]．

d) ピーリング後の炎症性細胞浸潤

サリチル酸マクロゴールでは他のピーリング剤と異なりピーリング直後，それ以後も細胞浸潤は見られない[7,9,10,11]．

e) 血中へのサリチル酸吸収

サリチル酸エタノール，サリチル酸ワセリンでは皮脂腺からのサリチル酸吸収が考えられるため，塗布量，濃度によってはsalicylismが懸念される．一方，^{14}Cを使ったマウスでの検討により，サリチル酸マクロゴールの吸収は正常皮膚からの血中へのサリチル酸の吸収はほとんどなく（図5）[11]安全である．

f) 皮膚組織へのサリチル酸吸収

^{14}Cオートラジオグラフィーの所見より健常皮膚において角層のみと高い親和性があり（図6），長時間角層にのみ留まる（図7）．皮脂腺からのサリチル酸吸収は見られない（図8）[11]．損傷皮膚でも同様である（図9,10,11）[11]．この事実と血漿中へのサリチル酸吸収試験（図5）も考え合わせると，サリチル酸マクロゴールピーリングは角層のみで効率よく安全に行われることを示している．サリチル酸マクロゴールはマウスの実験ではサリチル酸エタノールと組織学的なrejuvenation効果は類似している[9,10]．しかし，血中へのサリチル酸吸収は皆無に近く，薬剤の組織深達は角層のみに留まる[11]．脂腺からの吸収も見られない[11]．そのことは臨床的に副作用が皆無に近い事実の裏付けとなる．その点，サリチル酸エタノールの臨床的に頻発する副作用は医師にとっては不安材料となる．つまり，両薬剤は安全性の面で大きく異なる．

■グリコール酸との比較

a) 病理組織学的所見

サリチル酸マクロゴールピーリングでは，2週間後には薄くて規則正しい角層が顆粒層の上に見られる．あたかも顆粒層の上に"フワッ"と乗った印象を受ける（図12）[12]．しかし，グリコール酸ピーリングでは2週間後もなお固着した角層が存在する

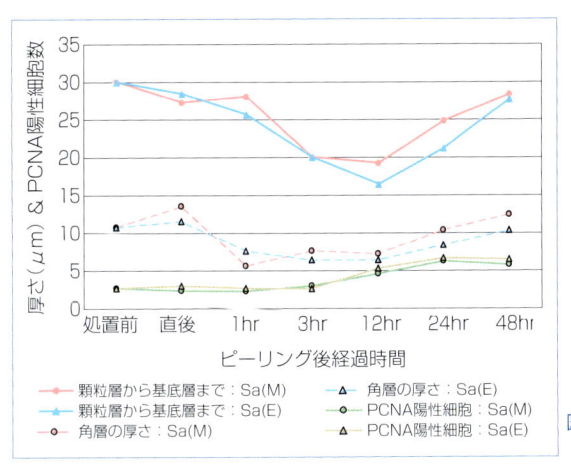

図4 30％サリチル酸マクロゴールSa（M）とエタノールSa（E）の比較

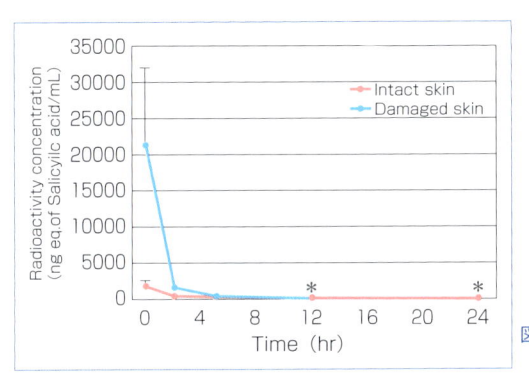

図5 健常皮膚および損傷皮膚から吸収された30％サリチル酸マクロゴール血中濃度

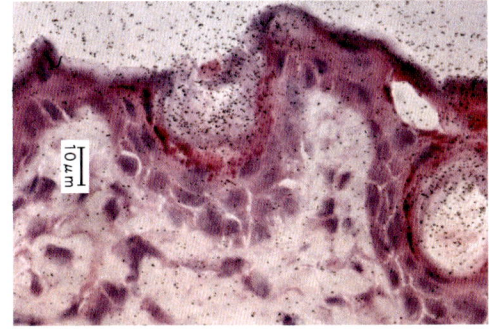

図6 健常皮膚（表皮角層）オートラジオグラフィー

（図13）．サリチル酸マクロゴールでは4週後の組織像でも角層は規則正しい層を形成している．グリコール酸ピーリング4週後の組織像でも角層は均一でない（図14）．

b）End-pointの確認の必要性の有無

　　グリコール酸はpH，濃度によりその効果は異なる．効果があると考えられる低いpHや高濃度のグリコール酸ピーリングでは，そのend-pointの確認は重要である．その時点を見落とすことで患者さんは灼熱痛・発赤・紅斑・びらん・痂皮・落屑・炎症後色素沈着を生じる．一方，サリチル酸マクロゴールは時間をおいても疼痛・発赤・紅斑・びらんなどの副作用は起こらない．

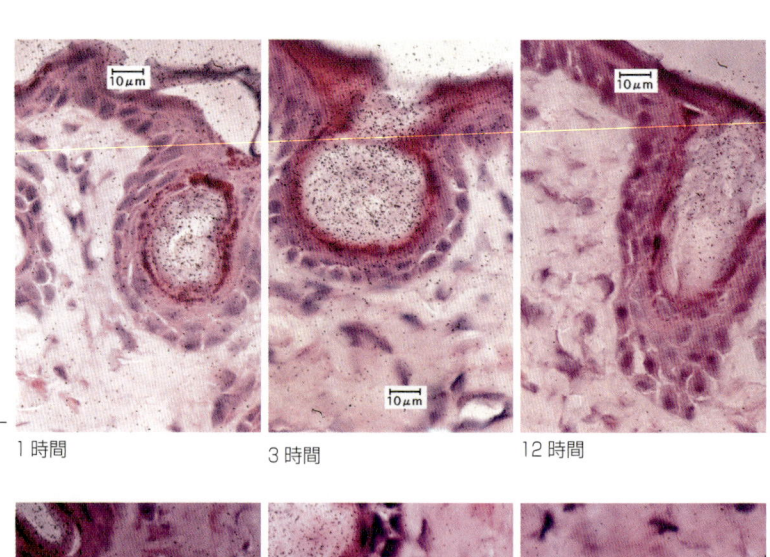

図7
健常皮膚（表皮角層）
オートラジオグラフィー

1時間　　　　　3時間　　　　　12時間

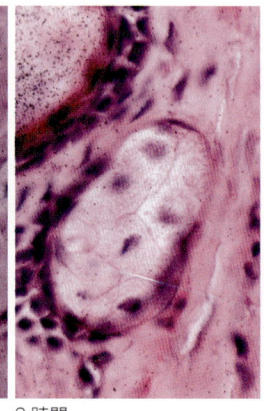

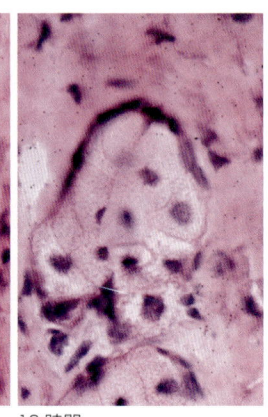

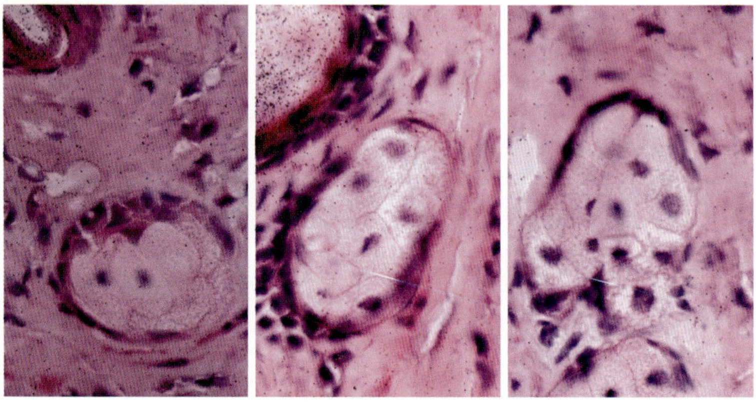

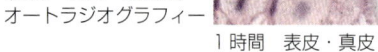

図8
健常皮膚（脂腺部）
オートラジオグラフィー

1時間　　　　　3時間　　　　　12時間

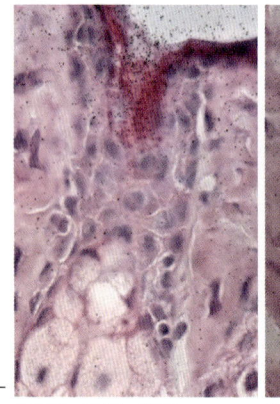

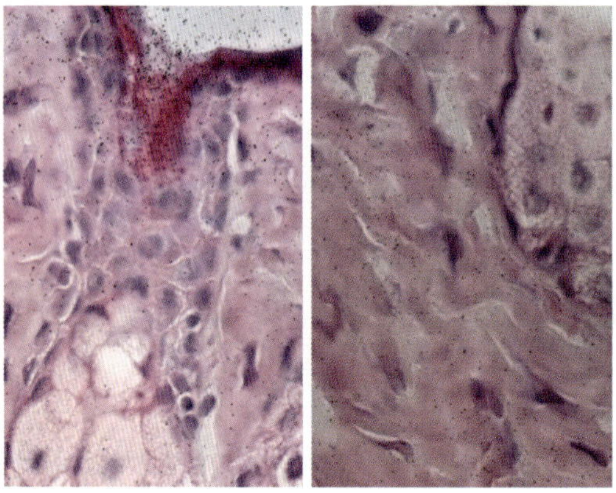

図9
損傷皮膚
（表皮・真皮・脂腺部）
オートラジオグラフィー

1時間　表皮・真皮　　1時間　脂腺部

c）術直後の化粧

　　効果的グリコール酸ピーリングではほとんどの症例で術中，術後の灼熱痛・紅斑・びらん・痂皮・落屑は必須であり，術後も数日化粧できないことが多い．

　　一方，サリチル酸マクロゴールピーリングでは疼痛・発赤・紅斑・びらんなどは見られない．痂皮・落屑・炎症後色素沈着を生じない．直後からでも化粧は可能である．しかし，実際には術後12時間は化粧を中止させている．それは著者らの動物実験から，術後12時間で新生角層がバリアー機能を回復してくると考えているからである（図7，10）．

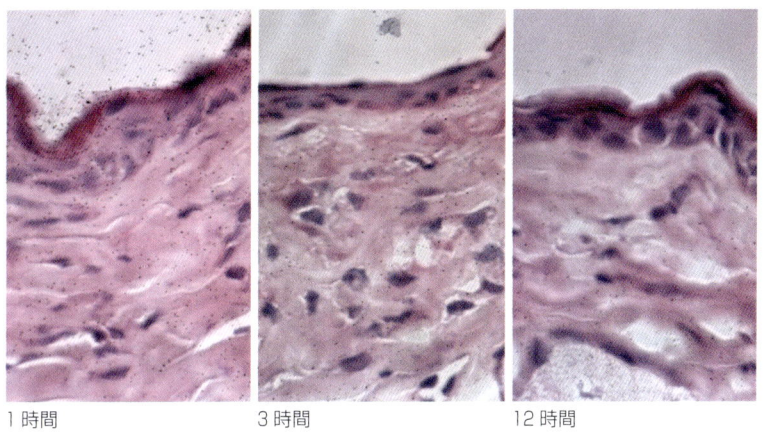

図10 損傷皮膚（表皮角層）オートラジオグラフィー
1時間　　3時間　　12時間

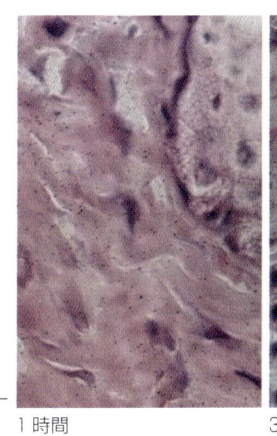

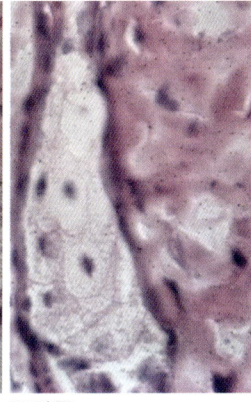

図11 損傷皮膚（脂腺部）オートラジオグラフィー
1時間　　3時間　　12時間

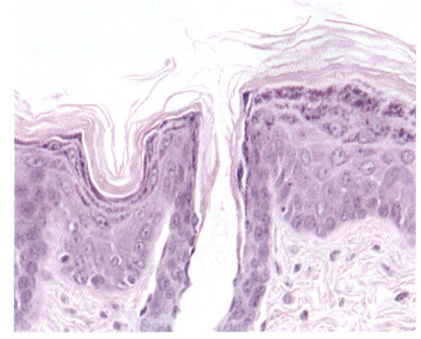

図12　サリチル酸マクロゴール2週間後

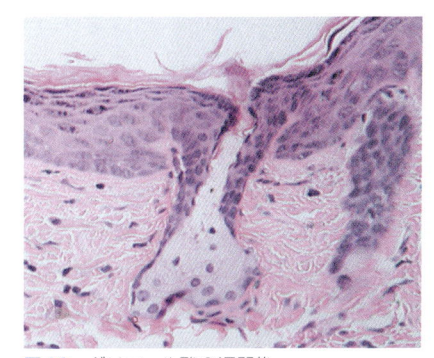

図13　グリコール酸2週間後

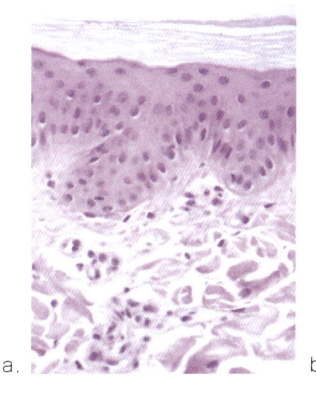

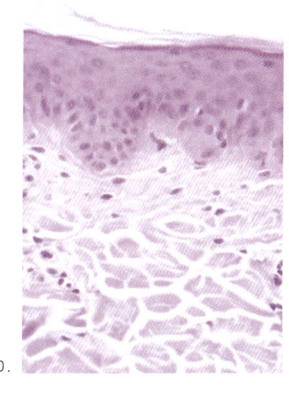

図14　a．サリチル酸マクロゴール4週間後
　　　b．グリコール酸4週間後
a.　　b.

これだけは知っておく―基礎編

サリチル酸マクロゴール

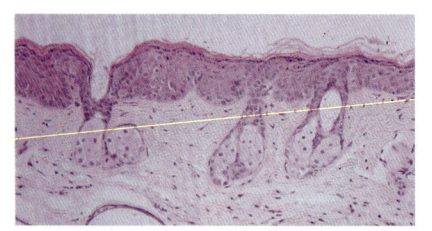

図15 コントロール3日後

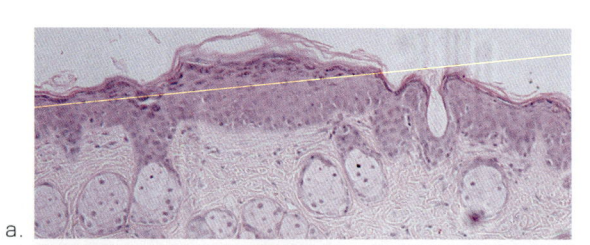

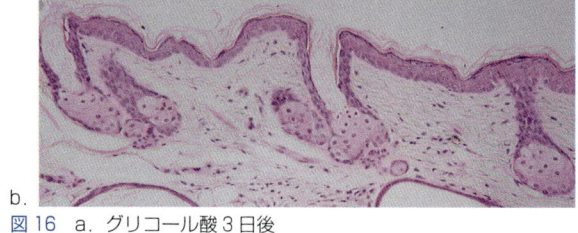

図16 a. グリコール酸3日後
　　 b. サリチル酸マクロゴール3日後

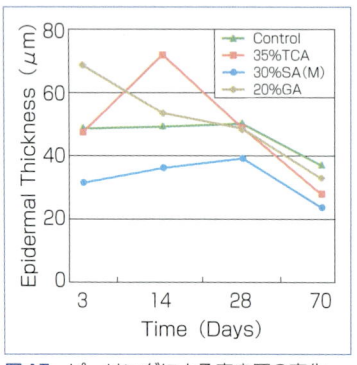

図17 ピーリングによる表皮厚の変化

d）組織障害性

　　グリコール酸は角質細胞の結合を弱めるゆえにグリコール酸ピーリングはざ瘡に効果的であるとされている．コントロールマウスにみられる固着した角層（図15）は剥離されるが再生した角層は不均一である（図16）．3日後の表皮は厚くなる（図16，17）．

　　2001年Hong[16]らはグリコール酸ピーリング施行による皮膚の光毒性の増強について警告を発している．つまり，グリコール酸ピーリングは濃度依存性にUVBによる皮膚障害を増強し，表皮構造が破壊される状態を観察している．

　　このようにグリコール酸の組織障害性がpH，濃度，施術時間などでピーリング効果や副作用と関連していることが予測される．グリコール酸ピーリングの多くが美容目的に用いられているにもかかわらず，以前から問題視されている組織障害性についての報告はほとんどない．今後十分検討するべき問題点と思われる．

■TCA（トリクロロ酢酸）との比較

a）病理組織学的所見

　　35% TCAは網状層まで達するmedium-depth peeling agentとして知られており，組織に壊死，変性を生じ，結果，創傷治癒過程を通じて結合組織の再構築を促すと考えられている．マウスによる動物実験において，典型的な創傷治癒としての再構築過程を観察した．TCAピーリングにより生じる線維芽細胞の増殖は創傷治癒機転による瘢痕形成であり（図18，19）[10]，その増殖細胞はゴツゴツした細胞であり8週をピークとしてその後減少していく（図20）[10]．つまり，臨床的にいったんしわが浅くなっても8週以降にはしわが再び深くなることが考えられる．

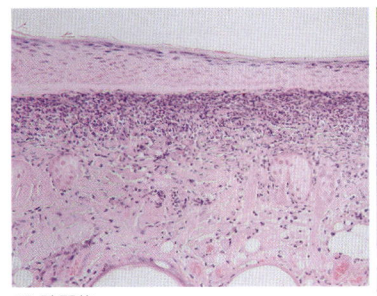

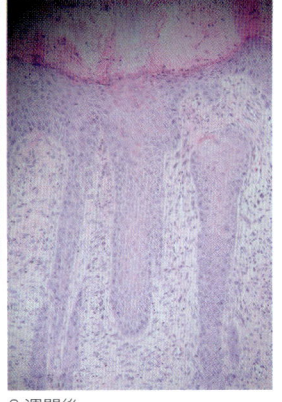

図18 TCA ピーリング　　72時間後　　2週間後

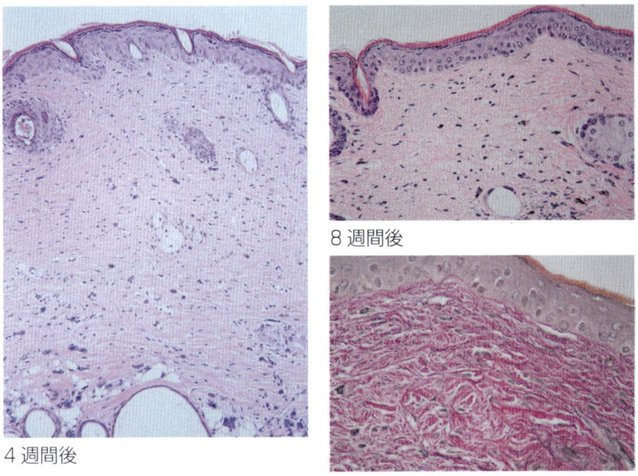

図19 TCA ピーリング　　4週間後　　8週間後　　8週間後（エラスチカワンギーソン染色）

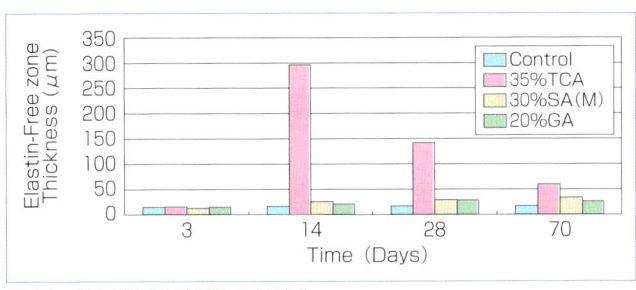

図20　真皮新生膠原線維層厚の変化

b) End-point 確認の必要性の有無

　TCA 塗布後，皮膚には frosting（皮膚が白変する）が起こり，皮膚はびらんする．濃度により frosting の速度は異なり，術後経過も異なる．もちろん高濃度では潰瘍を生じる．

　TCA ピーリングでは，いったん frosting が起こり始めると水で TCA を除去しても反応は止まらない．つまり，反応が終了するまで放置しても同じである．

　35% TCA ピーリングでは術後約2週間以内で上皮化し，しわは改善する．しかし，この濃度でも術後皮膚は浅い瘢痕形成により skin texture に変化が起こる．また，低

濃度でも術後の色素沈着を起こすことがある．
　しわの治療など顔面全体にTCAピーリングを行うことは好ましくなく，あくまで小範囲の瘢痕・腫瘤などpin-point的使用が望ましいと考える．手術の不可能な悪性腫瘍の治療にも用いられることがある．

c）組織障害性

　薬剤の組織傷害による危険性も今後考慮すべき問題点である．最近の我々の紫外線照射マウスにおける検討で，35% TCAピーリング施行による瘢痕周囲に集中して悪性腫瘍発生が観察された（「基礎編」p.73参照）[17]．
　QOLを考慮した悪性腫瘍の治療[18]には有効であるが，しわの治療など広範囲に美容目的でTCAピーリングを行うことは好ましくないと思われる．良性腫瘍などに使用する場合もあくまで小範囲の瘢痕・腫瘤などpin-point的使用が望ましく，施術後の長期経過観察は必須と思われる．

2．ケミカルピーリングによる皮膚生理機能の変化

■ケミカルピーリングと皮膚生理機能

　サリチル酸，グリコール酸などを用いた浅いピーリング処置により，自覚的な感触（いわゆる肌ざわり）が大きく改善される．組織学的には顆粒層より上方の角層が短時間に脱落し，その結果，本来の皮膚表面の凹凸（皮溝／皮野）が規則性を回復し，また数週間後には表皮直下に新たな膠原線維層の増生が見られる[10]．しかしその改善は皮膚生理機能すなわち皮膚粘弾性，角層水分量，角層水分保持量などにどのような変化をもたらすかについて明らかではなかった．また，一般にケミカルピーリングは繰り返して実施されることから，臨床の現実に即した変化を観察する必要もある．著者らは，グリコール酸とサリチル酸マクロゴールによるケミカルピーリングを繰り返し施行したボランティア皮膚について生理機能の測定値の推移を検討した．

a）ボランティア・計測条件・ピーリング剤塗布方法

　同意を得たボランティア女性は若年層；8名（平均20歳）[Y]，中年層；7名（平均35歳）[M]である．ボランティアは事前のパッチテストおよび使用テストにて許可された紫外線防御ファンデーションのみ日中に使用し，夜間は固形石鹸洗顔のみとし，クリーム・化粧水などすべての夜間の化粧品使用は禁止した（計測1ヵ月前より計測終了まで全期間）．
　計測は室温20℃，湿度50%の恒温恒湿条件下にて15分馴化させた後，計測が終了するまで同条件を保持した．また，無風状態を保つため計測中，同室の開閉は厳禁した．
　ピーリング剤は左顔面に30%サリチル酸（サリチル酸マクロゴール [Sa]；pH：1.16），右顔面には20%グリコール酸（グリコール酸ゼリー [GL]；pH：1.76）を5分間塗布．1ヵ月1回，同様のピーリングを繰り返した．
　計測時間は初回ピーリング前，1時間後，1日後，1週後，2週後，4週後（2回目ピーリング前），2回2週後，2回4週後（3回目前），3回2週後，3回4週後（4回目前），4回2週後，4回4週後の計11回．

b）皮膚表面 pH
・HORIBA-SS947 を用いて皮膚表面 pH を測定した．

　皮膚 pH は pH2 以下という酸による処置であるため，pH は 1 時間後には大きく変化する（図21）．しかし，1 日後にはほぼ処置前の値になり，その後 pH は一定に保たれる．中年層ではピーリングを繰り返すことにより pH はやや上昇する（図22）．

c）経表皮水分喪失量（TEWL）
・Derma Lab（Cortex Tech.）を用いて経表皮水分喪失量を測定した．

　経表皮水分喪失量（TEWL）は全経過を通じて有意差はない．サリチル酸マクロゴールは動物実験で組織学的には炎症がないことは証明されているが[1,2,3]，生理機能測定でも変化はなく，ピーリングによる皮膚への損傷はほとんどないものと思われる[12,13]．しかしグリコール酸ゼリーで炎症を起こした例では，他疾患の炎症時と同様 TEWL は上昇した（図23，24）．

d）角層水分量および水分負荷試験
・SKICON 200（I.B.S. Inc.）を用いて角層水分量を測定し水分負荷試験も施行した．

　角層水分量のピーリング前の測定値のばらつきは，中年層ではピーリングを繰り返すことにより角層水分量が徐々に低下し，若年層の角層水分量に近づきながら 100〜200μS に集約されていく．この値は若年層のピーリング前の平均値である．若年層の

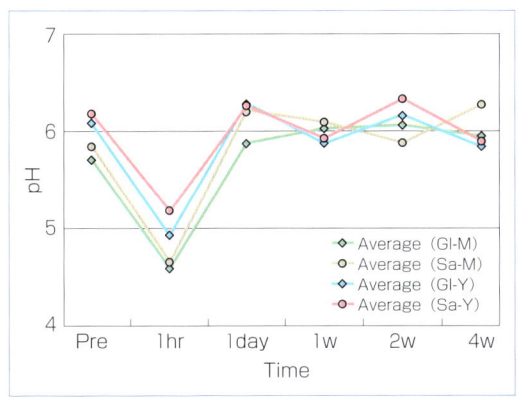

図21　皮膚表面 pH（Short term）

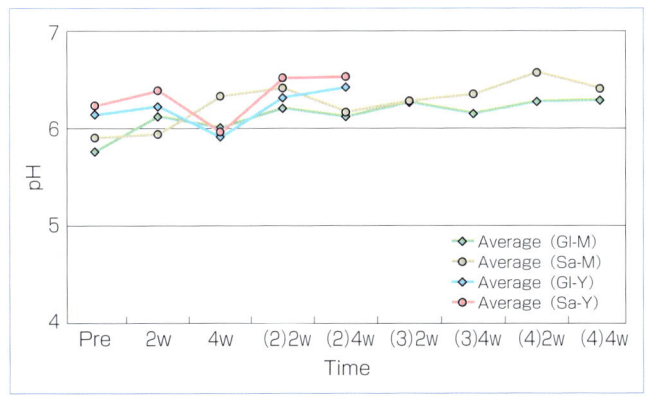

図22　皮膚表面 pH（Long term）

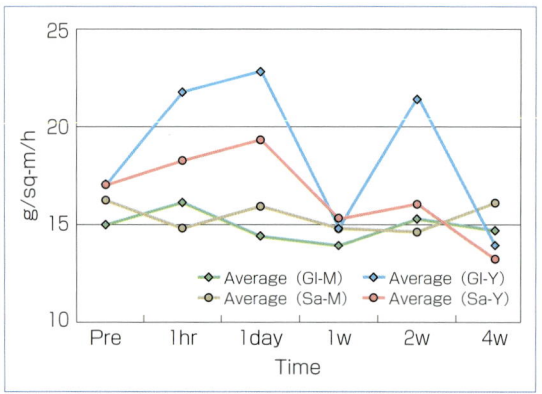

図23 経表皮水分喪失量（Short term）

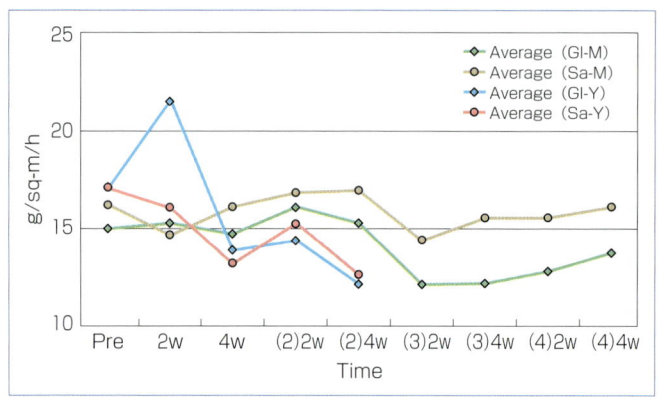

図24 経表皮水分喪失量（Long term）

　　角層水分量はピーリングによる変動はない（図25，26）．水分負荷試験前後差の検討では角層吸水能・保水能に有意差は見られない（図27，28）．

e）皮膚粘弾性（Elasticity）
　・Derma Lab（Cortex Tech.）を用いて測定した．
　　皮膚粘弾性は中年層ではピーリングにより，有意に上昇する[12,13]（図29，30）．

f）結　論
　　これまで報告されてきたピーリングによる自覚的改善や動物実験による組織学的改善と同様に皮膚生理機能検査の検討においても改善が見られる．繰り返しのピーリングによる皮膚の rejuvenation による改善と考える．

3．サリチル酸（マクロゴール）ピーリングの安全性と効果

a）病理組織学的所見
　　ピーリング直後から24時間までの角層剥離および角層新生経過（図31，32，33，34）がサリチル酸マクロゴールピーリングによる皮膚リモデリングに関与していると考えている[13,15,17]．4週目までの組織所見（図12，14）に加え，サリチル酸マクロゴールピーリング後8週目には，真皮乳頭層に繊細な new collagen fiber が存在する（図35）[10]．つまり，柔らかい新生した規則正しい角層と真皮に新生した繊細な膠原線維が

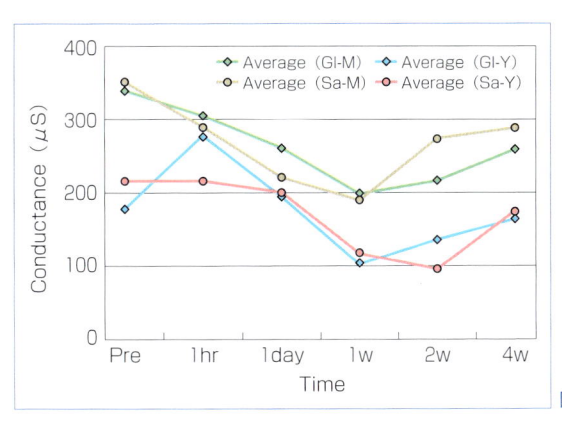

図25 角層水分量（Short term）

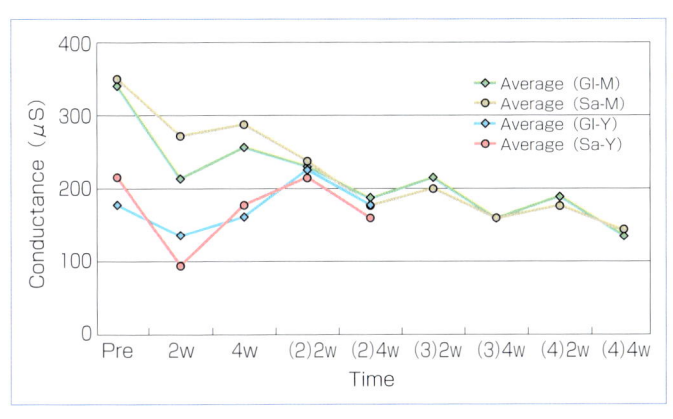

図26 角層水分量（Long term）

図27 Gl-吸水能・保水能（Long term）

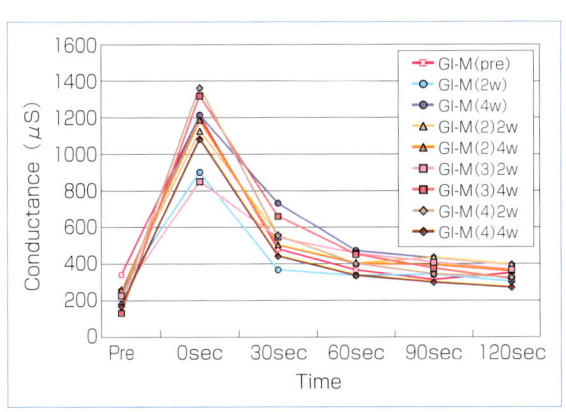

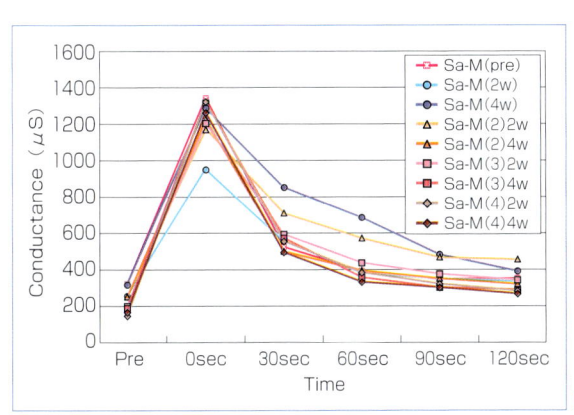

図28 Sa（M）-吸水能・保水能（Long term）

これだけは知っておく―基礎編

サリチル酸マクロゴール

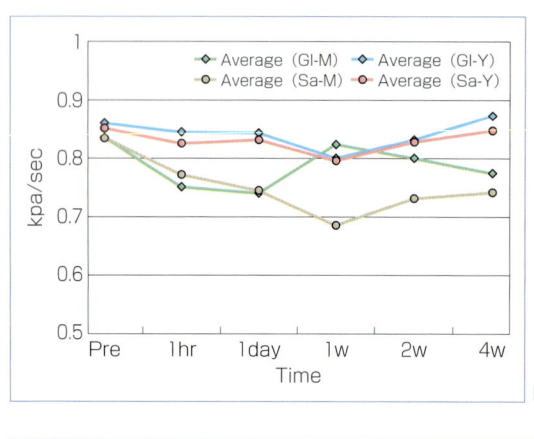

図29 皮膚粘弾性（Short term）

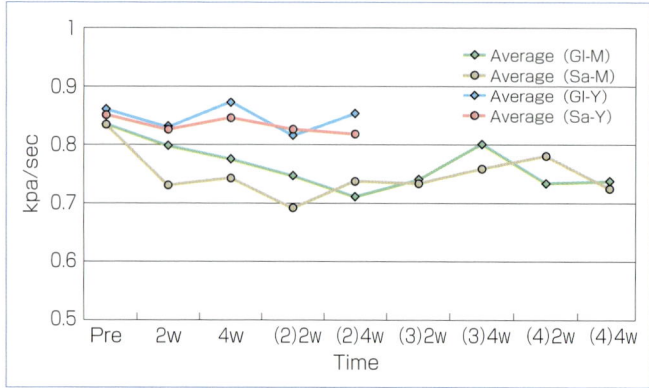

図30 皮膚粘弾性（Long term）

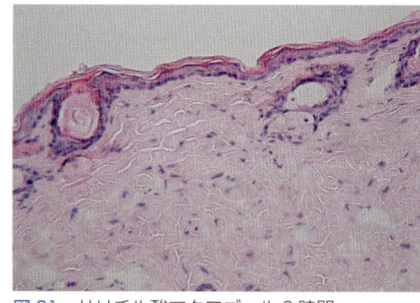

図31 サリチル酸マクロゴール0時間

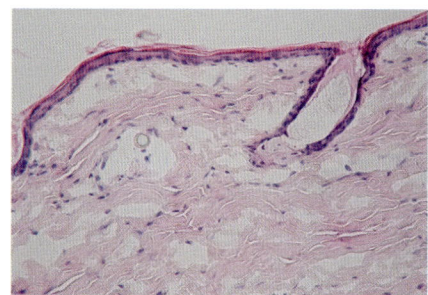

図32 サリチル酸マクロゴール3時間

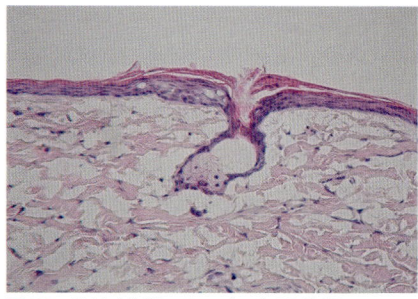

図33 サリチル酸マクロゴール12時間

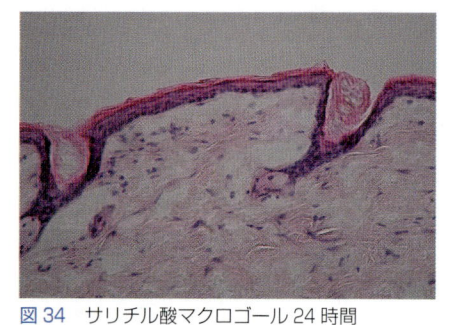

図34 サリチル酸マクロゴール24時間
（新生した角層）

臨床的には「皮膚の柔らかい感触」と「ポチャポチャした弾力性のある手触り」を与えると思われる．グリコール酸と比較した経時的データにおいては，サリチル酸マクロゴールの角層剥離効果の優位性が証明された（図36）．

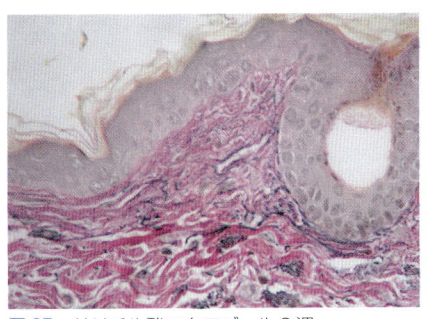

図35 サリチル酸マクロゴール8週
（エラスチカワンギーソン染色）

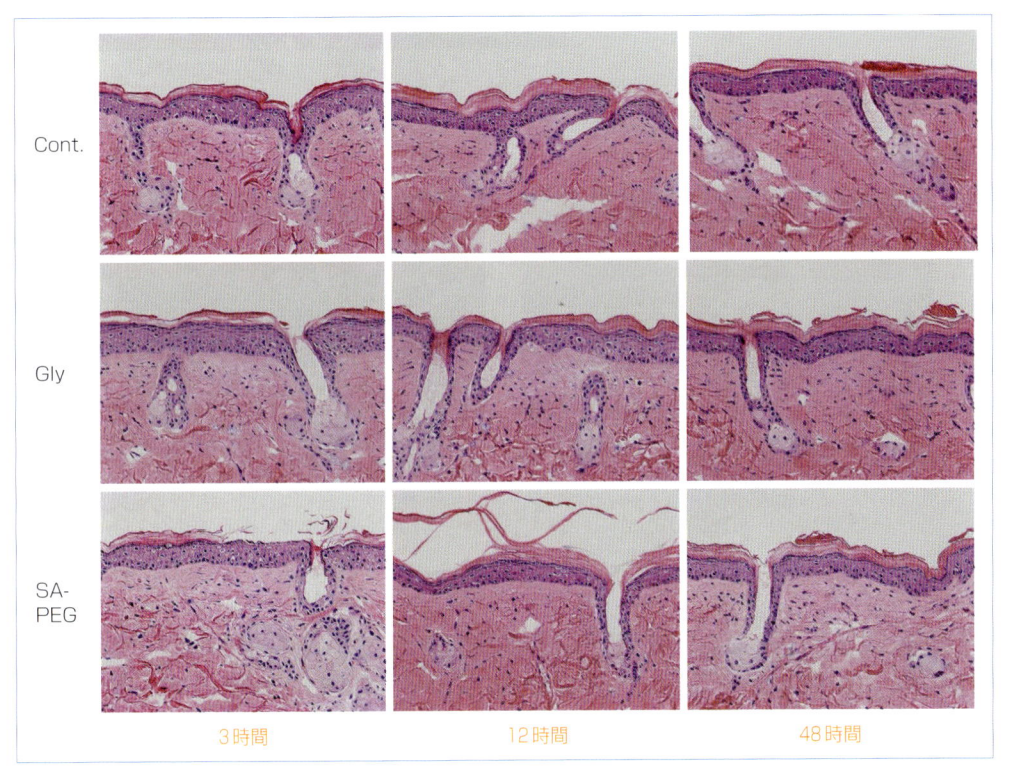

図36 ピーリング後の病理組織学的経時変化

b）安全性

30％サリチル酸マクロゴールピーリングは病理組織学的にも角層剥離のみのピーリングであり、^{14}Cを使ったマウス組織のオートラジオグラフィーでも数時間角層のみに留まり、ピーリング効果を持続させていると思われる。^{14}Cを使ったマウスの皮膚組織から血中への吸収試験でも、血中への吸収はほとんどなくきわめて安全である[11]。サリチル酸エタノールで紅斑を生じてくる症例にも安全である（図37）。臨床的には5分間のピーリング中の疼痛・発赤、紅斑さらに術後の落屑、色素沈着なども見られない[12,13]。

c）ヒト皮膚走査電顕像所見

マウス病理組織学的変化で証明されたように[9,10,11]、ヒト皮膚の走査電顕像では毛包を含め、古い角層はほとんどすべて剥離されているのが見られる[12,13]（図38）。つ

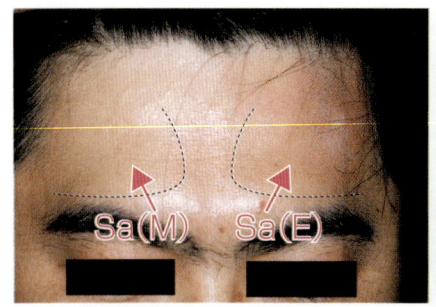

図37 サリチル酸エタノール発赤・Frost マクロゴール異常なし

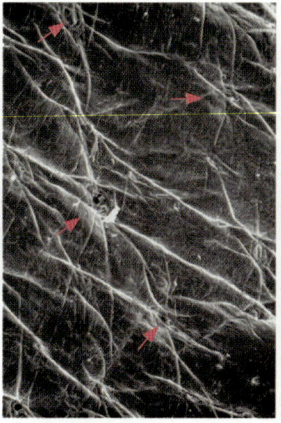

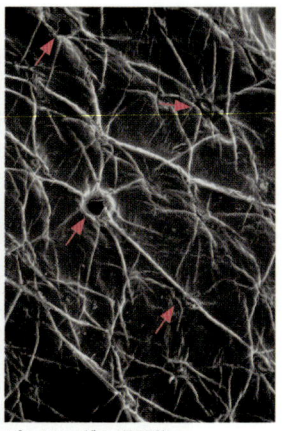

ピーリング前
（毛孔閉塞（→）皮野の乱れ）
図38
ピーリング1週間後
（サリチル酸マクロゴール）
（毛孔閉塞除去，皮野の改善）

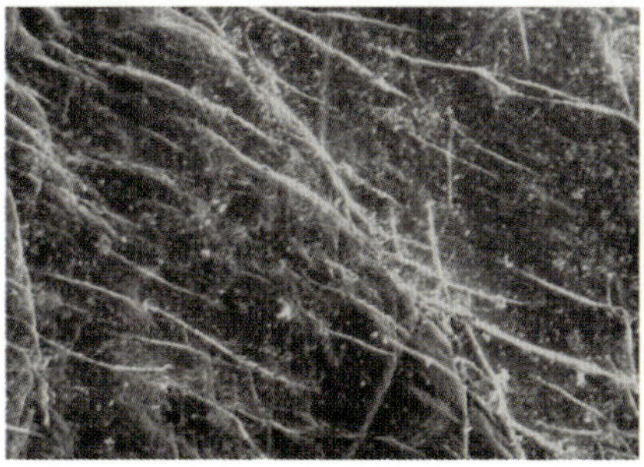

図39 サリチル酸マクロゴールピーリング前
（皮野の乱れ・角質固着）

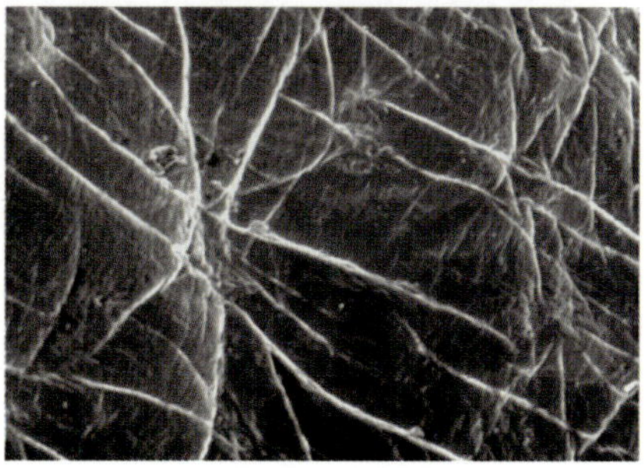

図40 サリチル酸マクロゴールピーリング後1週（皮野の改善，角質除去）

まり，臨床所見としては光老化による黄色調の固く乾燥してゴワゴワの皮膚は skin texture の改善が見られる[9,10]．皮膚のくすみが取れ，目尻の細いしわも取れる[14]．角層脱落の停滞・角層脱落の不均一な遅延により角層の柔軟性が失われて形成され，かつ固定された不規則な皮溝は 30％サリチル酸マクロゴールピーリングにより消失する（図39，40）．つまり皮野の乱れが改善される[12,13]．

d) 角層の分化

角層の正常な分化状態の1つの指標となる CE（Cornified Envelope）の所見では，サリチル酸マクロゴールピーリング前にはインボルクリン陽性の未熟 CE が多く，ピーリング3～4週おいて未熟 CE が減少してナイルレッド陽性の成熟 CE の割合が増加する．つまり皮膚角層はサリチル酸マクロゴールピーリングにより正常な分化状態を示すようになる（図41，42）[15]．

e) 臨床効果

動物実験よりその臨床効果も優れていることが推測される[12,13,14]．臨床的には若返り（rejuvenation）[12,13]，ざ瘡[12,13]，角化異常症，乾燥性皮膚疾患，雀卵斑などに効果がある（「施術編」参照）．毛嚢まで含めた角質が除去されるため，毛孔閉塞は改善

ナイルレッド陽性：成熟CE，インボルクリン陽性：未熟CE

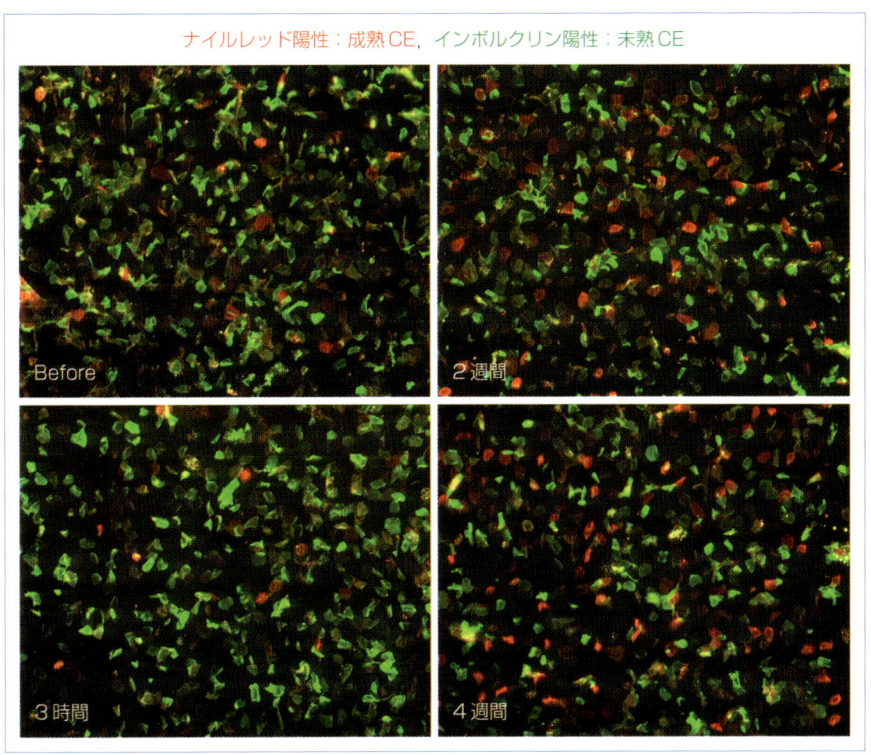

Before　　2週間
3時間　　4週間

図41　CE（Cornified Envelope）の変化：角層の正常な分化状態の指標の1つ

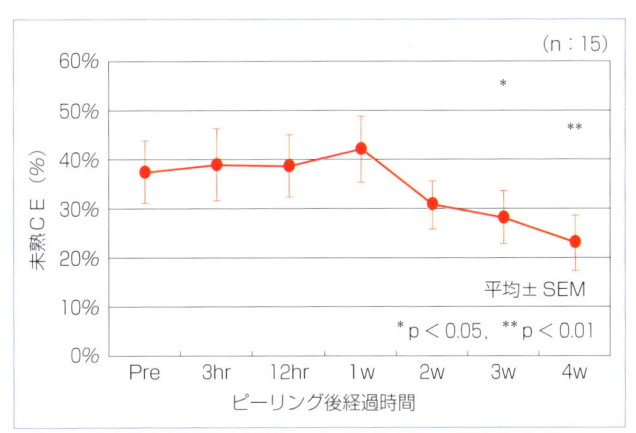

図42　CE成熟度に及ぼす影響
　　　ピーリング後，3〜4週において未熟CEの減少が認められた

し[13]（図38），ざ瘡の新生が阻止される．術前術後を通じて，ざ瘡の膿疱部からの出血もない．黄色味を帯び「ゴワゴワ」した皮膚は術直後には角質が取れ，ピンク色の「つるっ」とした外観を呈し，皮膚表面に堆積していた「ギトギトした」皮脂は脱脂され，「さらっ」とした皮膚表面を呈する（図43，44，45）[12,13,14]．また，皮野の規則性が回復することにより皮膚は弾力性を回復し，「ポチャポチャ」した皮膚になり，textureが向上する．乾燥性皮膚疾患でもピーリング中，ピーリング後も疼痛，発赤，紅斑を呈することはない[13]．角層のリモデリングにより，角層の関与が考えられる瘙痒性皮膚疾患では瘙痒が消失する．ピーリングを繰り返すことにより，皮膚のtextureの改善，毛孔の縮小による「皮膚のきめ」の改善，「小じわの消失」を認める（「施術編」参照）．

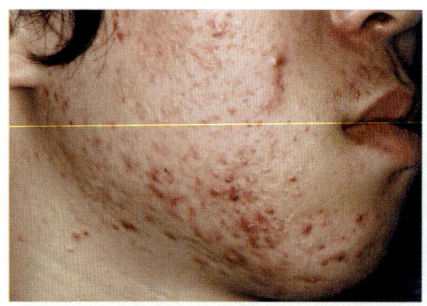

図43 サリチル酸マクロゴールピーリング前

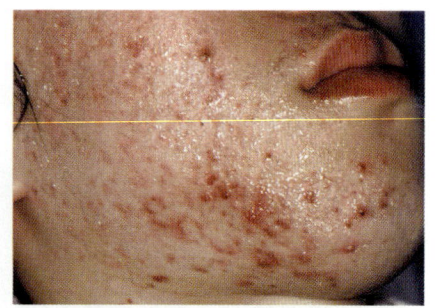

図44 サリチル酸マクロゴールピーリング中（発赤（−），紅斑（−），出血（−））

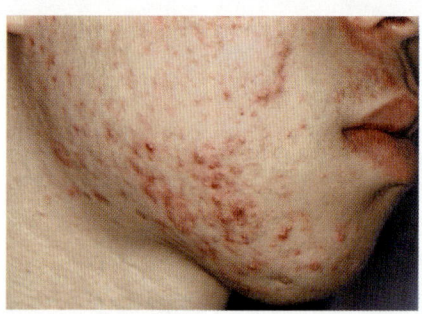

図45 サリチル酸マクロゴールピーリング直後

　また，炎症後色素沈着，「皮膚のくすみ」の改善もみられる[13,14]．
　また，薄木らの画像解析の結果，サリチル酸マクロゴールピーリングによりしわ，色素斑，きめの項目すべてにおいて有意の改善効果が判明している[13]．

❸ サリチル酸マクロゴールのマウス紫外線発癌抑制

　別項にて詳細は記述しているが，サリチル酸マクロゴールピーリングにより紫外線発癌マウスの発癌遅延および阻止作用を観察した（「基礎編」p.73参照）[19]．サリチル酸マクロゴールピーリングは臨床的にきわめて安全かつ簡易であることにより，幼少時期からの長期にわたる使用にも十分な安全性を持って使用できると考えている．今後紫外線障害に起因するしわ，しみの発生の予防，ヒトの日光角化症さらには，紫外線発癌阻止などを目的とした長期間にわたる使用を検討している．

❹ 合併症，後遺症，トラブルとその対策

①筆者の使用しているサリチル酸マクロゴール（某社製造）では合併症，後遺症は皆無に近いのが本法の最大の特徴である（自作してサリチル酸が析出するような状態の薬剤は副作用が生じる可能性は否めない）．
②延べ，8,000例以上の自験例において，トラブルになるような合併症，後遺症の経験はない[13]．

❺ インフォームド・コンセント

1. 安全性

①マスコミなどで危険視されている薬剤・方法とは違い，安全であることを説明する．その際，組織学的検討結果および皮膚計測学的な皮膚生理機能結果さらに種々の実験から推測される効果，および臨床データを示してその医学的根拠を説明する．
②ピーリング中にわずかにチカチカすることはあるが，術後の洗顔でとれるので，何も問題ないことを施術前に説明しておく．
③予期しない施術による異常事態（口内粘膜，眼粘膜へ万一付着した場合など）が起きた場合も，丁寧な流水洗浄により数分後にはほとんど解決する．
④施術が簡単であり，術後の炎症症状も皆無であるため，頻回の施術を希望することが多い．皮膚のターンオーバー，テロメアなどを説明して1ヵ月に1回を原則とすることを理解させる．1ヵ月に1回であれば，長期間の継続施術も可能と説明する．

2. 術前検査

紫外線防御用クリーム，ファンデーションおよびピーリング後に使用する化粧品をパッチテストにて検査しておく．これは，ピーリング後rejuvenationの維持，化粧品障害の防御に大きな意義があることを説明する．

3. サリチル酸マクロゴールピーリングの実際（「施術編」p.119参照）

4. 術後経過

①ピーリング直後より，皮膚は滑らか（ツルツル）かつ，柔らかで張りがでる（ポチャポチャ）．皮膚の"くすみ"も取れる．その後，皮膚がカサカサすることもなく，1ヵ月間は持続することを予備知識として与えておく．
②1週間以内に軽い毛包炎がまれに生じる可能性があり，その場合は再診するように指示する．
③1週間後が最も美しい皮膚の状態（滑らかで弾力性がある）であることを説明する．これは患者のピーリング施行予定日の決定に役に立つ．

5. 術後注意

①筆者はピーリングは日没後施行している．ピーリング当夜は洗髪・洗顔は禁止し，化粧品使用も禁止する．
②ピーリングにて角層をほぼすべて剥離した状態であるから，化粧品，紫外線の害を受けやすい状態であることを理解させる．そのため，ピーリング後12時間は皮膚に何も塗布しないことおよびピーリング後72時間は紫外線防御（化粧は可）が特に必要である

ことを厳重に指示する.

③皮膚のたるみや深いしわ, にきび跡がサリチル酸マクロゴールピーリングでは不可能であることも説明する ("夏みかん肌"が"温室みかん"にはなる. しかし"桃"にはならない).

④現在までに, 紫外線防御をすることにより"老化防止"できることはわかっていた. しかし今, サリチル酸マクロゴールピーリングにより, 副作用なく皮膚表面はもちろんのこと, 毛孔の中まで角質が除去される. そのことにより皮膚角層は正常な分化状態を示すようになる. 表皮基底層の配列は改善し表皮肥厚も抑制される. つまり皮膚のリモデリングが起こり, さらには発癌抑制も起こることが証明された. この紫外線で傷害された皮膚の回復は皮膚科学的根拠に基づく"若返り"が可能になった事実を説明する.

⑤ピーリングして"若返り"した皮膚を老化させないために, パッチテストで許可した紫外線防御化粧品を使用させる.

"ピーリング&紫外線防御"こそ, "皮膚の若返り&老化防止"のオールマイティーであることを理解してもらう.

●共同研究者:磯田美登里 (西諫早病院), 今山修平 (今山修平クリニック), 古賀哲也 (福岡赤十字病院), 古江増隆 (九州大学), 大日輝記, 橋本 隆 (久留米大学), 二宮真一, 吉田賢二, 三次孝一 (第一化学)

1) Kligman D, Kligman AM : Salicylic acid ointment as a peeling agent for the treatment of acne. Cosmetic Dermatol, 10 : 44-47, 1997.
2) Kligman D, Kligman AM : Salicylic acid peels for the treatment of photoaging. Dermatol Surg, 24 : 325-328, 1998.
3) Grimes PE : The safety and efficacy of salicylic acid chemical peels in darker racial-ethnic groups. Dermatol Surg, 25 : 18-22, 1999.
4) Stolar ME, Rossi VG, Barr M : The effect of various ointment bases on the percutaneous absorption of salicylates I. Effect of type of ointment base. J Am Pharm Assoc Sci E, 49 : 144-147, 1960.
5) Nogami H, Hanano M : Studies on percutaneous absorption II. Effect of the incorporated substance. Chem Pharm Bull, 6 : 249-255, 1958.
6) Swinehart JM : Salicylic acid ointment peeling of the hand and forearms. Effective nonsugical removal of pigmented lesion and actinic damage. J Dermatol Surg Oncol, 18 : 495-498, 1992.
7) 高野正彦:今日の皮膚外用薬, 南山堂, p.234, 1981.
8) Honda H, Tanemura M, Imayama S : Spontaneous architectural organization of mammalian epidermis from random cell packing. J Invest Dermatol, 106 : 312-315, 1996.
9) Imayama S, Ueda S, Isoda M : Histological changes in the skin of hairless mice following peeling with salicylic acid. Arch Dermatol, 11 : 1390-1395, 2000.
10) Isoda M, Ueda S, Imayama S, et al. : New formulation of chemical peeling agent : histological evaluation in sun-damaged skin model in hairless mice. J Dermatol Sci, 27 suppl 1 : S60-67, 2001.
11) Ueda S, Mitsugi K, Ichige K, et al. : New formulation of chemical peeling agent : 30% salicylic acid in polyethylene glycol : absorption and distribution of 14C- salicylic acid in polyethyleneglycol applied topically to skin of hairless mice. J Dermatol Sci, 28 : 211-218, 2002.
12) Ueda S, Isoda M, Imayama S : Excellent clinical results with a new preparation for chemical peeling in acne : 30% salicylic acid in polyethylene glycol. 20Th world congress of dermatology, Paris, 2002.
13) Dainichi T, Ueda S, Imayama S, et al. : Excellent clinical results with a new preparition for chemical peeling in acne : 30% salicylic acid in polyethylene glycol vehicle. Dermatol Surg, 34 : 891-899, 2008.
14) 薄木晶子, 里 博文, 山本麻由ほか:ポリエチレングリコール可溶サリチル酸軟膏による skin rejuvenation 効果. 日皮会誌, 112 : 668, 2002.
15) Dainichi T, Ueda S, Furue M, et al. : Chemical peeling by SA-PEG remodels photo-damaged skin : suppressing p53 expression and normalizing kerarinocyte differentiation. J Invest Dermatol, 126 : 416-421, 2006.
16) Hong JT, Kim EJ, Ahn KS, et al. : Inhibitory effect of glycolic acid on ultraviolet-induced skin tumorigenesis in SKH-1 hairless mice and its mechanism of action. Mol Carcinog, 31 : 152-160, 2001.
17) Dainichi T, Ueda S, Furue M, et al. : Paradoxical effect of trichloroacetic acid (TCA) on ultraviolet B-induced skin tumor formation. J Dermatol Sci, 31 : 229-231, 2003.
18) Kaminaka C, Yamamoto Y, Yonei N, et al. : Phenol peels as a novel therapeutic approach for actinic keratosis and Bowen disease : prospective pilot trial with assessment of clinical, histologic, and immunohistochemical correlations. J Am Acad Dermatol, 60 : 615-625, 2009.
19) Dainichi T, Ueda S, Isoda M, et al. : Chemical peeling with salicylic acid in polyethylene glycol vehicle suppresses skin tumor development in hairless mice. Br J Dermatol, 148 : 906-912, 2003.

これだけは知っておく ―基礎編―

トリクロロ酢酸

米井　希（和歌山県立医科大学皮膚科）

❶ トリクロロ酢酸の化学的性質

　トリクロロ酢酸（trichloroacetic acid：TCA）は，酢酸のメチル基の3つの水素原子を塩素原子に置換したカルボン酸である．図1にその化学構造を示す．常温で白色結晶であり，潮解性（空気中の水蒸気を取り込んで水溶液となる現象），腐食性をもつ．カルボン酸としては酸性が強く，酢酸の約1万倍の強さである．日本では毒物および劇物取締法により劇物に指定されており，医薬品には含まれないため，医師個人の責任で使用する必要がある．

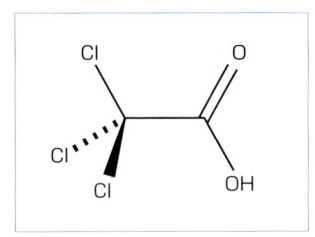

図1　TCAの化学構造式

❷ TCAピーリングとは

　欧米では1970年代から顔面のしわ・しみ・たるみなどの光老化皮膚に対して，全顔のTCAピーリングが行われるようになった[1]．しかし，白色人種と異なり，黄色人種では瘢痕形成や色素沈着のリスクが非常に高いため，わが国では限局した日光（性）黒子やざ瘡瘢痕〔「施術編―ざ瘡瘢痕：トリクロロ酢酸」の項（p.149）参照〕に対して部分的に施術される．

　TCAは水溶液でなければ皮膚に浸透しないため，水溶液として使用する．TCAの濃度により剥離深度が異なる．10～20％ TCAでは表皮顆粒層から乳頭層の間（レベル1，2），35～50％ TCAでは表皮と真皮乳頭層の一部から全部（レベル1，2，3）の剥離深度となる[2]ため，症例により使い分ける．

❸ TCAピーリング後の創傷治癒機転

　TCAが細胞に及ぼす効果としては，表皮細胞・真皮線維芽細胞の増殖抑制や，線維芽細胞からのコラーゲン産生抑制などの細胞毒性は報告されていたが，著者らは，TCAが創傷治癒を促進する可能性について検討を行った．その結果，TCA添加3時間後のマウス培養角化細胞では，PDGF-B（platelet-derived growth factor-B）をはじめとする成長因子のmRNA発現が濃度依存性に増加した．ヒト皮膚においても，60％ TCA外用から12時間後に表皮細胞質内が抗

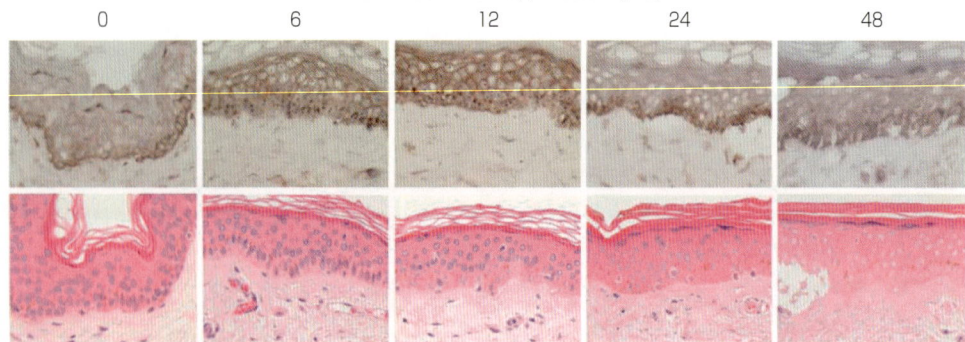

図2 60% TCA 外用後のヒト皮膚における PDGF-B の発現
上段：PDGF-B 染色，下段：HE 染色．TCA 外用前は表皮基底層に淡く PDGF-B の発現を認めるのみであったが，外用 6 時間後から表皮全層で発現し，12 時間以後には発現のピークとなった．24 時間以後は表皮が壊死し，PDGF-B の発現も減少した．

PDGF-B 抗体で染色され，24 時間以後は表皮全層が壊死に至り，PDGF-B の発現も減少した（図 2）．以上のように，TCA ピーリング後の表皮細胞では壊死に至る前に成長因子が発現され，真皮でのコラーゲン生成が促されることが示唆された[3]．

また，ヒト皮膚において，40% TCA 外用後 6 〜 12 時間後に PCNA（proliferating cell nuclear antigen）が表皮細胞で発現することが明らかとなっており（図 3）[4]，表皮が菲薄化した老化皮膚が TCA ピーリング後に厚くなり，rejuvunate されることを裏付けていると考えられる．

④ TCA の調整方法

TCA は和光純薬工業株式会社より入手できる．一般的に 10 〜 60% の濃度で使用される．例えば，60% TCA の場合，60g の TCA を滅菌精製水で溶解し，全量を 100mL にする（wt/vol% 法で調整する）．TCA はプラスチック容器を溶解するおそれがあるため，遮光瓶に入れ，室温または冷暗所に保存する．汚染されることがなければ TCA 水溶液は少なくとも 6 ヵ月間は安定であるとされる．

⑤ TCA ピーリングの施術法

適応部位をエタノールなどで脱脂した後，塗布面積に応じた大きさの綿棒・先を潰した爪楊枝などで外用する．外用時痛みはあるが，冷却で対応できる程度の痛みである．塗布後直ちに frosting という白色化現象がみられ，これは組織学的に真皮乳頭層に TCA が浸透しタンパクが変性していることを反映する．施術後は特に中和の必要はない．いったん frosting が起こり始めると水で TCA を除去しても反応は止まらないためである．痛みがあれば冷却し，周辺組織の炎症を抑えるためステロイド剤の外用を行う．当日より洗顔も可能であるが，擦過しないようにする．数日で薄い痂皮を形成するため，痂皮が脱落するまではガーゼ

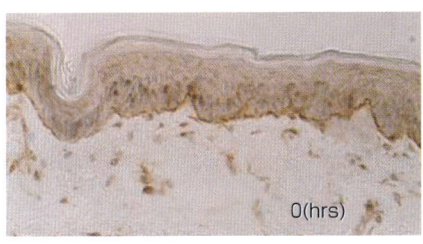

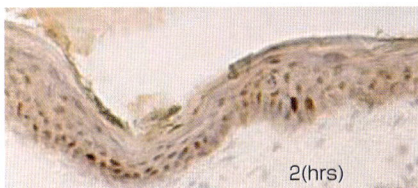

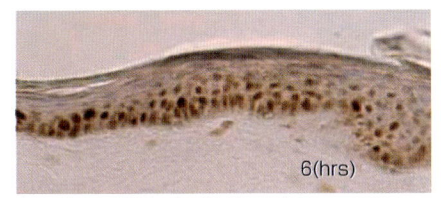

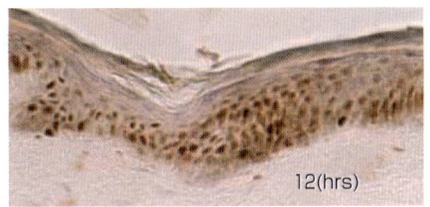

図3 40% TCA 外用後のヒト皮膚における PCNA の発現

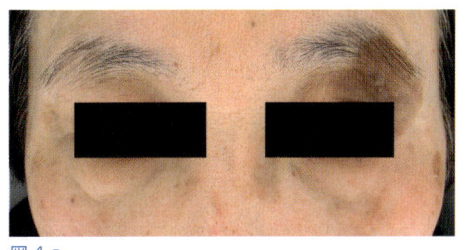

図 4-a
72 歳女性．左上眼瞼から眉毛部にかけて大型の日光（性）黒子を認める．中央には脂漏性角化症も伴う．

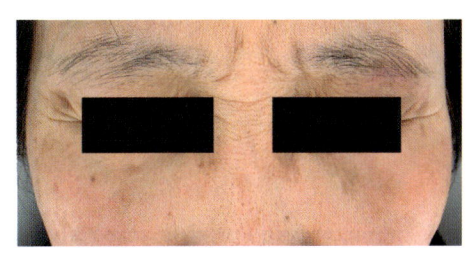

図 4-b
30% TCA ピーリング4回施行後．日光（性）黒子は著明に改善した．

などで保護する．2週間以内に上皮化し，痂皮は脱落する．その後は炎症後色素沈着の遷延を防ぐため，サンスクリーンを外用し，十分に遮光するように注意する．

❻ TCA ピーリングの施術例

　日光（性）黒子に対する TCA ピーリング治療の一例を示す．図 4-a は 72 歳女性，左上眼瞼から眉毛部にかけての大斑型日光（性）黒子の患者である．中央に一部脂漏性角化症を認めた．組織学的には，角層が軽度肥厚し，表皮基底層を中心にメラニン色素の増加が認められた．真皮には少数メラノファージを認めた．Q スイッチレーザー治療では中心部に混在している脂漏性角化症の部位には効果が出にくいこと，また副作用として眉毛の脱毛の可能性が考えられたため，30% TCA にて中間層ピーリングを施行した．2ヵ月ごとに計4回30% TCA ピーリングを行ったところ，色素斑は脂漏性角化症を含めて著明に改善した（図 4-b）．

　ざ瘡瘢痕に対する TCA ピーリングについては，「施術編―ざ瘡瘢痕：トリクロロ酢酸」の項（p.149）参照．

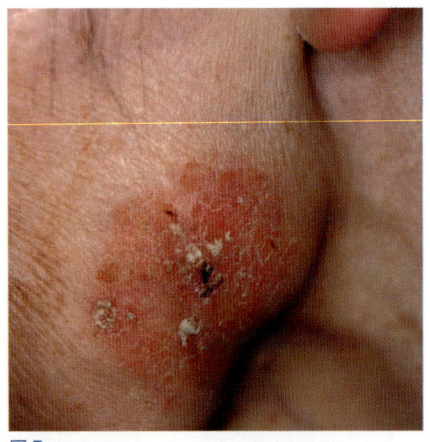

図 5-a
82 歳女性．下顎部に角化性紅斑局面を認める．組織検査で日光角化症であった．

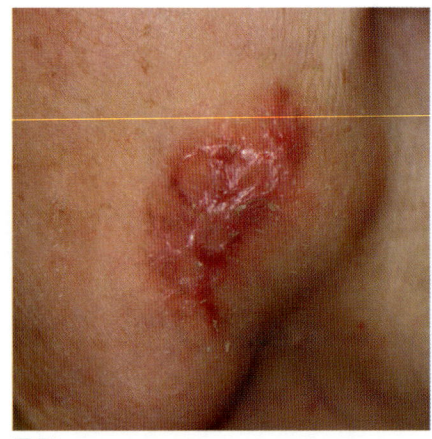

図 5-b
40～60％ TCA ピーリング 2 回施行後．日光角化症は改善したが，肥厚性瘢痕を残した．

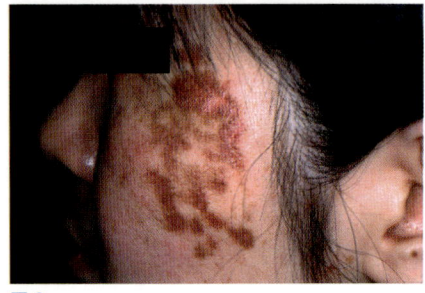

図 6-a
36 歳女性．頬部の日光（性）黒子に 40％ TCA ピーリング 1 回施行．3 週間後，強い炎症後色素沈着を認めた．

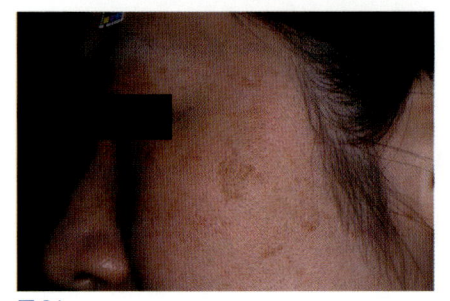

図 6-b
TCA ピーリングより 1 年後．炎症後色素沈着は消失し，日光（性）黒子も改善した．

7 TCA ピーリングの副作用

　TCA ピーリングは濃度や表皮の厚さなどにより，真皮乳頭層レベルまで浸達剥離する．そのため，瘢痕形成のリスクは念頭におく必要がある．図 5-a は 82 歳女性，下顎部の日光角化症に対し，40～60％ TCA ピーリングを 2 回施行した症例である．日光角化症は寛解したが，瘢痕を形成した（図 5-b）．

　また，炎症後色素沈着が長引くこともある．36 歳女性の頬部の日光（性）黒子に対して 40％ TCA ピーリングを 1 回施行したところ，3 週間後には図 6-a のような炎症後色素沈着を強く認め，約 6 ヵ月間持続した．しかし，最終的には図 6-b のように日光（性）黒子が改善した．

---

1) Harold J Brody : Chemical Peeling and Resurfacing. 4, A Harcourt Health Sciences Company, 1997.
2) 古川福実，松永佳世子，秋田浩孝ほか：日本皮膚科学会ケミカルピーリングガイドライン（改訂第 3 版）．日皮会誌，118：347-355, 2008.
3) Yonei N, Kanazawa N, Ohtani T, et al. : Induction of PDGF-B in TCA-treated epidermal keratinocytes. Arch Dermatol Res, 299：433-440, 2007.
4) Yamamoto Y, Uede K, Yonei N, et al. : Expression patterns of proliferating cell nuclear antigen in trichliroacetic acid peeled skin. J Dermatol, 34：95-98, 2007.

これだけは知っておく ―基礎編―

フェノール

山本有紀（和歌山県立医科大学皮膚科）

❶ フェノールとは

フェノールは，融点43℃，沸点182℃，分子量94.11の弱い酸性を示す芳香族化合物で，独特の薬品臭をもつ．純フェノールは常温では，白色の結晶で，ほとんどの有機溶媒，水に可溶性である（表1）．

表1 フェノールについて

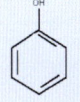

化学的性状
C_6H_6O
分子量　94.11g/mol
融点　　43℃
沸点　　182℃
有機溶媒，水に可溶性

組織障害機序
タンパク質の沈殿，凝固，溶解
酸化ストレス

全身性副作用
不整脈

局所的副作用
色素異常，瘢痕，感染，稗粒腫，持続性紅斑，毛包孔の開大，毛細血管拡張，既存黒子の色調増強

皮膚深達度
Baker液　　　　　真皮深層
（48%フェノール）
100%　　　　　　真皮網状層上層
88%　　　　　　 真皮網状層上層

皮膚への作用；組織学的所見
表皮
　表皮肥厚，表皮脚延長，顆粒層肥厚，角化細胞の増大，極性回復
　メラニン減少，メラノサイトの均一な分布
真皮
　Grenz zone，真皮乳頭層の拡張
　コラーゲン線維，弾力線維の質的な改善，グリコサミノグリカンの増加
　光線性弾性線維変性物質の消失
　typeⅠ，Ⅲコラーゲンの増加
　活性化線維芽細胞の増加

（文献9より引用・一部変更）

❷ 吸収，代謝

フェノールは，経口・経皮吸収だけでなく，蒸気により鼻粘膜から急速に吸収され，すべての組織に急速に分布する．皮膚の場合には30分以内に70%が吸収される．吸収されたフェノールはその60～80%が，肝，肺，消化管粘膜で硫酸やグルクロン酸と結合し，残りのフェノールはさらに酸化され炭酸ガスと水

に，少量が水酸化してカテコールやハイドロキノンに変化して，大部分が腎臓から，少量が便中および呼気から排泄される[1]．フェノール中毒の重篤度は血液中や組織中の遊離フェノール濃度と直接関連し，半減期は1〜2時間と4時間の2峰性を示す．

3 フェノールの皮膚障害性の機序

原液のフェノールはタンパク質の溶解液に添加すると凝集が生じるが，低濃度ではタンパク質の凝集は生じない．フェノールやTCAによるピーリングで認められるフロスティングは，ケラチンタンパクの沈殿作用による構造変化により生じる所見であることが想定されている．一方，低濃度（50％）のフェノールはタンパクの結合を崩壊させるといわれている．

また，フェノールは，このようなタンパクへの直接作用だけではなく，酵素的に働き，活性酸素であるスーパーオキサイドやヒドロキシラジカルなどを誘導することで細胞を障害するとの報告もある[2]．

4 フェノールの毒性

フェノールの成人での最小致死量は8〜15g，ヒト皮膚への損傷の閾値は1.5％とされている．高濃度（80％以上）のフェノールはケラチンタンパクを沈殿・凝固させることでフェノール吸収のバリアを形成し，それ以上の組織損傷は抑制されるが，Baker液のように希釈したフェノールはタンパク質の凝集が生じないために，組織障害がより深くなり，より多量のフェノールが循環血液中に吸収される可能性がある．フェノールピーリングを施行する上で最も問題となる副作用は心毒性であり，欧米では，古くよりピーリング中に一過性の不整脈が生じることが報告され[3〜5]，治療面積は顔面では50％を超えないことや，モニターをつけることが推奨されている．

5 ケミカルピーリングにおけるフェノールの作用機序

フェノールは剝離深達レベル3，4の深いピーリングに用いる．表皮と真皮を破壊し，その創傷治癒過程で生じる表皮付属器からの再上皮化および真皮ではコラーゲン線維，弾力線維，細胞外マトリックスの新生を利用した治療である．この効果は創傷の深さにより決定され，組織侵襲が深いほど，その効果は強い．

実際に，ヒト皮膚にフェノールを塗布すると，2日目の組織では，40％ TCAや60％ TCAと比較して，表皮の変成が著明で，特に真皮の血管内皮細胞の変性が目立つ（図1）．また，塗布後早期には真皮の血管に血栓が認められ，角化細胞に先立って真皮血管内皮細胞のDNA損傷が認められる[6]．これはフェノー

| 40% TCA | 60% TCA | フェノール |

図1

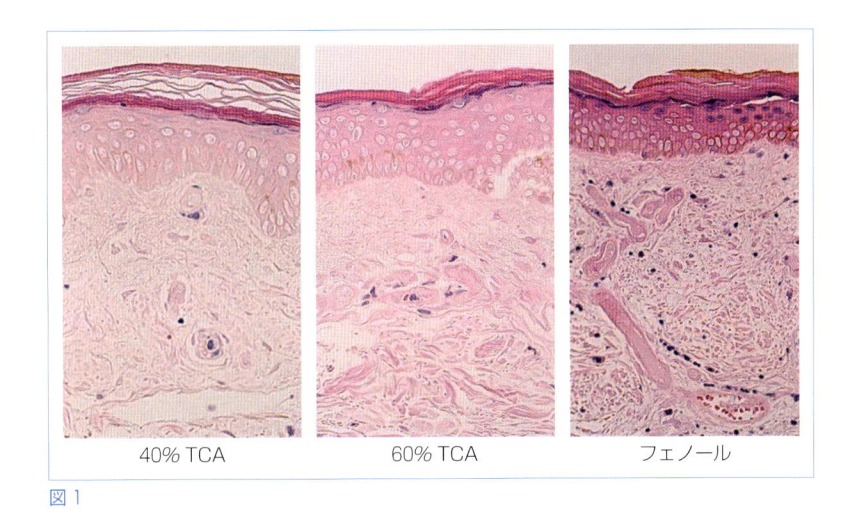

ルが皮膚から急速に吸収され，内皮細胞を直接，もしくはヘモグロビン伝達性の酸化ストレスにより内皮細胞核を損傷している可能性を示唆している．

長期的な皮膚の変化としては，Bakerら[7]とKligmanら[8]が，有用性を発表している[9]．

ケミカルピーリングはコントロールされた化学熱傷であるが，それゆえ，瘢痕形成などの副作用は当然生じることを忘れてはならない．

6 おわりに

フェノールは曝露されたすべての経路から急速に血管内に吸収され，すべての組織に急速に分布し，主として腎臓から排泄される有機化合物である．フェノールによる組織障害はタンパク質の凝固作用のみならず，レドックス反応を介した酸化ストレスも関与していると考えられている．この性質により，フェノールを皮膚に適用すると角化細胞に先立ち真皮毛細血管の内皮細胞が障害される．ピーリングのように顔面に塗布する場合は，経皮吸収に蒸気吸入も加算され，不整脈などの全身的な中毒を引き起こす可能性があり，注意を要する．フェノールによる深いピーリングは，その後に生じる創傷治癒機転より，様々なサイトカインと炎症細胞により，表皮・真皮を再構築することに基づいているが，瘢痕が生じることは念頭にいれなくてはならない．

一方，フェノールは角化細胞に先んじて真皮毛細血管内皮細胞の障害を誘導することより内皮細胞系の腫瘍に用いた報告もあり，今後の検討が望まれる[10]．

1) http://www.inchem.org/documents/ehc/ehc161.htm
2) Shvedova AA, Kommineni C, Jeffries BA, et al. : Redox cycling of phenol induces oxidative stress in human epidermal keratinocytes. J Invest Dermatol, 114 : 354-364, 2000.
3) Peters W : The chemical peel. Ann Plast Surg, 26 : 564-571, 1991.
4) Botta SA, Straith RE, Goodwin HH : Cardiac arrhythmias in phenol face peeling : a suggested protocol for prevention. Aesthetic Plast Surg, 12 : 115-117, 1988.
5) Beeson WH : The importance of cardiac monitoring in superficial and deep chemical peeling. Dermatol Surg Oncol, 12 : 949, 1987.

6) Yamamoto Y, Yonei N, Kaminaka A, et al. : Effects of phenol peeling on dermal endothelial cells. J Dermatol Sci, 35 : 158-161, 2004.
7) Baker TJ, Gordon HL, Mosienko P, et al. : Long-term histological study of skin after chemical face peeling. Plast Reconstr Surg, 53 : 522-525, 1974.
8) Kligman AM, Baker TJ, Gordon HL, et al. : Long-term histologic follow-up of phenol face peels. Plast Reconstr Surg, 75 : 652-659, 1985.
9) 上出康二：トリクロロ酢酸とフェノール．MB Derma, 106 : 44-51, 2005.
10) Kaminaka C, Yamamoto Y, Yonei N, et al. : Phenol peels as a novel therapeutic approach for actinic keratosis and Bowen disease : prospective pilot trial with assessment of clinical, histologic, and immunohistochemical correlations. J Am Acad Dermatol, 60 : 615-625, 2009.

これだけは知っておく —基礎編—

レチノイン酸 —角質に対する作用

菊地克子（東北大学皮膚科）

❶ はじめに

1. レチノイン酸とその代謝体

　レチノイン酸（retinoic acid）には，*all-trans* retinoic acid（tretinoin），9-*cis* retinoic acid（alitretinoin），13-*cis* retinoic acid（isotretinoin）の複数の異性体が存在するが，皮膚の rejuvenation 目的に外用で用いられるのは *all-trans* retinoic acid（tretinoin）である．*all-trans* retinoic acid は *all-trans* retinol（レチノール：ビタミン A）の誘導体であり，レチノールはレチナール，そしてレチノイン酸に酵素の働きで変換される．通常の皮膚ではレチノイン酸は低濃度で存在するが，皮膚に *all-trans* retinoic acid を外用で投与すると，皮膚組織内の *all-trans* retinoic acid 濃度は大きく増加し，その異性体である 9-*cis* retinoic acid や 13-*cis* retinoic acid，そして *all-trans* retinoic acid の代謝体である 4-OH retinoic acid，4-OXO retinoic acid が増加する．

2. レチノイン酸結合タンパクとレチノイン酸受容体

　レチノイン酸は，細胞内のレチノイン酸結合タンパク（cellular retinoic acid binding protein：CRABP）と結合して核内に運ばれ，核内のレチノイン酸受容体に結合する．レチノイン酸受容体には retinoic acid receptor（RAR）と retinoid X receptor（RXR）があり，それぞれ α β γ がある．RAR α は皮膚を含め臓器全般に少量で存在し，レチノイン酸に対する基本的反応を司る．皮膚では RAR γ，RXR α が多く存在する．*all-trans* retinoic acid は RAR のリガンドであり，9-*cis* retinoic acid は RAR と RXR のリガンドとなる．リガンドの結合した受容体は二量体を形成して標的遺伝子のプロモーターに存在する認識配列に結合し，転写を活性化または抑制する結果，さまざまな生物学的作用が発揮される[1]．レチノイン酸により発現が制御される遺伝子産物は，核内オンコジン，種々の増殖因子や酵素，ケラチンなど細胞骨格，コラーゲンなどの細胞外基質など多種ある．皮膚では，角化細胞の分化増殖を調整し，コラーゲンの産生を増加させるなどの働きがある．また，RAR は転写因子 AP-1 に拮抗することにより，細胞増殖抑制作用をもたらすことが知られている．RAR は RXR とヘテロダイマーを形成するが RXR は RXR とのホモダイマーともなって，DNA

上のRARレスポンスエレメントRAREあるいはRXRレスポンスエレメントRXREに結合する．RXRは甲状腺ホルモンやビタミンDなどとも二量体を形成し，それぞれの遺伝子発現に関与する．

レチノイン酸は，レチノイン酸結合タンパクCRABPやレチノール結合タンパク（cellular retinol binding protein：CRBP），ならびにレチノールの代謝に関わる酵素の産生を促進させる作用があるので，レチノイン酸自体が細胞内の有効レチノイン酸濃度やレチノール濃度を変化させる可能性もある．

このように，レチノイン酸により発現が制御される遺伝子産物は多岐にわたり，またその制御機構も直接受容体を介するもの，他の転写因子やシグナル伝達系を介するものなどが想定され，生体でのレチノイン酸の皮膚への働きは複雑なものになっている．

3．レチノイン酸による臨床的変化

レチノイン酸を光老化のみられる皮膚に外用すると，約1ヵ月後から，皮表が柔らかに滑らかに皮膚の質感が向上し，表皮肥厚と角化細胞の異形性の改善がみられる[2]．約2ヵ月以降4ヵ月くらいまでに皮膚色が明るくなり，色素斑が薄くなるなど色調の変化が生じ，細かいしわそして長期的には大きなしわが改善してくることが報告されている[3]．

高濃度のレチノイン酸を使用した場合は，急性に紅斑反応や角層の剥離が生じることがある．これが「ピーリング」といわれるゆえんではないかと思われる．

❷ 角層機能と角層細胞の変化

生体計測工学的方法を用いたTagamiら[4]の角層機能の解析によると，0.025，0.05，0.1％レチノイン酸（Retin®Aクリーム）を前腕屈側のそれぞれの部位に塗布し，角層水分量を3.5MHz高周波伝導度測定装置Skicon 200（アイ・ビイ・エス社，浜松市）で，経表皮水分喪失量をEvaporimeter EP-2（SevoMed，スウェーデン）で測定すると，基剤塗布部位と比較してレチノイン酸を塗布した部位では，高周波伝導度の増加と経表皮水分喪失量の増加が認められ，高濃度のレチノイン酸ほどその変化が大きい（図1a,b）．これらの結果は，レチノイン酸を塗布した皮膚では，角層水分量の増加と角層バリア機能の低下が起こることを示している．

弱い粘着剤で皮表から角層細胞を採取すると，0.025％レチノイン酸塗布前の皮膚では角層細胞が複数個接着した状態で剥離されるのに対し，塗布2週間後の皮膚では角層細胞が個々あるいはせいぜい2～3個接着した状態で剥離される（図2a,b）．レチノイン酸を3日間密封投与後の角層をより粘着性の強いテープ（D-SQUAME®）で剥離して観察すると，対照部と比較して，0.025％レチノイン酸密封塗布部では鱗屑が減少し，全体的に採取される角層が減少した（図

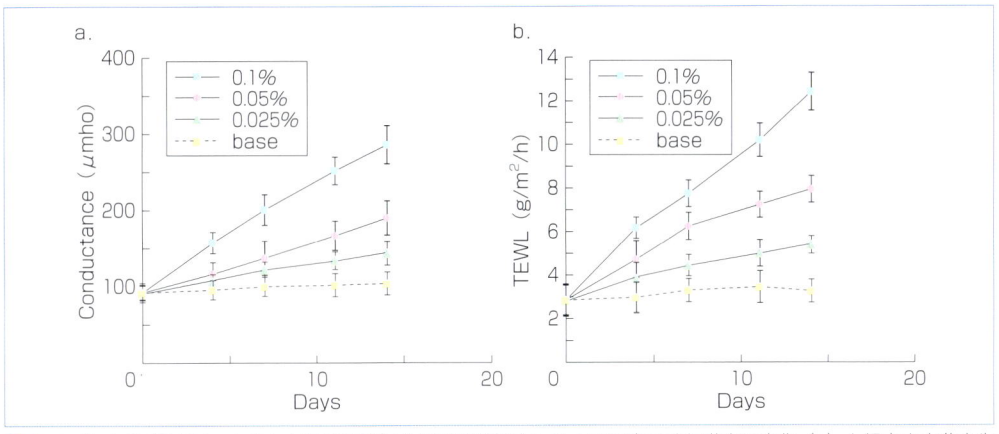

図1 レチノイン酸クリームをヒト前腕皮膚に2週間連続塗布したときの高周波伝導度の変化（a）と経表皮水分喪失量の変化（b）．（文献4より引用）．

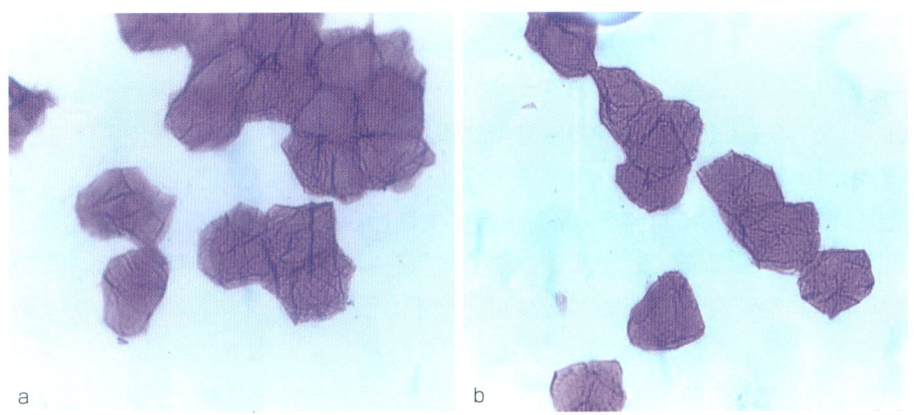

図2 レチノイン酸塗布前（a），0.025％レチノイン酸塗布2週間後，皮表の角層細胞はやや小型で個別に採取される傾向にある（b）．

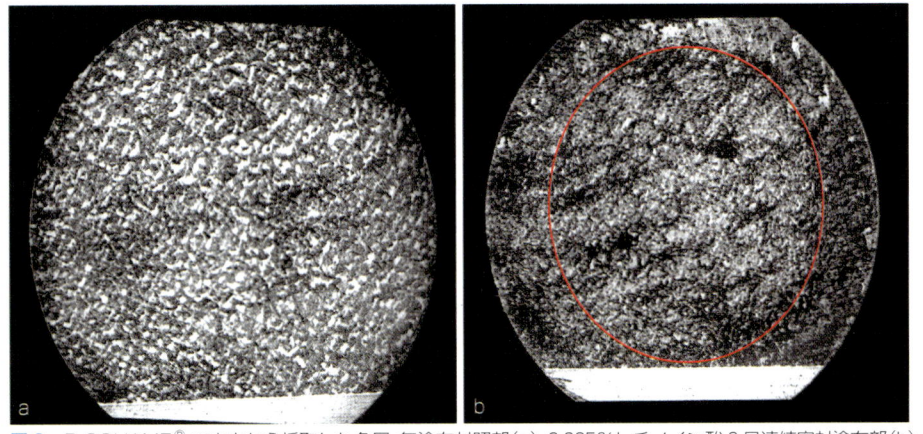

図3 D-SQUAME®で皮表から採取した角層．無塗布対照部(a), 0.025％レチノイン酸3日連続密封塗布部(b)．

3a,b）．0.05％レチノイン酸密封塗布部では角層はシート状に剥離された（結果は未表示）．レチノイドは個々の角層細胞の接着性を低下させるため[5]，塊で剥離される角層が減少する．高濃度のレチノイン酸を投与した場合は角層の脆弱性も生じるため，粘着テープで剥離した場合に角層がシート状に採取されると考えられる．

❸ 表皮・角層の変化ならびに発現の機序

1. 角化細胞の増殖・分化調整

　光老化皮膚では，組織学的に菲薄化した表皮，角化細胞の異形性や不均一な角層が認められる．レチノイン酸での治療後には，表皮肥厚が生じ，異形な角化細胞の改善がみられるとともに，角層が是正され滑らかで緊密な角層が形成される．角層の層数は減少し菲薄化し，ターンオーバー時間が短縮する[6]．角層や表皮の角化細胞間にアルシアンブルー陽性物質（ヒアルロン酸）が沈着することが報告されている[7]．

　レチノイン酸は，一般的な細胞の増殖を促進させるが，細胞増殖能の高い細胞の増殖は抑制する（$in\ vitro$）．生体においても，正常皮膚の角化細胞の増殖は促進させ表皮肥厚を起こすが，乾癬皮膚のような増殖の盛んな皮膚ではその増殖を抑制することが知られている．近年，レチノイン酸やその前駆物質であるレチナールやレチノールをマウス皮膚に外用すると，表皮肥厚とともに表皮角化細胞間と真皮上層のヒアルロン酸の増加とヒアルロン酸受容体であるCD44の産生増加とヒアルロン酸合成酵素HAS2,3の産生増加が認められることが報告された[8]．CD44はマウス皮膚でヒアルロン酸の維持を担うほか，細胞外刺激に対しての角化細胞の増殖の制御を行うことが知られている[9]．

　レチノイン酸は，$vitro$では，角化型ケラチンK1，K10やフィラグリン，ロリクリン，インボルクリン，トランスグルタミナーゼなどの分化関連タンパクの遺伝子発現を低下させ，角化細胞の分化を抑制するといわれる[1]．生体皮膚にレチノイン酸を外用した場合は，むしろ分化関連タンパクの発現が増強する[1]．また，粘膜型ケラチンK4，K13の発現増加が報告されている[10]．

2. 角層への作用と落屑の制御

　レチノイン酸を外用すると角層の脆弱性が生じ角層の剥離が容易になる．その機序として，角化細胞のデスモゾームの大きさと数を減少させ細胞接着性を減少させること[5]が考えられる．また，生体計測工学的解析により，角層バリア機能の低下と角層水分量の増加が認められる[4,11]．前者の機序には角層層数が減少することやレチノイン酸による角層細胞の分化制御による角化外膜形成の変調の可能性が，後者の機序には，角層層数減少による角層の菲薄化により表皮living layerから角層表面に拡散してくる水分量が増加することや，ヒアルロン酸の増加が水分保持能を高めることなどが考えられる．

❹ 刺激作用

　高濃度のレチノイン酸を外用すると刺激作用は必発である．日本人でレチノイン酸0.1％クリームを顔面に使用したとき，多くの被験者がヒリヒリ感，紅斑，

落屑などの刺激症状が起こり，継続困難であったことが報告されている[12]．これらの刺激症状は，RARγを介したレチノイン酸の作用そのものであることも報告されている[13]が，実験系においてレチノイン酸の効果と刺激作用を分けることが困難であることもあり，さらなる検討が必要である．またRAREを介さないNFκBやp38MAPKを介した経路でのIL-8産生増加がレチノイン酸の刺激症状に関係していることが報告されている[14]．一方，24週の低濃度0.025%と高濃度0.1%レチノイン酸の比較試験で，光老化皮膚に対する治療効果や組織学的改善は低濃度治療群と高濃度治療群で有意差はなかったものの，刺激症状は高濃度治療群で有意に多いという報告[15]や，経験上，保湿外用剤の併用などにより刺激症状が減少することや，冬期に刺激症状が増悪することなどから，レチノイン酸による刺激症状には，レチノイン酸の直接作用だけでなく，レチノイン酸による角層バリア機能低下があるため，外的刺激による二次的な刺激症状が加わっていることが想定される．

光老化皮膚の症状の治療に高濃度0.25%レチノイン酸を用いると，より短期間（1ヵ月）で効果が発現したという報告[16]もあり，日本人では刺激作用は必発と思われるが，短期での治療を望む症例で同意が得られれば，高濃度でのレチノイン酸での治療の選択もあり得る．

1) Fisher GJ, Voorhees JJ : Molecular mechanisms of retinoid actions in skin. FASEB Journal, 10 : 1002-1013, 1996.
2) Shukuwa T, Kligaman AM, Stoudemayer T : The effect of short-term (one-month) topical tretinoin on photo-damaged forearm skin. J Dermtol Treat, 4 : 139-143, 1993.
3) Ellis CN, Weiss JS, Hamilton TA, et al. : Sustained improvement with prolonged topical tretinoin (retinoic acid) for photoaged skin. J Am Acad Dermatol, 23 : 629-637, 1990.
4) Tagami H, Tadaki T, Obata M, et al. : Functional assessment of the stratum corneum under the influence of oral aromatic retinoid (etretinate) in guinea-pigs and humans. Comparison with topical retinoic acid treatment. Br J Dermatol, 127 : 470-475, 1992.
5) Kitajima Y, Mori S : Effects of retinoid (Ro 10-9359) on the plasma membrane of keratinocytes in patients with psoriasis : a freeze-fracture analysis. J Invest Dermatol, 80 : 174-180, 1983.
6) Kligman AM, Grove GL, Hirose R, et al. : Topical tretinoin for photoaged skin. J Am Acad Dermatol, 15 : 836-859, 1986.
7) Tammi R, Ripellino JA, Margolis RU, et al. : Hyaluronate accumulation in human epidermis treated with retinoic acid in skin organ culture. J Invest Dermatol, 92 : 326-332, 1989.
8) Kaya G, Grand D, Hotz R, et al. : Upregulation of CD44 and hyaluronate synthases by topical retinoids in mouse skin. J Invest Dermatol, 124 : 284-287, 2005.
9) Kaya G, Rodriguez I, Jorcano JL, et al. : Selective suppression of CD44 in keratinocytes of mice bearing an antisense CD44 transgene driven by a tissue-specific promoter disrupts hyaluronate metabolism in the skin and impairs keratinocyte proliferation. Genes Dev, 11 : 996-1007, 1997.
10) Virtanen M, Tömä H, Vahlquist A : Keratin 4 upregulation by retinoic acid in vivo : a sensitive marker for retinoid bioactivity in human epidermis. J Invest Dermatol, 114 : 487-493, 2000.
11) Kligman AM, Leyden JJ : Treatment of photoaged skin with topical tretinoin. Skin Pharmacol, 1 : 78-82, 1993.
12) Tadaki T, Watanabe M, Kumasaka K, et al. : The effect of topical tretinoin on the photodamaged skin of the Japanese. Tohoku J Exp Med, 169 : 131-139, 1993.
13) Chen S, Ostrowski J, Whiting G, et al. : Retinoic acid receptor gamma mediates topical retinoid efficacy and irritation in animal models. J Invest Dermatol, 104 : 779-783, 1995.
14) Dai X, Yamasaki K, Shirakata Y, et al. : All-trans-retinoic acid induces interleukin-8 via the nuclear factor-kappaB and p38 mitogen-activated protein kinase pathways in normal human keratinocytes. J Invest Dermatol, 123 : 1078-1085, 2004.
15) Griffiths CE, Kang S, Ellis CN, et al. : Two concentrations of topical tretinoin (retinoic acid) cause similar improvement of photoaging but different degrees of irritation. A double-blind, vehicle-controlled comparison of 0.1% and 0.025% tretinoin creams. Arch Dermatol, 131 : 1037-1044, 1995.
16) Kligman DE, Draelos ZD : High-strength tretinoin for rapid retinization of photoaged facial skin. Dermatol Surg, 30 : 864-866, 2004.

これだけは知っておく —基礎編—
レチノイン酸 —治療の実際

吉村浩太郎（東京大学形成外科）

❶ レチノイン酸とは

　ビタミンA（レチノール retinol）とその類縁化合物であるレチノイド retinoid は，生体内では形態形成制御作用，細胞の分化増殖制御などの作用をもっている．レチノイン酸（ビタミンA酸，retinoic acid）はビタミンAのカルボン酸誘導体で，オールトランスレチノイン酸（トレチノインとも呼ばれる：外用剤がにきびやしみなどに使われる），9シスレチノイン酸（alitretinoin とも呼ばれる：海外では外用剤がカポジ肉腫に使われる），13シスレチノイン（isotretinoin とも呼ばれる：にきびに対する内服薬がある）などいくつかの立体異性体が存在する（図1）．

　トレチノインは核内受容体の1つであるレチノイン酸受容体（retinoic acid receptor：RAR）の天然リガンドとして，生体内におけるレチノイド，カロテノイドの生理活性の主役を担っている．RARはレチノイドX受容体（retinoid X receptor：RXR；リガンドは9-cis レチノイン酸）とヘテロ二量体を形成し，リガンド誘導性転写因子として，特異的な標的遺伝子群のプロモーターに結合することで標的遺伝子群の発現を正負に転写レベルで制御することが知られている（図2）．

❷ レチノイン酸の皮膚における作用およびその作用機序

　ケミカルピーリングにおいては一般的に皮膚表面から傷害を与えてその後の炎症，創傷治癒過程による皮膚のリモデリングによる改善効果を期待するが，レチノイン酸の作用は他のケミカルピーリング治療とは根本的に全く異なっている．

　レチノイドの外用により，表皮においては表皮角化細胞の強い増殖促進作用がみられ表皮は肥厚する．これはレチノイドの作用により suprabasal keratinocytes から HB-EGF（heparin-binding EGF-like growth factor）が分泌され paracrine により基底細胞の増殖が促進されることによる[1]．レチノイドを強力に投与することにより表皮のターンオーバーが速くなり激しい落屑がみられる（短期的には表皮の resurfacing 効果がある）とともに，表皮基底層周辺のメラニンの排出が促される．メラニン産生を抑えるハイドロキノンとの併用により相乗効果がみられ，表皮内色素沈着が改善される[2〜5]．メラノサイトに対しての

図1 代表的天然レチノイドの構造式
　　atRA：オールトランスレチノイン酸
　　13cRA：13 シスレチノイン酸
　　9cRA：9 シスレチノイン酸
　　Rol：オールトランスレチノール（ビタミン A）
　　Ral：オールトランスレチナール

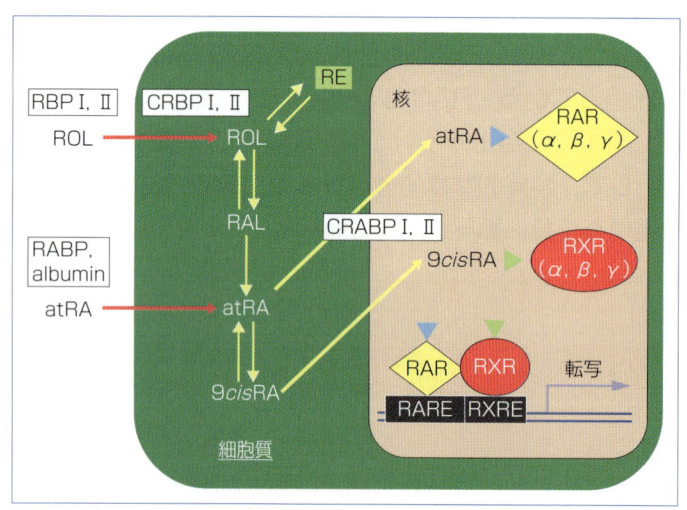

図2 レチノイドシグナルの伝達経路
　　レチノール（ROL），レチノイン酸（RA）はアルブミンやそれぞれの結合タンパクに結合した形で血液内に存在し，レチニールエステル（RE）の状態で保存される．細胞内で核内受容体（RAR，RXR）と結合してヘテロ二量体を形成して，認識エレメントに結合する．RAR，および RXR にはそれぞれ α，β，γ と3種類の subtype があり，皮膚においては RAR α，γ が発現しており，RAR γ が90%を占め，RXR では RXR α，β が発現しており，RXR α が大半を占めている．現在はビタミン A とは全く類似しない化学構造をもつ化合物でも，これら特異的な受容体と非常に高い結合親和性を示す合成化合物（合成レチノイド）を含めて，レチノイドと称されている．
　　atRA：オールトランスレチノイン酸，9cisRA：9 シスレチノイン酸，ROL：オールトランスレチノール（ビタミン A），RAL：オールトランスレチナール RE：レチニールエステル，RAR：レチノイン酸受容体，RXR：レチノイド X 受容体，RARE：レチノイン酸受容体認識配列，RXRE：レチノイド X 受容体認識配列，RBP：レチノール結合タンパク，RABP：レチノイン酸結合タンパク，CRBP：細胞内レチノール結合タンパク，CRABP：細胞内レチノイン酸結合タンパク

チロシナーゼ活性抑制，細胞毒性，メラニン産生抑制などの直接的効果は認められていない[6]．このHB-EGFmRNA誘導作用は受容体選択性の異なるレチノイドの種類により大きく異なっていたが[7]，レチノイド受容体ヘテロ二量体群の中でもRARγ-RXRαが仲介していることが明らかにされた[8]．トレチノインの外用により組織学的には2週間程度の短期間で，表皮の肥厚，劇的な表皮メラニンの減少が認められるが（図3），2ヵ月程度の長期間の治療でも真皮メラニンの減少はみられない[4]（図4）[5]．

他の作用としては，表皮角化細胞間や角質にヒアルロン酸などのムコ多糖類の沈着を促す．また，角質の剥離が促されることから二次的に薬剤浸透性が高まるとともに，角栓が取れることによりにきびへの治療効果がみられる（皮脂の分泌を抑制する効果も知られている）ため，米国では古くから尋常性ざ瘡の治療薬として承認されている．真皮においては線維芽細胞のコラーゲン産生促進，MMP

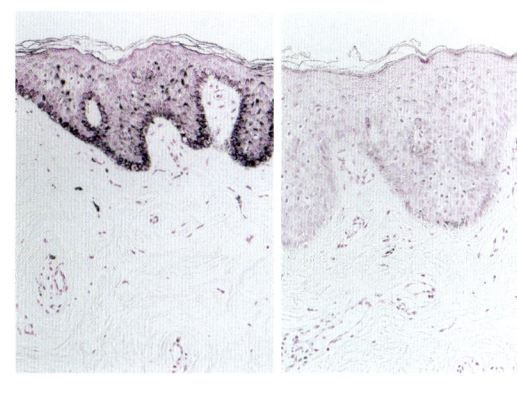

図3 レチノイン酸とハイドロキノンの漂白治療による皮膚組織変化
左が治療前，右が治療2週間後．わずか2週間で，表皮肥厚，表皮内メラニンの排出効果などが明らかである．トレチノインの一定以上のアグレッシブな投与がなければこのような劇的な変化はみられない．

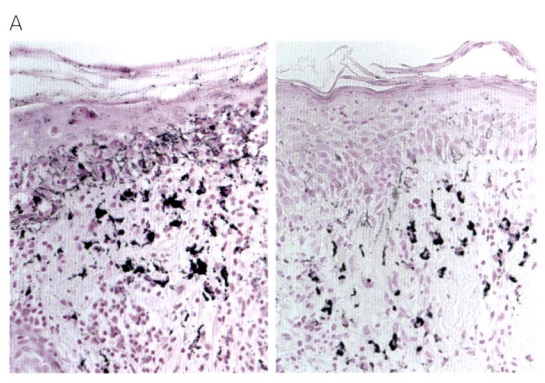

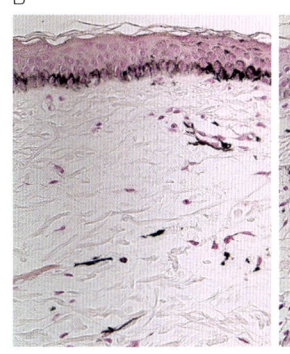

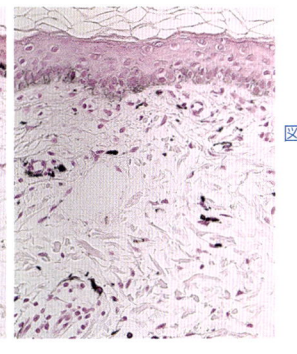

図4 レチノイン酸とハイドロキノンの漂白治療による色素沈着型接触性皮膚炎（A）および後天性真皮メラノサイトーシス（B）における皮膚組織変化
ともに左は治療前で，右は治療開始後8週．Aではmelanin incontinenceが，Bでは真皮浅層のメラノサイトーシスが認められる．ともに表皮内色素沈着は改善しているが，真皮内については変化が認められない．

表1 レチノイン酸の皮膚への主な作用

	作用	適応(臨床効果)
表皮	角質剥離 表皮の肥厚(ケラチノ増殖) 表皮ターンオーバー促進 間質内ムチン沈着(ヒアルロン酸など)	くすみ,尋常性ざ瘡,薬剤浸透性 創傷治癒促進 色素沈着,尋常性ざ瘡 きめ,小じわ
真皮	真皮乳頭層の血管新生 コラーゲン産生促進 皮脂腺機能抑制	創傷治癒促進 小じわ,皮膚の張りの改善 尋常性ざ瘡

表2 レチノイン酸 0.1%水性ゲル 1,000g の調合法

原材料	
トレチノイン(all-trans retinoic acid)	1.0g
カーボポール 940	10g
エマルゲン 408	20g
10% NaOH	6mL
パラベン	適量
精製水	ad. 1,000g

水性ゲル基剤は,らい潰機を用いて,パラベン加精製水(0.026%パラ安息香酸メチル,0.014%パラ安息香酸プロピル)970mL に撹拌しながらカーボポール 940 を少しずつ加えて均一に溶解し,10%水酸化ナトリウム水溶液を 6mL 加えてゲル化する.調整した水性ゲル基剤は冷蔵庫で一晩寝かせる.らい潰機に加温溶解したエマルゲン 408(20g)をとり,トレチノイン原末(シグマ社のものがよい)1.0g を加えて泥状にした後,あらかじめ調製した水性ゲル基剤を加え,よく練合する.充填機を用いて,チューブ容器に充填し,ラベルを貼る.

抑制などの作用で光老化による真皮菲薄化を抑制する効果がみられる[9].その作用機序には,紫外線により発現亢進する c-Jun によって引き起こされる procollagen 転写の抑制をトレチノインが妨げる,抗 AP-1 作用により MMP の発現を抑制する(光老化によって MMP-1,MMP-8 の発現が亢進する),また紫外線による TGF-β シグナルの抑制を防ぐ,などが指摘されている[10].さらに,真皮乳頭層における血管新生誘導がみられ,表皮角化細胞の増殖促進効果とともに,表皮,真皮レベル双方で皮膚の創傷治癒を促進する.これらをまとめると,表1のようになる.レチノイン酸をはじめとするレチノイド外用剤は,わが国ではまだ未承認であるため,自家調合もしくは個人輸入が必要となる.著者らが使用する自家調合レシピを表2に示す.

❸ 治療の実際

1. 適応疾患

レチノイン酸の適応は,しみ,きめや張りなど光老化症状,尋常性ざ瘡から,尋常性乾癬,ケロイド,日光性角化症などの治療まで,非常に幅広い.

■しみ

表皮内のメラニン色素沈着は,基底層のメラノサイトによりメラニンが産生,分配され,表皮ターンオーバーに伴う角質細胞の剥離によりメラニンが排泄され,

均衡が保たれている．すなわち，産生を増やす要因（炎症，紫外線など）やターンオーバーを遅くする要因（加齢やステロイドなど）により増強する（図5）．

　レチノイドを強力に投与することにより表皮のターンオーバーが速くなり激しい落屑がみられる（短期的には表皮のresurfacing効果がある）とともに，表皮基底層周辺のメラニンの排出が促される．メラニン産生を抑えるハイドロキノンとの併用により相乗効果がみられ，表皮内色素沈着が改善される[2〜5]．レチノイン酸の作用は表皮内メラニンの排出促進であり，真皮のメラノサイトーシス，メラノーシスには効果はない．また外用療法であるため過角化がみられるものには不適である．すなわち，治療前の診断が極めて重要であり，肝斑，炎症後色素沈着，雀卵斑などではレチノイン酸とハイドロキノンを使った漂白治療単独で治療が可能であるが，後天性真皮メラノサイトーシス（ADM），摩擦黒皮症，アトピー後色素沈着，色素沈着型接触性皮膚炎，真皮メラニンを伴う日光（性）黒子など表皮と真皮双方の色素沈着をもつ症状に対してはQスイッチレーザー療法との併用が必要となる[4,5]．太田母斑（伊藤母斑，蒙古斑）はQスイッチレーザー療法の適応となり，脂漏性角化症，過角化を伴う日光（性）黒子などの場合は外用療法は有効ではないため，それぞれ炭酸ガスレーザー，Qスイッチレーザーなどの処置を要する[5]．図6に対象疾患別の我々の治療プロトコールをまとめた．ADMなど表皮メラニンだけでなく，真皮にも色素沈着を伴う疾患に対しては表皮色素沈着を排出させる前療法として行い，紅斑が落ち着いた時点でQルビーレーザーなどの照射により真皮内色素沈着の治療を行うと効率よく治療が行えるとともに，レーザー照射後に炎症後色素沈着を起こしにくい[4,5]．

　レチノイン酸によるしみ治療では，我々は治療段階を漂白段階bleaching phaseと治癒段階healing phaseに分けている[2〜8]．bleaching phase（2〜8週間）ではレチノイン酸およびハイドロキノンを併用し，表皮メラニンの排出を促す．色素が消失あるいは十分に軽減した段階でhealing phase（4〜6週間）に移行し，炎症後色素沈着を起こさないように大事に皮膚炎を落ち着かせる．レチノイン酸のみ使用を中止しハイドロキノンのみを薄く広範囲に外用す

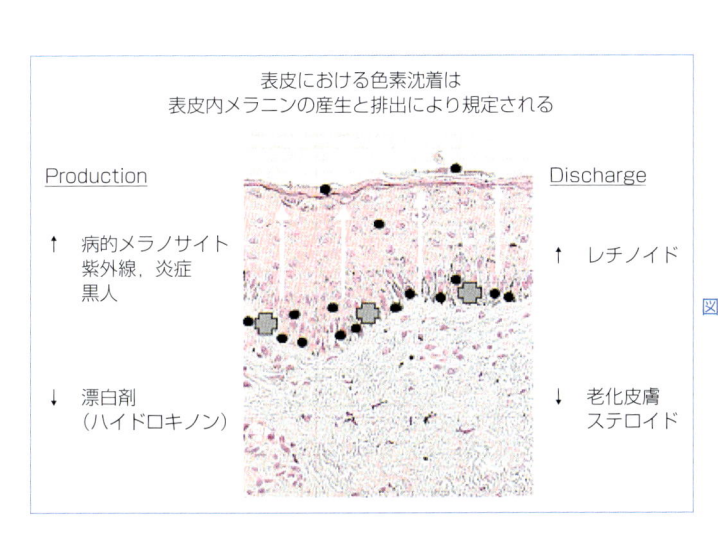

図5 表皮内メラニンの産生と排出に関わる因子
レチノイン酸・ハイドロキノン漂白療法では表皮内メラニンの産生を抑えて，排出を促すことにより，表皮ターンオーバーを経て，メラニンの少ない表皮に置換されることを目指す．

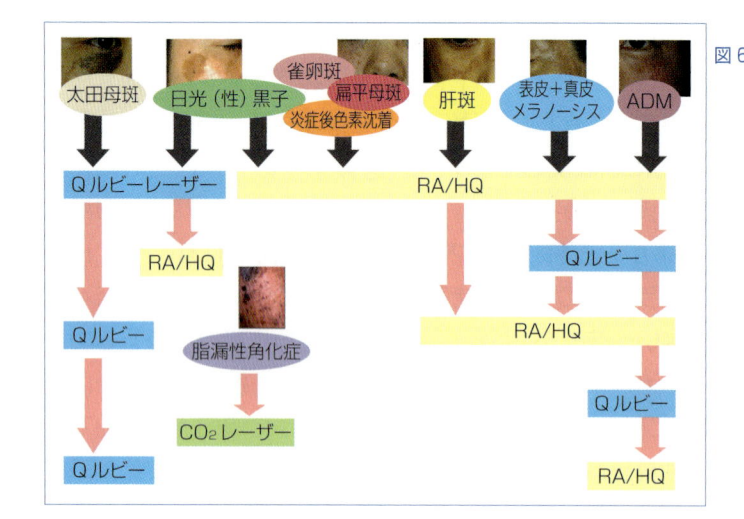

図6 著者らが行っている各種しみにおける治療アルゴリズム
角質が肥厚しているものにはまずレーザー治療を優先し，真皮内色素沈着をもつものに対してはレチノイン酸療法後にレーザー治療を行う．太田母斑ではADMと異なり，表皮内メラニンが少ないので，トレチノイン療法による前療法がなくても治療は可能である．真皮内がメラノーシス（メラノファージ）の場合はレーザー照射は1回でも効果が高く，メラノサイトーシスの場合は2〜3回程度のレーザー照射を必要とする．脂漏性角化症には炭酸ガスレーザーを用いる．

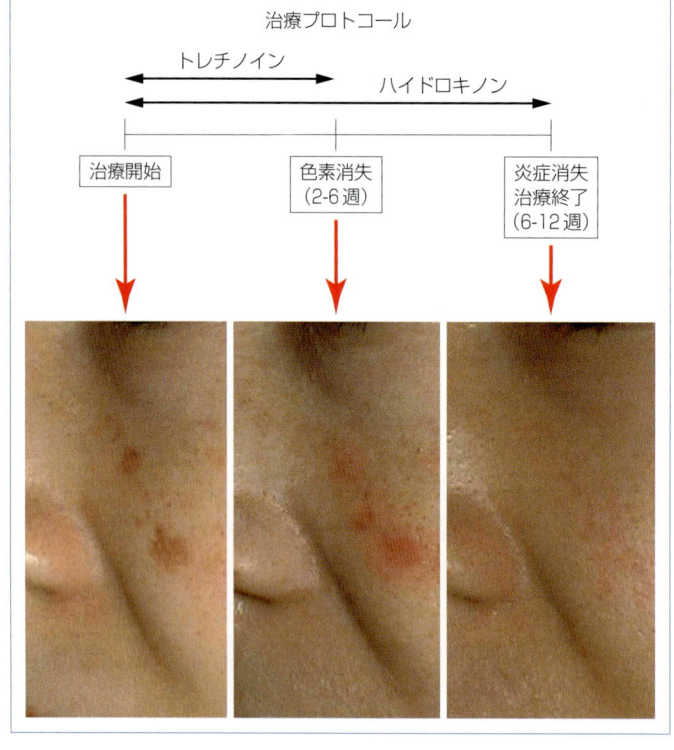

図7 しみに対するレチノイン酸・ハイドロキノン療法のプロトコール
前半はレチノイン酸とハイドロキノンを併用して漂白を行う．茶色い色素沈着が消失したら（最長8週間まで）レチノイン酸を中止し，後半はハイドロキノン単独で炎症をゆっくりさましていく．ステロイド外用は併用しない．必要があれば，4週間以上のインターバルをおいて同様に繰り返す．
症例は30代女性，左頰部の日光性（老人性）色素斑を主訴に来院（左：治療前）．0.1％レチノイン酸ゲルおよびハイドロキノンの1日2回外用を開始した．徐々に色素斑が消失し，4週後に色素沈着が消失した時点でレチノイン酸ゲルの外用を中止し，ハイドロキノンの外用のみとした（中：4週後）．徐々に紅斑が消失したためハイドロキノンの外用も中止とした（右：8週後）．

る．治療の標準的なプロトコールについて図7に示した．再度レチノイン酸外用を開始する場合は，中止後1〜2ヵ月経過すると耐性が減じており使用が可能である．

■ skin rejuvenation（小じわ，皮膚の張りの改善）

多くの患者ではしみを伴うことが多いため，始めにしみ治療を行ってから本治療を行うケースが多い．しみ治療では狭い範囲で強力な治療を必要とするが，若返り目的では広範囲にマイルドな投与を行う．海外では一般的な投与方法である．0.1％レチノイン酸ゲルの1〜2日1回程度で顔全体に使用させる．必要に応じ

て投与濃度，投与回数を増やしていく．短期使用ではresurfacingによりいわゆるくすみが取れる．また長期使用により表皮，真皮共に肥厚し皮膚の張りが出てくる．やはり耐性が獲得されるので，2ヵ月程度を1つの目安として治療を行い，2ヵ月以上の間隔を置いて反復治療を行う．

■尋常性ざ瘡

レチノイン酸は角栓を剥がし，毛孔からの内容物の排出を促すとともに，皮脂の分泌を抑制させる．眼周囲，口周囲を除いて広範囲にマイルドに使用する．0.1%レチノイン酸ゲルを1～2日1回程度から使用を開始させる．必要に応じて投与濃度，投与回数を増やしていく．AHAなどのピーリング剤は相乗効果が期待できるので併用も可能である．脂漏性皮膚炎が明らかな場合はまずステロイド外用を行いて皮膚炎を落ち着かせてから，レチノイン酸外用療法に移る．個人輸入を経て使用される内服レチノイド(isotretinoin：Accuatane®, Roaccutane®)は効果がさらに高いが，厳重な避妊が必要である．トレチノイン外用とともに，AHAローション，抗酸化剤ローション，抗アンドロゲン療法（スピロノラクトン内服治療）などの併用も効果的である．

■resurfacing等の前処置

TCA，レーザー，アブレージョンなどのdeep resurfacingの前処置としてレチノイン酸の外用を3～7日程度使用しておくと表皮および真皮の創傷治癒が促進されており，施術後の上皮化が早くなる．施術予定部分に施術前の数日間マイルドに投与する．

■ケロイド

ケロイドに投与することにより，瘙痒感，疼痛の改善が期待できる．ケロイドの周辺部，移行部を中心にマイルドに投与する．通常は2～4週間程度で症状の改善が認められることが多い．機序は不明であるが，ケロイドにおいて亢進しているMMPの活性をレチノイドが抑えることが1つのメカニズムと思われる[11]．中心部にはステロイドの局注を，周辺部にはレチノイドの外用を行うと効果的な治療が可能となる．

2．治療のポイント

■投与量，投与法

しみ治療目的には狭い範囲にアグレッシブに，にきび，小じわ治療の目的には広い範囲にマイルドに投与する．ある程度以上投与しないと表皮内メラニンの排出の効率は上がらないが，個人差もあるので適切な投与量の判断には皮膚炎の症状・程度で判断する．投与量に関わる因子は，基剤，濃度，使用回数である．使用"量"は増やしても投与範囲が広範囲になるだけである．既述のとおり，基剤

により投与量が大きく変わるので注意を要する．また，レチノイン酸は光，熱による薬剤安定性が悪く，保存・保管方法に注意を要する．

■耐性の獲得

皮膚にレチノイン酸の外用を続けると当初みられた落屑，紅斑を伴う皮膚炎は徐々に寛解する．これは内服も含めてレチノイド投与において一般的にみられる，耐性の獲得である．レチノイン酸外用剤の濃度をいくら上げても同じことが起こる．副作用がなくなって使いやすくなったようにみえるが，実際にはレチノイド特有のシグナル伝達自体が抑えられている．耐性獲得の原理は明らかにされていないが，レチノイドによって直接 upregulate される CRABPⅡ（cellular retinoic acid binding protein Ⅱ）が細胞質内で遊離のレチノイン酸を捕捉し核内への移行を妨げていることがレチノイドシグナルに共通する negative feedback 機構として働いている可能性があげられる．レチノイン酸を2，3ヵ月間継続使用した場合は使用をいったん中止させ，1ヵ月以上の休薬期間をおいて再開すれば，耐性が減じており再び高い薬理効果を期待できる．

■副作用

a）皮膚炎

レチノイン酸による皮膚炎は治療の遂行上，避けることはできない．かといって，皮膚炎を全く避けるようにすればしみ治療は不可能である．そのためしみ治療においてはレチノイン酸の投与範囲を色素沈着の部位に限定するためにベビー綿棒を使用するとともに，肝斑など広範囲の色素沈着においても色素沈着の強い部分にのみベビー綿棒で点状に塗布し，余剰量は拭い取る．使用量が多いと，薬剤が周囲の正常皮膚に広がるので，できるだけ少量薄く使用し，投与量を増やしたい場合は，投与濃度や使用回数を増やす．ステロイドはレチノイドによる皮膚炎を改善するが，同時にレチノイドがもたらす表皮ターンオーバーの亢進や表皮角化細胞の増殖を抑えてしまう．したがって，不測の症状が出た場合を除き，同時には使用しないことが望ましい．

b）炎症後色素沈着の予防

皮膚炎が生じれば，それによる炎症後色素沈着を予防する必要がある．そのために，ハイドロキノンを紅斑部位を含めて広範囲に外用すること，またレチノイン酸を中止後も紅斑がなくなるまでハイドロキノンを使用し続けることが鍵となる．

c）催奇形性

レチノイン酸外用による催奇性については，外用剤が吸収され血中に入る量を投与量，吸収率などから考慮すると内服治療に比べて極めて低い（数千分の一）．しかし，妊娠可能な女性にはレチノイン酸使用中の避妊を指導するのが望ましい．

4 今後の課題

　レチノイン酸には，薬剤の安定性の問題，未承認であるゆえの薬剤供給の問題に加えて，治療プロセスにおいては避けられない副作用である皮膚炎の問題が存在する．本治療が普及し安全に治療が行われるためには，細かいノウハウが実際に使用する患者にも周知されることが必要である．今後はこうした問題点を解決できるような合成レチノイド，ナノ製剤[12]などをはじめとする新規製剤の開発が待たれるところである．

---

1) Xiao JH, Feng X, Di W, et al.：Identification of heparin-binding EGF-like growth factor as a target in intercellular regulation of epidermal basal cell growth by suprabasal retinoic acid receptors. EMBO J, 18：1539-1548, 1999.
2) Yoshimura K, Harii K, Aoyama T, et al.：Experience with a strong bleaching treatment for skin hyperpigmentation in Orientals. Plast Reconstr Surg, 105：1097-1108, 2000.
3) Yoshimura K, Momosawa A, Aiba E, et al.：Clinical trial of bleaching treatment with 10% all-trans retinol gel. Dermatol Surg, 29：155-160, 2003.
4) Yoshimura K, Sato K, Aiba-Kojima E, et al.：Repeated treatment protocols for melasma and acquired dermal melanocytosis. Dermatol Surg, 32：365-371, 2006.
5) Kurita M, Kato H, Yoshimura K：A therapeutic strategy based on histological assessment of hyperpigmented skin lesions in Asians. J Plast Reconstr Aesthet Surg (2008), doi：10. 1016/j. bjps. 2007. 10. 079
6) Yoshimura K, Tsukamoto K, Okazaki M, et al.：Effects of all-trans retinoic acid on melanogenesis in pigmented skin equivalents and monolayer culture of melanocytes J Dermatol Res, 27 (S1)：68-75, 2001.
7) Yoshimura K, Uchida G, Okazaki M, et al.：Differential expression of heparin-binding EGF-like growth factor (HB-EGF) mRNA in normal human keratinocytes induced by a variety of natural and synthetic retinoids. Exp Dermatol, 12 (S2)：28-34, 2003.
8) Chapellier B, Mark M, Messaddeq N, et al.：Physiological and retinoid-induced proliferations of epidermis basal keratinocytes are differently controlled. EMBO J, 21：3402-3413, 2002.
9) Fisher GJ, Voorhees JJ：Molecular mechanism of retinoid actions in skin. FASEB J, 10：1002-1013, 1996.
10) Fisher GJ, Datta S, Wang Z, et al.：c-Jun-dependent inhibition of cutaneous procollagen transcription following ultraviolet irradiation is reversed by all-trans retinoic acid. J Clin Invest, 106：663-670, 2000.
11) Uchida G, Yoshimura K, Kitano Y, et al.：Tretinoin reverses upregulation of matrix metalloproteinase-13 in human keloid-derived fibroblasts. Exp Dermatol, 12 (S2)：35-42, 2003.
12) Sato K, Matsumoto D, Iizuka F, et al.：A clinical trial of topical bleaching treatment with nanoscale tretinoin particles and hydroquinone for hyperpigmented skin lesions. Dermatol Surg, 33：937-944, 2007.

これだけは知っておく —基礎編—

機器診断 —正確な測定・評価法

菊地克子（東北大学皮膚科）

❶ はじめに

　ケミカルピーリングの適応となる疾患はざ瘡やざ瘡瘢痕，日光（性）黒子（老人性色素斑），肝斑，雀卵斑などの色素性疾患，小じわなどである．機器などの客観的な方法を用いて，それらの症状を正確に定量的に評価することは，被施術者（患者）と施術者（医師）間のインフォームド・コンセント獲得のためや，ケミカルピーリングの治療効果の判定のために重要である．これらの機器診断はいずれも非侵襲的で，皮膚に痕を残すこともなく，痛みなどもなく，何度でも施行できるのが原則である．

❷ 画像で診断する

1．マクロ画像

　高画質カメラあるいは高画素数のデジタルカメラによる被験部位の撮影を同一姿勢，照明などを一定条件で行う．デジタル画像であれば画像処理や画像解析などのコンピュータ処理も可能である．色素斑や紅斑など色の評価のためには，カラースケール（CASMATCH キャスマッチなど）を入れて撮影すると色補正に役立つ．だが，経時的観察しかも画像処理に耐えうる標準化された画像を撮影するのは容易ではない．VISIA（米国 Canfield 社），ロボスキンアナライザー（インフォワード社）など，顔面の撮影に特化した画像撮影装置で画像解析機能を備えたものが市販されているので，資金的に導入可能であれば有用である．その際には，解析装置のいう「しみの数」「毛穴の数」「しわの数」などがどのような計算法により導かれたものかを考え，鵜呑みにしない姿勢が必要である．

2．ミクロ画像

　高倍率のマイクロスコープで皮表を拡大すると，皮溝皮丘のパターン（いわゆるキメ）や毛穴など皮膚の表面形態の観察が容易になる．偏光フィルタなどで皮表の光の反射を抑えると，ダーモスコピーのように，色素斑や血管拡張など，皮内の観察および鱗屑の付着像などの観察に適する．
　いわゆるキメの評価など皮表形態の解析は，*vivo* の画像を解析する方法と皮

表からレプリカを採取して，それを解析する方法がある．皮膚表面形態の評価対象は，キメの状態（皮溝の深さ，方向，皮野の面積など），しわの状態（長さ，方向，深さ，数），毛穴の状態（面積，数）など多様であり，また画像解析は機器あるいは施設独自の方法が用いられており，まだ標準化されたものはない．鱗屑の付着状態については，D-SQUAME®など粘着テープで剝離した角層を画像処理し，解析する方法もある．

❸ 皮膚生理指標などを計測機器で診断する

1. 角層のバリア機能と水分保持機能について

皮膚の重要な機能の1つとしてバリア機能と水分保持機能があり，それらを担うのが角層である．両機能は混同されがちであるが異なる機能である．ただし互いに影響し合う．バリア機能とは，体内の水分の喪失を防ぎ外界から生体に有害物が侵入しないよう障壁として働く機能である．セラミド・脂肪酸・コレステロールなどからなる角層細胞間脂質の状態が最も重要とされるが角化外膜の成熟度やタイトジャンクションの関与もあるとされる．水分保持機能に重要とされるのが角層内に存在する天然保湿因子（natural moisturizing factor：NMF）であり，それらがケラチンなどの構造タンパクの周囲に水分を保持する機能をもつ．セラミドなどの角層細胞間脂質は直接水を保持する作用は少なく，むしろ水を喪失しないようバリアとして機能し，間接的に水分保持に働くという意味が強い．

2. 角層水分量・角層水分保持能の測定

■角層水分量の測定

角層は，下は水分で満たされた表皮細胞に接し上は乾燥した外界に接しているために，角層中の水分は下層では多く上層では少ないという勾配を有しているので，角層水分量を論じるときはこの点に留意する必要がある．また角層水分含有量は湿度など外界の条件によっても変動する．

角層内の水分量を測定する方法には，通電性を利用して伝導度や電気容量を測定し間接的に評価する方法と，水分子などを直接に測定する方法があるが，前者の通電性を利用した方法が測定器（後述）も入手しやすく一般的である．皮膚の水分を直接測定する方法には，全反射吸収-FTIR法，近赤外分光法，磁気共鳴断層撮影法，TDR法，OTTER法などがあるが，いずれも大型で高額な機器を要する．

■測定機器とその適用

皮表においた2点間に電圧をかけ電流を流した時の抵抗値を測定する．抵抗が少なく電流が流れやすいことは水分含有量の増大を意味する．Skicon（アイ・

ビイ・エス(株),浜松市)はTagamiらが報告した3.5 MHzの高周波電流を通電し伝導度(コンダクタンス)を測定する方法を用いる[1]．現在のSkicon 200EXは電極の形状が改良され通電性が向上している．Corneometer CM825 (Courage-Khazaka electronic GmbH, ドイツ)は平均1MHzの周波数の電流を通電し電気容量(キャパシタンス)を測定するものである．Skiconの通電が皮表・角層でその部の水分量を反映するのに対し，Corneometerはより深部を通電し，角層ならびに表皮living layerの水分量を反映する．また，Corneometerは比較的乾燥した皮膚の測定に向き，測定値のばらつきが少なく安定したデータが得られる反面，Skiconに比べやや敏感さに欠ける[2]．欧米の論文ではSkiconよりCorneometerを使用しているものが多いが，SkiconはCorneometerよりも角層水分量の上昇に敏感であり，保湿外用剤やケミカルピーリング治療前後の評価により適すると思われる．

■正確な測定のためのアドバイス

通電性を利用した水分の評価方法は，間接的方法であり絶対的な水分量を測定しているのではないことに留意する．測定に接触型の電極を用いるため，プローブを皮膚に押し当てる圧を一定にする必要がある一方，電極と皮膚との間に軟膏など電気の不良導体が介在すると正確に測定できない可能性がある．また毛や鱗屑で皮表がでこぼこしている場合，皮表とプローブの接触が不良となり実際の角層水分を反映しないこともある．

角層水分量は環境の湿度により変動し発汗は正確な測定を妨げるので，測定環境は，発汗の起こらない一定の条件(室温21〜22℃程度，相対湿度45〜55%程度)にする．恒温恒湿室がなければ室温湿度条件を一定に保つことは困難であるので，そのような場合は部屋の空調機でできるだけ至適条件に近づけたうえで，測定者(いつも同じであることが望ましい)の健常前腕屈側皮膚を測定するなど，適切な対照をおくとよい．測定前に15分程度の馴化時間が必要である．測定部位を露出させ，被験者を安静に休ませる．測定前に発汗を促す食事や運動は控える．顔面の特に額や手掌足蹠は精神的発汗があるので注意する．

■生体角層水負荷試験

生体角層水負荷試験は，角層が水分を吸収する能力(吸水能)と，角層中の水分を保持する能力(水保持能)を短時間に解析するため考案された試験法である[3]．SkiconやCorneometerなど通電性を利用した方法で，測定部の伝導度や電気容量を測定後，皮表に水を10秒間置いた後，すばやく拭き取って再測定し，その後30秒間隔で2分後まで測定する．水を拭き取った直後の値から測定部皮膚の吸水能を評価し，2分後までの水分放出曲線から水保持能を定量的に評価する．正常皮膚では2分後にほぼ前値に復するかやや高値であるのに対し，病的な鱗屑をもつ皮膚では水分吸収量も少なく吸収した水分も短時間で放出してしまう．

3. バリア機能の測定

バリア機能の計測には，体内からわずかに蒸発する水分である経表皮水分喪失量（transepidermal water loss：TEWL）[4]を測定して代表とするのが一般化している．

■測定機器とその適用

TEWL を測定する機器には，古くは閉鎖型の大型機器であったが，近年は機器が小型化し，プローブ部分が開放型のものと閉鎖型のものがある．解放型プローブをもつ機器には，Evaporimeter EP-2（ServoMed，スウェーデン），Tewameter（Courage-Khazaka electronic GmbH，ドイツ）[5]，DermaLab TEWL Module（Cortex Technology，デンマーク）[6,7]，密閉型プローブをもつ機器には H4300 型水分蒸発量測定器（日機装サーモ（株），東京）[8]，VapoMeter（Delfin Technologies Ltd.，フィンランド）などがある．開放型プローブには，異なる高さに湿度センサーが 2 つ付いており，プローブを皮表に置くと，体内から蒸発する水分によりセンサー間に水分の濃度勾配が生じ蒸発量を測定する．したがって測定部の皮膚面は水平である必要がある．皮表にプローブを当てた後から測定値は次第に上昇し，極度にバリアの傷害された皮膚でないかぎり 30〜40 秒後に安定してくるが測定中は絶えず変動する．Tewameter や DermaLab は一定時間後に標準偏差が最小となる値を抽出したり，一定時間内に変動する TEWL の平均値を計算できるようになっている．密閉型では，プローブ内の空気の湿度が蒸発してきた水分により上昇する速度変化により TEWL を測定する．閉鎖式機器に比べやや鈍感であるが，測定時間が短く息や風による影響を受けないという利点がある．また価格が比較的安いので購入しやすく一般の病院などで日常診療にも取り入れやすい．

■正確な測定のためのアドバイス

皮膚温が上昇するほど TEWL も増加することが知られている[9]．角層水分量測定の項に記載したように，測定は発汗の起こらない一定の室温湿度条件下で 15 分以上の馴化後に施行する．汗だけでなく水分を含んだ外用剤が測定部に付着していると，TEWL とともに蒸発して測定値に影響する．開放型プローブによる測定器の場合，風が起こらないようにし測定部皮膚を地面と水平にした状態で測定する．

4. 皮表脂質量の測定

皮脂は皮表を覆うことにより角層水分含有量に影響を与えうる．女性の場合，40 歳代以降急激に皮表脂質量が減少する．

■測定機器とその適用

　油分計 Sebumeter（Courage-Khazaka electronic GmbH，ドイツ）は簡易に皮表脂質量を測定する機器である．脂を吸収すると透明になる特殊なプラスチックテープを皮表に 30 秒間当てた後，その透明度を測定して皮表脂質量とする．いうまでもなく，洗顔直後と数時間経過した皮膚では皮表の脂質量は異なるので，洗顔から測定までの時間条件は一定にすべきである．脱脂後に，脂を吸収すると透明度が増す特殊紙（Sebutape；CuDerm Corporation，アメリカ）などを皮表に一定時間貼り，透明な部分を画像解析などで定量化するほうがより正確である．

5. 皮膚色の測定

　顔面の皮膚色は加齢に伴い，日本人などアジア人の場合，黄色ないし褐色に傾いてくる．また，日光（性）黒子や肝斑などの色素斑ができ，色調が不均一になってくる．皮膚色は，主にメラニンの存在部位ならびにその量および血流量により決まり，さらに角層の光の散乱によって変化するが，カロテンの沈着や真皮基質の加齢変化なども影響することがある．

■測定機器とその適応

　皮膚色を CIE（国際照明委員会）で定められた色空間である XYZ や $L^*a^*b^*$ 表色系で表現するための測定装置と，ヘモグロビンとメラニン量について評価する，紅斑・メラニンインデックスメーターがある．

　XYZ や $L^*a^*b^*$ を測定する機器には，反射分光光度計（分光側色計）や色彩色差計（クロマメーター）がある．前者は後者では得られない情報が得られるが高価であり，皮膚科学や香粧品科学の分野では後者のクロマメーター CR300（コニカミノルタ）が汎用され，$L^*a^*b^*$ の測定が一般的である．L^* は明度，a^* は赤—緑方向の色度，b^* は黄—青方向の色度を表現する．皮膚色にこれらを当てはめるとき，L^* が色素の多寡，a^* が紅斑量として単純に論じることには注意を要する．血流量の変化やメラニン量の変化はそれぞれ L^* と a^* のベクトル軸の和で表現され，互いに影響し合うからである．

　紅斑・メラニンインデックスメーターでは Dermospectorometer（Cortex technology，デンマーク），Mexameter（Courage-Khazaka electronic GmbH，ドイツ）がわが国で市販されている．特定波長の光を照射したときの吸光度を計算し，Hb 量やメラニン量に関係するインデックスを計算する．紅斑指数は Hb の吸収ピークである 568 nm と Hb の吸収がほぼなくなる 655～660 nm の吸光度の差で計算され，メラニン指数は 655～660 nm の吸光度をもとに計算される．色黒の皮膚の場合，紅斑指数の計算時にメラニン量の影響を受けやすい．

　先に述べたマクロ画像が標準化された高画質のものであれば，画像処理により

興味のある抽出部分の色情報（L*a*b*値など）を求めることもできる．

■正確な測定のためのアドバイス

機器による測定範囲は直径1cm くらいまでの小範囲の皮膚であるので，経時的観察であれば，常に同じ部位を測定できるように位置の正確な把握が必要である．色素斑の経過観察であれば，近傍健常皮膚など適当な対照部位を同時に測定することが必要である．また，皮膚色はその血流量の変化により日内変動があるので，測定時刻も揃えたほうがよい．

6．皮膚粘弾性の測定

皮膚は角層，表皮，真皮，そして皮下組織と異なる粘弾性をもつ組織から構成されている．表皮，角層の状態は，皮表をなでるよう触れた時の皮膚の柔らかさを反映し，皮膚の上から手を押し当てるように触れた場合に感じる皮膚の柔らかさや弾力感は，真皮などより深い組織の影響を受ける．

■測定機器とその適用

吸引して皮膚の伸展度を測定する Cutometer（Courage-Khazaka electronic GmbH，ドイツ）が汎用されている．プローブの円形の吸引部分は，直径が2，4，6，8mm のものがあり，径が小さいものほど皮膚のより上層の物性を反映する．プローブを皮膚に当てると吸引口に陰圧がかかり，皮膚が引っ張り上げられる．皮表の高さを光センサーにより測定し皮膚の伸展性を評価する．さらに陰圧を解除したとき皮表の位置が元の位置と比べてどの程度戻るかを測定し，その割合を elasticity としている．

皮膚触覚センサー（Venustron，AXIOM 社，郡山市）は，物質の固有周波数に注目して皮膚の硬さを測定する．固有の周波数で振動しているプローブ先端が別の固有振動数をもつ皮膚に触れたとき，プローブと皮膚の2つの共振振動数に変わるので，その周波数変化を測定する．また，この機器は圧力センサーと定位センサーがあり，プローブを皮膚に押し込んだときの圧の変化により皮膚の硬さを評価する．周波数変化は皮膚の表面の硬さを反映し，圧の変化はより深部の硬さを反映する．

7．健常日本人女性の測定例

20歳代から80歳代の健常日本人女性（仙台市ならびに仙台市近郊在住）の皮膚生理指標などの皮膚計測を，夏期と冬期に施行した結果を供覧する．顔面頬部および前腕屈側部皮膚の TEWL を Evaporimeter で，高周波伝導度（コンダクタンス）を Skicon 200 で計測した．皮表脂質量は Sebumeter を用いて，皮膚色はクロマメーターを用いて，顔面頬部でのみ計測した．被験者は朝に洗浄

剤を使用せずに洗顔し，その後何も顔面皮膚に塗布せず午後に来院した．室温 21 ± 0.5℃，相対湿度 50 ± 3%に保った恒温恒湿測定室で 15 分間の馴化後測定を施行した．

　コンダクタンスの結果を図 1 に，TEWL の結果を図 2 に，皮表脂質量の結果を図 3 に，L*a*b*表色系で皮膚色を測定した結果を図 4 に示す．角層水分量指標であるコンダクタンスは，頬部皮膚では前腕屈側皮膚と比べて高値である．頬部皮膚のコンダクタンス値は個体差が大きい．TEWL 値は，頬部で前腕屈側部と比べて高値であり，顔面の TEWL 値は顔面以外の体の部位で軽度の炎症のある皮膚での測定値に相当する．冬期の TEWL 値は夏期のそれと比べて高値であり冬期にバリア機能が低下することがわかる．また，加齢に伴い頬部の TEWL 値は低下する．高齢者では若年者よりも水をはじめとする物質の透過性は低下し，皮膚バリア能がよくなるといえる．頬部皮膚での皮表脂質量は加齢により減少し，特に 40 歳代から急速に減少する．頬部の皮膚色の計測結果では，加齢に伴い L*値が低下し，b*値が増加し皮膚の黄色みが増すという結果であった．季節変化として，夏期と比べ冬期に a*値と b*値が増加しており，それぞれ血流の増加，メラニンの増加を示唆している．

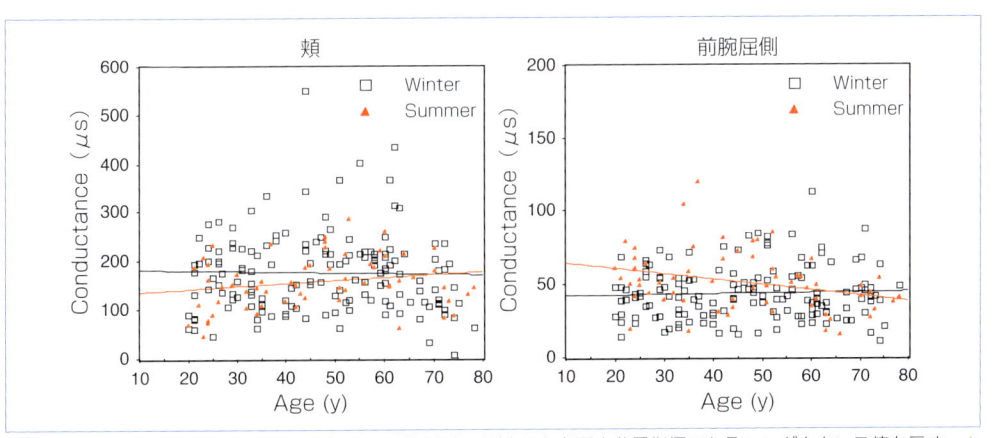

図 1 健常日本人女性の頬部皮膚および前腕屈側部皮膚で測定した角層水分量指標であるコンダクタンス値を示す．▲は夏期，□は冬期の測定値である．

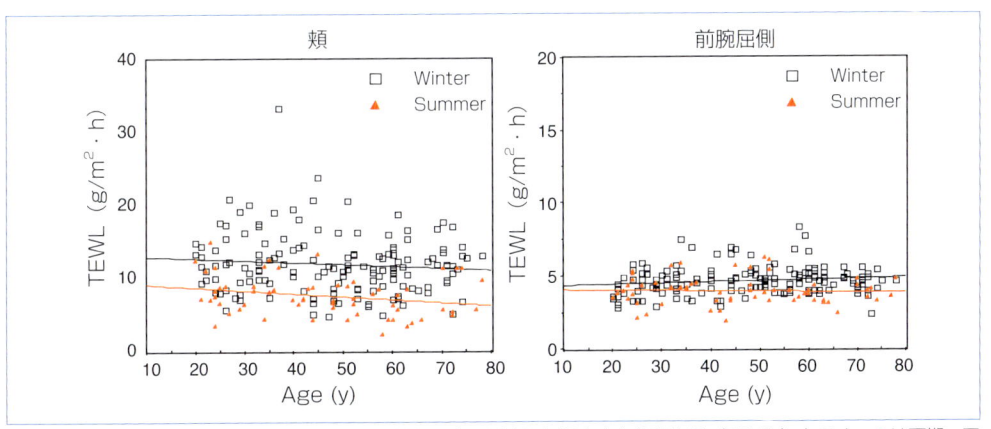

図 2 健常日本人女性の頬部皮膚および前腕屈側部皮膚で測定した経表皮水分喪失量（TEWL）を示す．▲は夏期，□は冬期の測定値である．

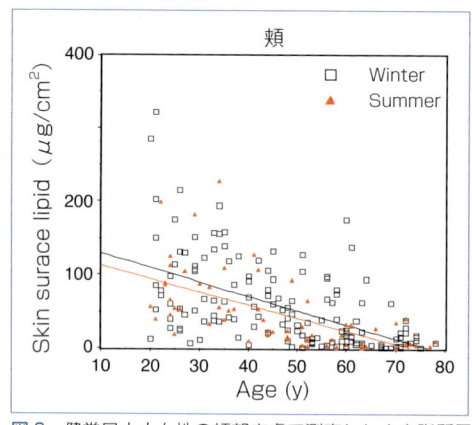

図3 健常日本人女性の頬部皮膚で測定した皮表脂質量を示す．▲は夏期，□は冬期の測定値である．

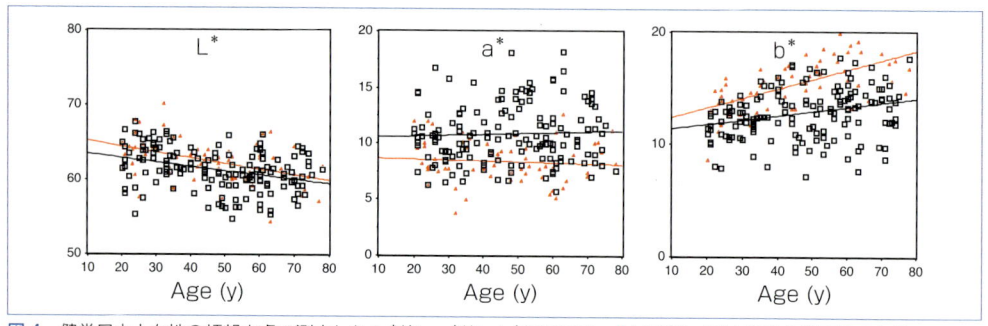

図4 健常日本人女性の頬部皮膚で測定したL*値，a*値，b*値を示す．▲は夏期，□は冬期の測定値である．

4 おわりに

　皮膚の画像診断および機器診断について概説した．計測機器に関しての詳細はHandbook of non-invasive methods and the skin[10]などの成書を参考にしていただきたい．官能評価に偏りがちな美容皮膚科の分野で，このような機器を用いた診断が客観的評価の一助になれば幸いである．

---

1) Tagami H, Ohi M, Iwatsuki K : Evaluation of the skin surface hydration in vivo by electrical measurement. J Invest Dermatol, 75 : 500-507, 1980.
2) Hashimoto-Kumasaka K, Takahashi K, Tagami H : Electrical measurement of the water content of the stratum corneum in vivo and in vitro under various conditions : comparison between skin surface hygrometer and corneometer in evaluation of the skin surface hydration state. Acta Derm Venereol, 73 : 335-339, 1993.
3) Tagami H, Kanamaru Y, Inoue K, et al. : Water sorption-desorption test of the skin in vivo for functional assessment of the stratum corneum. J Invest Dermatol, 78 : 425-428, 1982.
4) Nilsson GE : Measurement of water exchange through skin. Med Biol Eng Comput, 15 : 209-218, 1977.
5) Barel AO, Clarys P : Study of the stratum corneum barrier function by transepidermal water loss measurements : comparison between two commercial instruments : Evaporimeter and Tewameter. Skin Pharmacol, 8 : 186-195, 1995.
6) Grove G, Gove M, Zerweck C, et al. : Computerized evaporimetry using the DermaLab® TEWL probe. Skin Res Technol, 5 : 9-13, 1999.
7) Grove G, Gove M, Zerweck C, et al. : Comparative metrology of the Evaporimeter and DermaLab® TEWL probe. Skin Res Technol, 5 : 1-8, 1999.
8) Tagami H, Kobayashi H, Kikuchi K : A portable device using a closed chamber system for measuring transepidermal water loss : comparison with the conventional method. Skin Res Technol, 8 : 7-12, 2002.
9) Mathias CG, Wilson DM, Maibach HI : Transepidermal water loss as a function of skin surface temperature. J Invest Dermatol, 77 : 219-220, 1981.
10) Serup J, Jemec GBE (eds) : Handbook of Non-invasive Methods and the Skin. CRC Press, Boca Raton, 1995.

これだけは知っておく —基礎編—
ケミカルピーリングの光老化における安全性に対する検証

船坂陽子（神戸大学皮膚科）

1 はじめに

　高齢化社会を迎えアンチエイジング，すなわち老化や光老化を予防し，改善することを目的とした治療が盛んにとりいれられるようになっている．他項で述べられているように，ケミカルピーリングは小じわや日光（性）黒子などの光老化による諸症状を改善することができる．長期間光老化の治療として用いた場合の安全性についての検討が必要である．この内最も重要な点は，皮膚癌発症に関与しないのか，ということであろう．そこで，光老化皮膚に対してケミカルピーリングを長期間施行した場合の安全性についてのエビデンスが求められる．これらの観点から検討された既報告の論文につきまとめて概説する．

2 ピーリングによる皮膚反応，特に紫外線との関連

1. ピーリング治療中は紫外線に対する感受性が高くなる

■ヒト（グリコール酸）[1]

　Kaidbey らは 29 名の白人の背中に 10％グリコール酸（pH3.5）含有クリーム（クリーム基剤などには紫外線吸収能がほとんどないものを選択）を 2mg/cm^2 の条件で 5×10cm の部位 1 ヵ所に 1 日 1 回外用を連日 6 日，4 週間続けた．またプラセボとして 10％グリコール酸不含クリーム（phosphoric acid にて pH を 3.5 に調整）を同様に外用した．これは二重盲検でランダムにわりつけられている．4 週外用後およびさらに 1 週後に MED を測定し，1.5MED 照射によるサンバーンセルの形成について各外用部位 2 ヵ所と外用していない部位において検討した．また，同様の 4 週間の外用処置 15 分後に，外用しなかった背中で測定した MED の 1.5 倍，すなわち 1.5MED の紫外線を上記外用処理部に照射し，20 時間後のシクロブタン型ピリミジン二量体（cyclobutane pyrimidine dimmer：CPD）の形成について検討した．結果，10％グリコール酸 4 週外用部ではプラセボ外用部との比較で MED が 18％減少したが，外用終了 1 週後にはこの減少は回復している．また，サンバーンセルの数も 4 週間の外用処置終了 15 分後に照射した場合には，プラセボ外用部との比較で 1.9 倍に増加したが，外用終了 1 週後ではグリコール酸塗布群とプラセボ塗布群との間で差

が見られていない．CPD においてもグリコール酸外用直後の 1.5MED 照射にてプラセボとの比較で 8％の増加がみられている．したがって，グリコール酸処理直後の皮膚ではサンバーンセルがより多く発現しやすく，MED が低下しやすく，また CPD も生じやすくなることが示され，これは 1 週間で回復することが示されている．以上より，グリコール酸を使用している間は紫外線に対する感受性が高くなるので，遮光が必要であることの重要性が示された．

■モルモット（グリコール酸）[2]

UVB 照射直後に 10％および 30％濃度のグリコール酸を外用することを 14 日連続して施行したところ，UVB による紅斑や浮腫反応の増強がみられた．なお，グリコール酸の UVB による炎症反応の増強には PGE_2 の産生増加や COX-2 の発現増強を伴うものではなかった．

2．ピーリング剤の外用は紫外線の感受性を高めない

■マウス（グリコール酸，サリチル酸）[3]

グリコール酸（10％，pH3.5）およびサリチル酸（4％，pH3.5）含有クリームを紫外線照射 4 時間前に外用し，紫外線を照射することを 1 週間につき 5 日，6 週間続けても，特に紫外線による浮腫反応が増強することはなかったことがヘアレスマウスを用いた系で示されている．

3．ピーリング剤の外用は紫外線発癌を抑制する

■マウス（グリコール酸）[4]

紫外線（UVA＋B）を週 5 日，22 週照射し，照射直後にグリコール酸クリーム（pH3.0，基剤はポリエチレングリコール 400 と 8000 の混合）を週 2 回外用し，皮膚腫瘍形成に対するグリコール酸の効果を検討したところ，腫瘍発生率の低下，腫瘍数の低下，腫瘍増大の抑制，腫瘍発現時期の延長がみられたと Hong らは報告した．また，その際に紫外線による細胞周期制御蛋白である proliferating cell nuclear antigen（PCNA），cyclin D1，cyclin E，cyclin-dependent kinase 2（cdk2）および cdk4 の発現低下，p38 キナーゼ，jun N-terminal kinase（JNK），mitogen-activated protein kinase（MEK）の発現低下，さらに transcription factors activator protein 1（AP-1）および nuclear factor κB（NF-κB）の活性が低下していることが示された．

■マウス（サリチル酸 PEG）[5]

UVB をヘアレスマウスに週 3 日，14 週間反復照射し終えた後に 30％サリチル酸 PEG を外用することを 2 週間に 1 回，18 週間続けたところ，外用マウスでは腫瘍数が減少，腫瘍の発現時期の延長がみられ，腫瘍抑制に働くことが示さ

れた．なお，この検討では脾臓における T, B リンパ球，NK 細胞の分画，インターフェロンγの産生に変動はみられなかった．

■マウス（TCA）[6]

UVB をヘアレスマウスに週 3 日，14 週間反復照射し終えた後に右背部に 35％ TCA を塗布することを 4 週間に 1 回，18 週間施行したところ，TCA により生じた瘢痕部に一致して腫瘍形成が集中して生じたが，全体としては腫瘍形成数の低下がみられた．

■ヒト培養細胞（グリコール酸）[7]

ヒト培養不死化ケラチノサイトの細胞株 HaCaT（p53 の紫外線感受性変異を有する）を用いた検討で，UVB による細胞毒性，アポトーシス誘導をグリコール酸は抑制し，c-fos mRNA の発現を抑制して AP-1 の活性化を抑制，p53，p21 の mRNA 発現誘導を抑制することが示されている．

❸ まとめ

上述の検討をまとめると，ピーリング中は特に遮光に注意しないと，紫外線による DNA 損傷を含めた皮膚障害が増強される．しかし，マウスを用いた長期的な紫外線の反復照射による皮膚癌発生については，ケミカルピーリングは抑制方向に働くことが示唆されている．我々もヘアレスマウスに紫外線（UVB, UVA

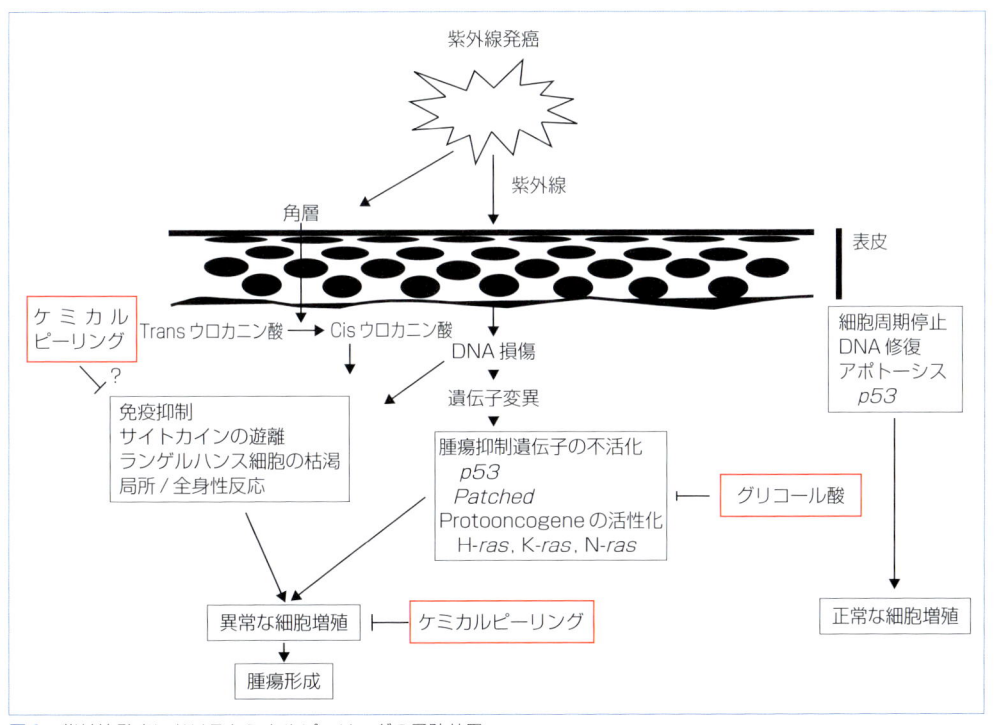

図1 紫外線発癌におけるケミカルピーリングの予防効果

＋B）を反復照射した後に，右背部にケミカルピーリング（35％グリコール酸，30％サリチル酸，10％ TCA，35％ TCA）を繰り返し施行した場合，35％ TCA 処理による瘢痕部には皮膚癌が局在して生じるものの，ピーリング施行部およびピーリング非施行部全体において優位に皮膚癌の発生および tumor progression が抑制されることを観察している．紫外線発癌に対するピーリングの作用機序を図1にまとめる．

4 おわりに

　ケミカルピーリングは皮膚の再生を促すことにより，光老化皮膚を改善する．ケミカルピーリングにより表皮内のメラニン含量は減少し，これが色白効果につながるわけであるが，一方で DNA 損傷からの防御能は低下することが予測される．したがってケミカルピーリング中は特に遮光に留意することが必要である．腫瘍免疫を高め，老化と共に低下する酸化ストレスに対する耐性を回復させるような治療と共に，ケミカルピーリングはアンチエイジングの重要な治療戦略の一角を担うと期待できる．これらのことを十分把握した上で，ケミカルピーリングを活用することが肝要である．

1) Kaidbey K, Sutherland B, Bennett P, et al. : Topical glycolic acid enhances photodamage by ultraviolet light. Photodermatol Photoimmunol Photomed, 19 : 21-27, 2003.
2) Park KS, Kim HJ, Kim EJ, et al. : Effect of glycolic acid on UVB-induced skin damage and inflammation in guinea pigs. Skin Pharmacol Appl Skin Physiol, 15 : 236-245, 2002.
3) Sams II RL, Couch LH, Miller BJ, et al. : Effects of alpha-and beta-hydroxy acids on the edemal response induced in female SKH-1 mice by simulated solar light. Toxicol Appl Pharmacol, 184 : 136-143, 2002.
4) Hong JT, Kim EJ, Ahn KS, et al. : Inhibitory effect of glycolic acid on ultraviolet-induced skin tumorigenesis in SKH-1 hairless mice and its mechanism of action. Mol Carcinog, 31 : 152-160, 2001.
5) Ahn KS, Park KS, Jung KM, et al. : Inhibitory effect of glycolic acid on ultraviolet B-induced c-fos expression, AP-1 activation and p53-p21 response in a human keratinocyte cell line. Cancer Lett, 186 : 125-135, 2002.
6) Dainichi T, Ueda S, Isoda M, et al. : Chemical peeling with salicylic acid in polyethylene glycol vehicle suppresses skin tumour development in hairless mice.Br J Dermatol, 148 : 906-912, 2003.
7) Dainichi T, Koga T, Furue M, et al. : Paradoxical effect of trichloroacetic acid (TCA) on ultraviolet B-induced skin tumor formation. J Dermatol Sci, 31 : 229-231, 2003.

これだけは知っておく —基礎編—

マウスからのメッセージ

大日輝記（久留米大学皮膚科）

❶ はじめに

　我々がサリチル酸マクロゴールによる皮膚癌抑制とトリクロロ酢酸による皮膚癌誘発をそれぞれモデルマウスで示したのは，6年前，2003年のことであった[1,2]．当時はケミカルピーリングという施術が徐々に国内でも浸透していったまさにその過渡期で，エステティックサロンなどでの医師以外の手による施術の問題が表面化し始めた頃である．ケミカルピーリングの利点がもてはやされていた一方，安全性に関してはあまりにも情報が不足していた．我々の動物実験の報告は，ケミカルピーリングにおける医療行為としてのアセスメントの概念を確立してゆくきっかけとなった．さらに，ケミカルピーリングの機序を明らかにしてゆく過程でケラチノサイトの生物学に迫りつつあり[3,4]，追随する研究が広がりをみせ始めている．

　ケミカルピーリングはそもそも，紫外線によって老化した皮膚を若返らせる方法（skin rejuvenation）として進歩した．ケミカルピーリングによって皮膚は，ピーリング剤を作用させた層のみならず，さらに下層の構造も影響を受け，皮膚の構造が再構築される．その結果，「しみ」や「しわ」が改善され，肌の「きめ」と「はり」がよみがえる．それでは，ケミカルピーリングは，光老化に伴う「発癌」も抑制するのだろうか．それとも，ピーリング剤が引き起こす侵襲によっては，「発癌」を誘発しはしないだろうか．

　また最近，アトピー性皮膚炎の患者に美容目的でケミカルピーリングを続けた際に，症状が改善するという話を，ピーリング剤の種類を問わず，あちこちで耳にするようになった．これが紛れもない事実だとすると，いったいどのような機序によるのだろう．

　この項では，我々がマウスで行ってきた，サリチル酸マクロゴールピーリングが光老化，光発癌，皮膚炎に与える影響について，順を追って紹介する．また，その他のピーリング剤が皮膚癌に与える影響についても触れたい．

❷ サリチル酸マクロゴール

　サリチル酸マクロゴールは，サリチル酸をポリエチレングリコールに吸着させたピーリング剤で，1999年に開発された[5〜7]．サリチル酸は，ポリエチレングリコールに吸着された状態では表皮以下や血中にほとんど移行しないため，サリ

チル酸中毒を起こすことはない[7]．サリチル酸マクロゴールピーリングは角層のみのピーリングであるにも関わらず，表皮細胞配列の整然化，および真皮上層のコラーゲン線維の再構築を促すことが組織上で確認されており，光老化を美容的に改善する[5, 6, 8]．表皮，真皮において，変性，壊死，炎症反応を全く引き起こさず[5, 6]，施行中もほとんど刺激感がない[8]．治療面で，ざ瘡に対して高い臨床効果が示されている[8]．すべての重症度で適応となり，新生も予防する．色素沈着やケロイドを引き起こしやすい東洋人にも安全に行える．

❸ サリチル酸マクロゴールによる皮膚癌抑制

我々は紫外線誘発性の皮膚腫瘍発生モデルマウスとして知られる Skh/hr1 ヘアレスマウスを用いて，サリチル酸マクロゴールピーリングが腫瘍発生に及ぼす影響を検討した[1]．

週3回，14週にわたって合計 6.66 J/cm^2 の紫外線をマウスの背部に照射した後，30%サリチル酸マクロゴールピーリングをマウスの背部に対して1回20分間，2週間に1回施行した．対照群では紫外線照射後2週間に1回蒸留水で洗浄するのみとし，ピーリング開始後18週間，経時的に腫瘍の発生を観察した．

腫瘍の発生数の増加は，対照群に対してピーリング施行群で有意に低下していた（図1a，図2）．また腫瘍の発生時期も，ピーリング施行群で有意に遅延していた（図1b）．また組織学的に，いずれの群に発生した腫瘍とも有棘細胞癌だったが，対照群に比較してピーリング群で悪性度の低下が観察された．これらの結果より，動物モデルにおいて，サリチル酸マクロゴールピーリングは，紫外線による腫瘍発生を低下，遅延させると考えられた．

❹ サリチル酸マクロゴールによる角化の正常化

次に，マウスに UVB を10週間照射し，引き続き1週間おきにサリチル酸マクロゴールピーリングを行い，角化細胞の p53 タンパクの異常発現や分化に与

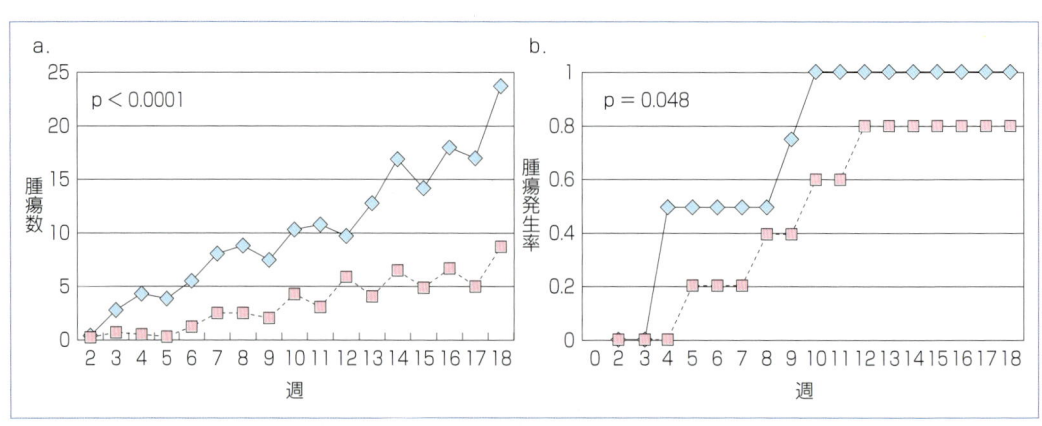

図1 光老化モデルマウスでの皮膚発癌減少（文献1より引用）．
a：腫瘍発生数の増加曲線．b：腫瘍発生曲線（直径2mm以上）．水色：対照群，ピンク：ピーリング施行群．

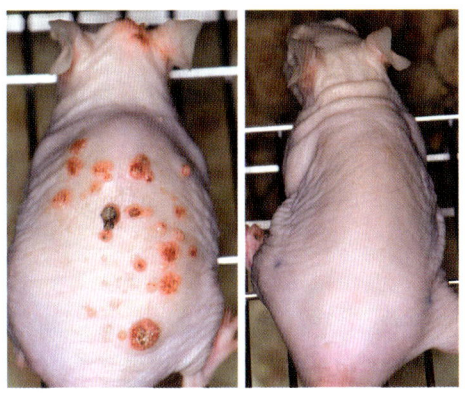

図2 サリチル酸マクロゴールピーリングによる光発癌抑制（文献1より引用）．
左：対照マウス，右：サリチル酸マクロゴール．

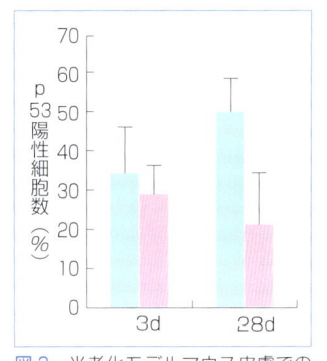

図3 光老化モデルマウス皮膚でのp53陽性細胞減少（文献3より引用）．
水色：対照群，ピンク：ピーリング施行群．

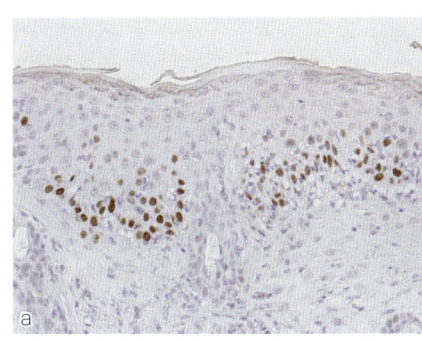

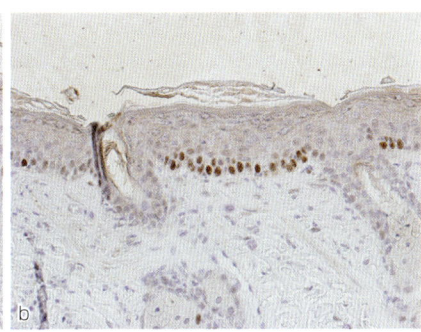

図4 サリチル酸マクロゴールピーリングによる表皮の構造異型の消失，異常p53タンパク発現の低下（文献3より引用）．
a：対照マウス，b：サリチル酸マクロゴール．

える影響を検討した[3]．4週間後，ピーリングを行ったマウスでは対照群に比較して表皮の構造異型の消失，異常p53タンパク発現の低下（図3，4）および，正常な角化のマーカーであるフィラグリンとロリクリンの発現回復がみられた．さらに，健常人の露光部皮膚にピーリングを1回施行し，cornified envelope（CE）に及ぼす影響を検討したところ，4週後に，光傷害を受けた未熟CEから成熟CEへの置換が観察された．以上より，サリチル酸マクロゴールピーリングは，光老化を起こした皮膚の再構築を促進することで発癌を抑制している可能性が示され，ヒトでも発癌を予防すると期待された．

なぜ，最上層にある角層を薄く剥がすだけで，発癌が減るのだろう．サリチル酸はシクロオキシゲナーゼ阻害薬である．サリチル酸はマウスやヒトの細胞でp53の発現や活性化を抑える[9,10]．皮膚癌の増殖はプロスタグランディンE_2受容体のEP1を経由したシグナルに依存しており[11]，表皮のシクロオキシゲナーゼの欠損マウスでは腫瘍発生が減少する[12]．またいくつかのシクロオキシゲナーゼ阻害薬の経口投与または外用でマウスの紫外線発癌が減少するとの報告がある[13,14]．

しかしながら，サリチル酸マクロゴールピーリングで，サリチル酸は表皮以下にほとんど侵入しない[7]．また後で述べるように，マウス表皮でのプロスタグラ

ンディン E_2 の産生はピーリングで全く阻害されない（投稿中）．さらに，同じ角層ピーリングに分類されるグリコール酸ピーリングでも発癌抑制の報告がある[15]．以上より，発癌抑制には，サリチル酸の薬理作用とは無関係に，ピーリング独自の機序があると推測される．

　細胞周囲の力学的環境は細胞の分化や癌化に影響を及ぼしうる[16〜18]．正常に分化し成熟した強固な角層と，光老化のため脆弱化した角層とでは，表皮に与える機械的応力も異なると思われる．角層のピーリングは，表皮の力学的環境を変えることによって光老化を起こした皮膚の再構築を促進し，発癌を抑制しているのではないかと考えられる（図5）．角層には表皮の構造を維持し，角化細胞の正常な増殖，分化を助ける機能があり，ケミカルピーリングはこの光老化によって損なわれた機能を修復し，皮膚癌発生を予防する（図6）．我々はこの仮説をbrace theoryと名付けた[4]．

5 サリチル酸マクロゴールによる皮膚炎の抑制

　アトピー性皮膚炎の患者に対して美容目的でケミカルピーリングを継続するうちに，アトピー性皮膚炎の症状が軽快することがある．現在，わが国での施術はほとんどが角層に作用する浅層（最浅層）ピーリングであり，サリチル酸マクロゴールの他，グリコール酸やレチノイン酸など，様々なピーリング剤が用いられ

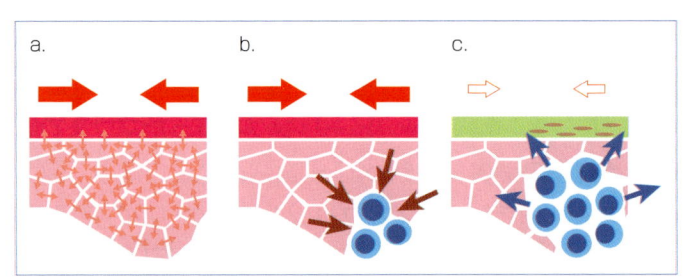

図5 Brace theory（文献4より引用）．
a：角層は表皮の機械的ストレス環境を支配することで，角化細胞の増殖，分化の恒常性を担っている．b：成熟した硬い角層は，変異細胞に圧縮応力をかけることで，さらなる増殖や悪性化を阻害する．c：未熟で脆弱な角層下では変異細胞に牽引応力がかかり，構造異型を助長する．

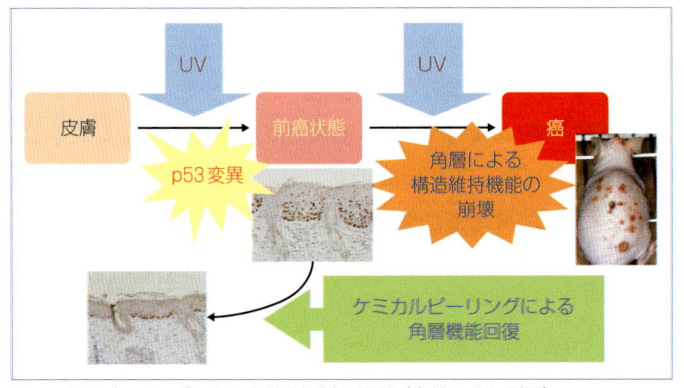

図6 角層ピーリングによる光発癌抑制の仮説（文献4より引用）．

ている．使用するピーリング剤の種類に関わらず，痒みが減った，状態がよくなり治療のための外用の機会が減った，などの経験を複数の独立した施設から耳にする．しかし，これまでに客観的な評価はない．

　我々は，サリチル酸マクロゴールの皮膚炎モデルに対する影響をマウスで評価した．また，アトピー性皮膚炎患者に対するサリチル酸マクロゴールピーリングの効果と安全性を評価した（投稿中）．その結果，サリチル酸マクロゴールピーリングは，アトピー性皮膚炎の患者にも安全に施行でき，さらにアトピー性皮膚炎に対して，痒みの程度が軽減する，経表皮水分喪失が改善する，外用量が減少するなど，一定の効果が得られた．ここではマウスの実験で得られた結果を紹介する．

　サリチル酸の経皮吸収による抗炎症作用があるのかどうかを確認するため，24 時間前に紫外線（UVB）を照射したマウスにサリチル酸マクロゴールピーリングを施術し，2 時間後および 6 時間後の表皮抽出物のプロスタグランディン E_2 の DNA 当量を酵素抗体法で測定した．処置の 6 時間後，プロピオン酸クロベタゾール（CP）塗布群ではプロスタグランディン E_2 の産生が有意に抑制された（$p = 0.0002$）．一方，ピーリング処置群（30% SA-PEG，20 分間）ではプロスタグランディン E_2 産生の抑制はみられなかった．以上より，サリチル酸マクロゴールピーリングでは，サリチル酸の経皮吸収による直接の抗炎症作用はないと考えられた．

　BALB/c マウスは，アレルギーや線虫感染でみられる Th2 型の免疫応答を強く示す系統として知られている．BALB/c マウスの腹部にトリクロロベンゼン（TNCB）を塗布し，感作の成立の後，耳介に TNCB を繰り返し塗布すると，遅延型過敏反応を伴う皮膚炎が誘導され，アトピー性皮膚炎のモデルとして使用される．感作の 1 週間後より耳介に対して TNCB の塗布を週 3 回，2 週間行い耳介皮膚炎を誘導した．続いて週 1 回，20 分間のサリチル酸マクロゴールピーリングを 4 週間，計 4 回行い，耳介の腫脹を耳介厚で評価した．TNCB 塗布 6 時間後の遅延型反応は，対照群（DW）に比べてピーリング群（SA）で有意に軽減していた．以上の結果から，サリチル酸マクロゴールピーリングは，アトピー性皮膚炎モデルにおいて皮膚炎を軽減させることが示され，アトピー性皮膚炎の患者に対するサリチル酸マクロゴールピーリングの効果を裏付けた．

　アトピー性皮膚炎の病態には，角層のバリア傷害，アトピー素因，神経機能異常が関与している．症状が軽減した理由として，角層機能の回復が最も考えられる．また，皮膚のリモデリングが炎症や神経機能に影響した可能性もある．一方，サリチル酸が傷害を受けた皮膚である程度吸収され，抗炎症作用を発揮した可能性は否定できない．しかし，施術時間がマウスで 1 週間に 20 分間，ヒトでは 2〜4 週間に 5 分間と短く，臨床的経験上もサリチル酸の外用が皮膚で十分な抗炎症効果を発揮しえたとは考えにくい．ピーリングにより，角層に接触する外来抗原や，角層に存在する未知の炎症惹起分子が剥脱することで炎症が軽減した可能性もあり，興味がもたれる．

6 トリクロロ酢酸による皮膚癌誘発

　トリクロロ酢酸（TCA）は腐食，タンパク変性作用，角質融解作用をもち，中深度ピーリング剤の代表的薬剤として広く用いられている．サリチル酸マクロゴールと同様の動物実験では，施行部位で紫外線誘発性皮膚腫瘍の発生を低下させる効果はなく，むしろ施行部位に偏って腫瘍の発生を促進する可能性も示唆された（図7）[2]．また，ヒトではグリコール酸との併用でケラトアカントーマ発生の報告があり，ボーエン病などの悪性疾患に対して手術適応がない場合の補助的治療として用いられた場合，施行部位辺縁に腫瘍が再発したとの報告もある．TCAピーリングが，施行部辺縁での繰り返す潰瘍形成，瘢痕治癒によって発癌を誘発する可能性は否定できない[19〜21]．

7 その他のピーリング剤

　グリコール酸はα-ヒドロキシ酸のひとつで，角化細胞の結合を弱めることで剥離を促進する．臨床的に現在最も汎用されている浅層ピーリング剤のひとつであり，ざ瘡などの角層の病変が最もよい適応となる．角層への作用に相反して表皮は増殖，肥厚する[6]．試験管内で表皮細胞の増殖，コラーゲン産生を促進する一方，炎症性サイトカインであるインターロイキン6の産生を誘導する[22, 23]．濃度，pHによっては組織傷害を引き起こす[24]．紫外線発癌モデルマウスでは，サリチル酸マクロゴールと同様，発癌の減少および遅延が報告されている[14]．一方，モルモットを用いた別の系では，ピーリングで紫外線による皮膚傷害が増強したとの報告がある[25]．

　レチノイン酸はビタミンA群の生理活性体で，受容体を介して角化細胞の増殖を促進し，落屑の亢進，角層の菲薄化が起こる．一方でコラーゲンの修復を促進し，また紫外線によるマトリックスメタロプロテアーゼの誘導を阻害し，光老化を抑制する．乾癬等の表皮疾患にも用いられる．全身投与，時に外用でも催奇形性がある[26]．その他，眼，骨，中枢神経系など様々な臓器に影響を及ぼす[27]．紫外線発癌モデルマウスで発癌を促進する[28]．また，発癌に影響しないという報告，逆に遅延，後退させるとの報告もある[29, 30]．発癌の促進と抑制の相反する作用について詳細な機序は不明であるが，表皮細胞のDNA合成と細胞分裂，線維芽細胞の染色体組換え，ポリアミン合成，免疫機能などへの影響が知られており，それぞれで相反する報告がある[28]．

8 おわりに

　サリチル酸マクロゴールピーリングは光老化を改善し，さらに光発癌をも抑制する可能性が示された．また，アトピー性皮膚炎の症状に一定の効果が期待できる可能性も示された．これらの結果は，角層が皮膚の恒常性を維持する上での新

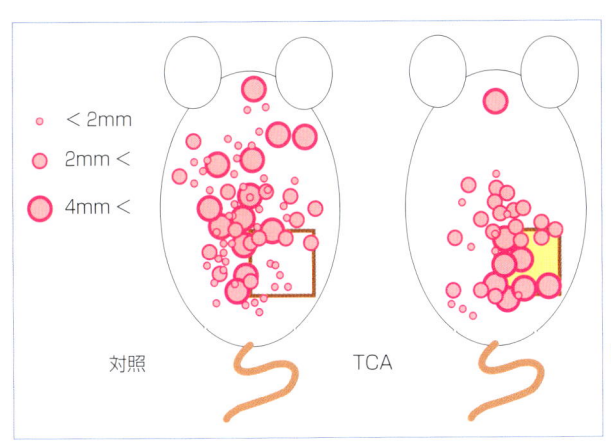

図7 TCAピーリング施行部位への光発癌の偏在（文献2より引用）．
左：対照マウス
右：TCAピーリング（黄色）

たな機能を示唆する点で生物学的に意義深い．つまり，角層には表皮の構造を維持し，角化細胞の正常な増殖，分化を助ける機能があり，光老化や炎症によって損なわれたこの機能をケミカルピーリングが修復している可能性がある．ケミカルピーリングは，細胞の機械的ストレス環境と分化，発癌について新規の学問への扉を開く鍵となる．今後，現象を起点として「かたち」が病理と生理にどのように関わるかを分子機能で説明したいと夢見ている．

　臨床的に，施術によって皮膚癌を予防できる可能性があり，特に紫外線量の多い地域に居住する白色人種にはよい適応ではないかと考える．しかしながら，予防医学は実学であり，本来，医療経済学的見地からの批判的吟味は避けられない．美容治療の対価はあくまで享受者の美的満足度に対して計られるべきであり，皮膚癌予防効果が期待されるにしても，美容治療として光老化を改善する目的で行われる上での副次的なものとして説明する方が望ましいと考える．また，できてしまった皮膚癌を治療する目的で行う施術ではない．

　日常の診療にあたっては，ケミカルピーリングを施行する場合，常にそのリスクを念頭におく必要がある．享受者の美容的要求は時として生命の維持や苦痛の除去以上に強い．今日におけるケミカルピーリングの進歩と繁栄は，この美容的要求と切り離して考えることができない．しかし皮膚科診療として行われる限り，行為の危険性と安全性を徹底的に検討し，理解しておく必要がある．施術者の一人一人が医療者として公正な立場で説明し，享受者に十分な判断材料を提供する責任がある．

　美容皮膚科学がもつ集学的知見と症例の蓄積は，臨床医学における可能性の宝庫である．科学者の目で現象に真摯に接することで，今後，皮膚科診療にとどまらず，医学，生物学の進歩に還元，貢献しうる発見が美容皮膚科の最前線から生まれることを願っている．

1) Dainichi T, Ueda S, Isoda M, et al. : Chemical peeling with salicylic acid in polyethylene glycol vehicle suppresses skin tumour development in hairless mice. Br J Dermatol, 148 : 906-912, 2003.
2) Dainichi T, Koga T, Furue M, et al. : Paradoxical effect of trichloroacetic acid (TCA) on ultraviolet B-induced skin tumor formation. J Dermatol Sci, 31 : 229-231, 2003.
3) Dainichi T, Amano S, Matsunaga Y, et al. : Chemical peeling by SA-PEG remodels photo-damaged skin : suppressing p53 expression and normalizing keratinocyte differentiation. J Invest Dermatol, 126 : 416-421, 2006.
4) Dainichi T, Ueda S, Furue M, et al. : By the grace of peeling : the brace function of the stratum corneum in the protection from photo-induced keratinocyte carcinogenesis. Arch Dermatol Res, 300 (S1) : S31-38, 2008.
5) Imayama S, Ueda S, Isoda M : Histologic changes in the skin of hairless mice following peeling with salicylic acid. Arch Dermatol, 136 : 1390-1395, 2000.
6) Isoda M, Ueda S, Imayama S, et al. : New formulation of chemical peeling agent : histological evaluation in sun-damaged skin model in hairless mice. J Dermatol Sci, 27 (S1) : S60-67, 2001.
7) Ueda S, Matsugi K, Ichige K, et al. : New formulation of chemical peeling agent : 30% salicylic acid in polyethylene glycol. Absorption and distribution of 14C-salicylic acid in polyethylene glycol applied topically to skin of hairless mice. J Dermatol Sci, 28 : 211-218, 2002.
8) Dainichi T, Ueda S, Imayama S, et al. : Excellent clinical results with a new preparation for chemical peeling in acne : 30% salicylic acid in polyethylene glycol vehicle. Dermatol Surg, 34 : 891-899, 2008.
9) Chernov MV, Stark GR : The p53 activation and apoptosis in duced by DNA damage are reversibly inhibited by salicylate. Oncogene, 14 : 2503-2510, 1997.
10) Jansen B, Heere-Ress E, Schlagbauer-Wadl H, et al. : Farnesylthiosalicylic acid inhibits the growth of human Merkel cell carcinoma in SCID mice. J Mol Med, 77 : 792-797, 1999.
11) Thompson EJ, Gupta A, Vielhauer GA, et al. : The growth of malignant keratinocytes depends on signaling through the PGE (2) receptor EP1. Neoplasia, 3 : 402-410, 2001.
12) Tiano HF, Loftin CD, Akunda J, et al. : Deficiency of either cyclooxygenase (COX)-1 or COX-2 alters epidermal differentiation and reduces mouse skin tumorigenesis. Cancer Res, 62 : 3395-401, 2002.
13) Orengo IF, Gerguis J, Phillips R, et al. : Celecoxib, a cyclooxygenase 2 inhibitor as a potential chemopreventive to UV-induced skin cancer : a study in the hairless mouse model. Arch Dermatol, 138 : 751-755, 2002.
14) Bair WB 3rd, Hart N, Einspahr J, et al. : Inhibitory effects of sodium salicylate and acetylsalicylic acid on UVB-induced mouse skin carcinogenesis. Cancer Epidemiol Biomarkers Prev, 11 : 1645-1652, 2002.
15) Hong JT, Kim EJ, Ahn KS, et al. : Inhibitory effect of glycolic acid on ultraviolet-induced skin tumorigenesis in SKH-1 hairless mice and its mechanism of action. Mol Carcinog, 31 : 152-160, 2001.
16) Watt FM, Jordan PW, O'Neill CH : Cell shape controls terminal differentiation of human epidermal keratinocytes. Proc Natl Acad Sci USA. 85 : 5576-5580, 1988.
17) Paszek MJ, Zahir N, Johnson KR, et al.:Tensional homeostasis and the malignant phenotype. Cancer Cell, 8: 241-254, 2005.
18) Yano S, Komine M, Fujimoto M, et al. : Mechanical stretching in vitro regulates signal transduction pathways and cellular proliferation in human epidermal keratinocytes. J Invest Dermatol, 122 : 783-790, 2004.
19) Cox S : Rapid development of keratoacanthomas after a body peel. Dermatol Surg, 29 : 201-203, 2003.
20) Yamamoto Y, Uede K, Yonei N, et al. : Expression patterns of proliferating cell nuclear antigen in trichloroacetic acid peeled skin. J Dermatol, 34 : 95-98, 2007.
21) Sakai A, Yamamoto Y, Uede K, et al. : Changes of epidermal Langerhans cells in skin treated with trichloroacetic acid. Eur J Dermatol, 15 : 239-242, 2005.
22) Kim SJ, Won YH : The effect of glycolic acid on cultured human skin fibroblasts : cell proliferative effect and increased collagen synthesis. J Dermatol, 25 : 85-89, 1998.
23) Rakic L, Lapière CM, Nusgens BV : Comparative Caustic and Biological Activity of Trichloroacetic and Glycolic Acids on Keratinocytes and Fibroblasts in vitro. Skin Pharmacol Appl Skin Physiol, 13 : 52-59, 2000.
24) Becker FF, Langford FP, Rubin MG, et al. : A histological comparison of 50% and 70% glycolic acid peels using solutions with various pHs. Dermatol Surg, 22 : 463-465, 1996.
25) Park KS, Kim HJ, Kim EJ, et al. : Effect of Glycolic Acid on UVB-Induced Skin Damage and Inflammation in Guinea Pigs. Skin Pharmacol Appl Skin Physiol, 15 : 236-245, 2002.
26) Nau H : Teratogenicity of isotretinoin revisited : species variation and the role of all-trans-retinoic acid. J Am Acad Dermatol, 45 : S183-187, 2001.
27) Ellis CN, Krach KJ : Uses and complications of isotretinoin therapy. J Am Acad Dermatol, 45 : S150-157, 2001.
28) Epstein JH : All-trans-retinoic acid and cutaneous cancers. J Am Acad Dermatol, 15 : 772-778, 1986.
29) Kligman LH, Kligman AM : Lack of enhancement of experimental photocarcinogenesis by topical retinoic acid. Arch Dermatol Res, 270 : 453-462, 1981.
30) Connor MJ, Lowe NJ, Breeding JH, et al. : Inhibition of ultraviolet-B skin carcinogenesis by all-trans-retinoic acid regimens that inhibit ornithine decarboxylase induction. Cancer Res, 43 : 171-174, 1983.

これが私の技
―施術編―

1. EBMに基づく適応疾患・状態
　ざ　瘡
　ざ瘡瘢痕
　日光（性）黒子
　肝　斑
　雀卵斑
　炎症後色素沈着
　小じわ

2. 今後EBMの蓄積が期待される適応疾患・状態
　毛孔性苔癬
　脂漏性角化症
　日光角化症
　魚鱗癬
　疣　贅
　伝染性軟属腫
　アクロコルドン
　脂　漏
　その他
　　・皮膚癌
　　・眼瞼黄色腫
　　・酒　皶
　　・アトピー性皮膚炎

施術編

1. EBMに基づく適応疾患・状態

ざ瘡
グリコール酸

船坂陽子（神戸大学皮膚科）

使用薬剤

35～50％（w/v）のグリコール酸（以下：GA）

ノブ　常盤薬品工業
- 製品名：セルニュー GA35, 50
- 製造方法：（GA35の場合）グリコール酸35gと増粘剤を精製水に溶解し全量を100mLとする．pHは未調整で，各濃度ではpH（35％：1.2, 50％：0.9）．
- 保存方法：外来棚（常温，保存可能期間は開封しなければ3年）．

ネオストラータ®
- 製品名：Skin Rejuvenation System
  GAが表示％となるよう，例えば35％であれば35gに対し，基剤（水をベースにエタノール，nonoxynol-11, プロピレングリコール含む）にて溶解し，全量100mLとしている．pH未調整．
- 保存方法：外来棚（常温，保存可能期間は開封しなければ3年）．

治療方法

1 診療形式
- a. 専門外来（ケミカルピーリング外来）
- b. 自費診療
- c. スタッフ：医師3名，看護師1名，研究助手1名

2 説明の方法・内容
- a. ケミカルピーリングの希望者全員に問診表（p.86）を渡し，記入してもらう（医師，看護師）．
- b. 成人の場合は本人に，未成年者には保護者同伴の上，外来診察室で説明し，同意書を得る．
説明の所要時間：5～10分（医師）

> **POINT**
> 必須の注意項目は，①光線過敏の有無，②アトピー性皮膚炎，接触皮膚炎などの既往，③ヘルペスなどのウイルス性疾患の既往，④最近の顔面皮膚への処置（毛剃り，ナイロンタオルの使用，レチノイドの使用）．②と④はピーリングの条件決定の考慮事項となり，①と③はフォローアップの必須情報である．

3 治療前
洗顔後の記録写真を3方向から撮影する．2回目以降の患者は，前回の治療後の経過（紅斑，痂皮形成，色素沈着，落屑の有無）を問診する（医師）．

4 洗顔（指導は研究助手または医師）
ファンデーションや日焼け止めクリーム使用時は，クレンジング使用後，石鹸などで洗顔し，皮脂を除去する．

5 治療準備（研究助手または医師）
- a. ヘアバンドやシャワーキャップにて髪の毛が治療の妨げにならないようにする．
- b. 中和剤や冷却時の水だれ防止のため，首周りをタオルで覆う．

6 脱脂（医師または研究助手）
25％エタノール水溶液（ノブ，セルニューシーバムリムーバー®）を脱脂綿に含ませ，ピーリングを施行する部位を丁寧に拭く．特に，ざ瘡患者は皮脂量が多いので，皮膚表面にむらができないよう，コットンへの皮脂付着状況をみながら，十分に取り除く．ここから以降，眼は閉じておいてもらう．

7 ピーリング剤の塗布（医師）
- a. 脱脂後ピーリング剤をハケで塗布する．ピーリング1回目の患者には前額から塗布を始め，両頬→鼻→下顎へと塗布を進める．約20秒以内で全体の塗布を終える．眼，口唇粘膜にピーリング剤がつかないよう細心の注意を払う．
- b. 刺激感の減弱目的で扇風機を用い送風する．

表1 グリコール酸濃度と時間（神戸大）

年齢	濃度（w/v％）	時間（分）
10～20代	20～35	2～3
30代	35	3
40代	35～50	3～4
50代	50	3～5
60代	50～70	3～5
70～80代	70	3～5

> **POINT**
> ①pH未調整のGAを用いる場合のおおむねのピーリング濃度，および施行時間の目安は**表1**の通りである．ざ瘡患者では皮脂量は多いが，セラミドが少なく角層の水分保持能が低下している場合がある．したがって冬にピーリングを施行する際には，角質の状態をよく観察する必要があり，弱めの条件でピーリングを施行すべき場合があることに留意する．
> ②塗布後，中和に至るまでは，異常な紅斑反応が生じていないか，注意深く観察する．また，ピーリング中患者にとって強く刺激を感じる部位がないか聞く．この過程が最も重要である．

7
> **POINT**
> ③ピーリング1回目の患者では，前額から塗布を始めることにより，異常反応が生じないかまず前額にて確認できる．またより短時間で中和することにより，目立つ頬などに痂皮形成などをきたしてしまうことを予防できる．
> ④ざ瘡患者では炎症の強い部位やびらん面を伴うことがあるが，これらの部位はピーリング液塗布による痛みが強いので，あらかじめその旨をよく説明しておく．また，膿疱形成部位では，ピーリング後に排膿がみられ，同部は痂皮形成，そして一過性の色素沈着となることをあらかじめ説明しておく．

8 ピーリング剤の除去と洗顔
a．弱アルカリの2％炭酸水素ナトリウム液，pH8.8（ノブ，セルニューフィニッシュミスト®）をスプレーにて紅斑反応の強い部位から噴霧し，中和反応による白い泡がみられなくなるまで，十分に中和する．中和液が首筋にたれないよう，ガーゼおよびタオルで受ける．中和液はガーゼで吸うようにし，擦らない．眼に中和液が入らないよう，眼はしっかり閉じてもらい，眼囲の液はガーゼで速やかに吸う（医師）．
b．患者に水道水で洗顔してもらう．

9 冷却（医師または研究助手）
水を含ませて凍らせたガーゼをおく（5〜15分）．冷たいのを好む患者と好まない患者がいるので，凍ったガーゼを用いるか，水で少しぬるくしたガーゼを用いるかは患者の意向に応じる．ぬるくなったら交換する．

10 後処置（医師）
a．ピーリングにより膿疱蓋が取れて排膿が起きている部位において，自然排膿では不十分で，疼痛を伴うようであれば，圧出して排膿する．
b．浸潤を伴う紅色丘疹では，ピーリング後同部が腫脹し，疼痛を伴うことがある．穿刺後，排膿処置を施行する．
c．開放面皰から，面皰内容物の排出がみられる．軽く圧することにより容易に圧出できる．
d．局所に強い浮腫性紅斑が生じ，冷却後も疼痛が生じていたら，テラコートリル®軟膏もしくはリンデロン®VG軟膏を外用し，翌日来院してもらう．
e．排膿処置のない場合には，通常に化粧をして帰宅してもらう．

11 治療プログラム
a．2〜3週間に1回，4回治療にて，面皰，紅色丘疹，軽度の瘢痕の改善が得られる．主として面皰よりなる軽症のざ瘡患者では，1〜2回の治療にて改善が得られる．紅色丘疹の多い炎症性ざ瘡では，抗生剤内服とピーリングを併用すると，より早く紅色丘疹が改善する．
b．ピーリングを終了して，角栓除去に働くようなスキンケアをしなければ，2ヵ月弱でざ瘡の再燃がみられる．グリコール酸ローション（例えば，セルニューGAローション®）を普段のスキンケアとして併用すると，改善効果はより長く持続する．

12 術後のケア
a．遮光に努める．ピーリング施行後2ヵ月は十分な遮光が必要である．
b．特に冬期では，ピーリング中は保湿剤によるケアが必要となる．

具体的な症例へ

問 診 表

1. 既往歴についておうかがいします．当てはまる方に○をつけて下さい．
    1) 光線過敏はありますか（日光に当たった時，他の人より赤くなりやすいですか）．
       （はい，いいえ）
    2) 薬剤に対するアレルギーはありますか．（はい，いいえ）
    3) アトピー性皮膚炎，湿疹，脂漏性皮膚炎などの診断を受けたことがありますか．
       （はい，いいえ）
    4) 膠原病，自己免疫疾患といわれたことがありますか．（はい，いいえ）
       はいと答えられた方は病名を書いて下さい．（   ）
    5) 単純性ヘルペス（熱のはな）にかかったことがありますか．（はい，いいえ）
    6) ウイルス性のいぼはありますか．（はい，いいえ）
    7) 抗凝固剤など現在内服している薬剤はありますか．（はい，いいえ）
       はいと答えられた方は薬剤名を書いて下さい．（   ）
    8) タバコを吸いますか．（はい，いいえ）
    9) 日焼けの予防に気をつけていましたか．（はい，いいえ）
2. 最近1週間以内に以下のことをしていませんか．当てはまるときは○をつけて下さい．
    ・電気による毛などの処理　　・抜毛　　　　　　　・顔のパック
    ・皮膚の擦過　　　　　　　　・ヘアダイ（毛染め）　・パーマ
    ・へちまなどのスポンジ，ナイロンたわしの使用　・トレチノイン（レチンA）の内服
3. 以下のことに当てはまりませんか．当てはまるときは○をつけて下さい．
    ・現在単純性ヘルペス（熱のはな）にかかっている　・ウイルス性のいぼがある
    ・6ヵ月以内にレチノイン酸を使用した　　　　　　・最近手術を受けた
    ・最近放射線治療を受けた　　　　　　　　　　　　・遮光が十分にできない
    ・肥厚性瘢痕またはケロイドの既往がある　　　　　・過去1ヵ月以内に液体窒素療法を受けた
4. 1) 何の治療を希望されますか．希望されるものに○をつけて下さい．
    ・日光照射による細いあるいは太いしわの改善　・肌のきめの荒さの改善
    ・にきび痕の改善　　　　　　　　　　　　　　・むらのある色素沈着の改善
    ・皮膚の光沢，はりの改善　　　　　　　　　　・毛穴の大きさの改善
    2) 顔のどの部分の治療を希望されますか．部位を書いてください．
       （例：おでこ，あご，ほほ）（   ）
    3) どの位の期間，治療のために通院することができますか．その期間を書い
       て下さい．
       （   ）
    4) 仕事を休むことができますか．（はい，いいえ）
    5) かさぶた（痂皮）ができてもいいですか．（はい，いいえ）
5. 治療は清潔な肌で行います．できれば化粧，コロン，アフターシェーブローショ
   ンは使用しないで下さい．治療当日はひげそりも避けてください．
6. 治療後1週間は肌に変化が生じます．以下の点に注意して下さい．
    1) カサカサします（保湿剤を使用して下さい）．
    2) 洗顔はとてもマイルドにして下さい（顔を絶対にかいたり，こすったりし
       ないで下さい）．
    3) スポンジの使用は避けて下さい．
    4) 遮光は必ずして下さい（日陰の利用，傘の使用，帽子の着用に加え，サン
       スクリーンを使用して下さい）．

症例 1：23歳，女性

顔面の左半分を4回GAピーリング施行し，次いで右半分を抗生剤を内服しながら4回GAピーリング施行した経過を示す．

図1：治療前．

図2：顔面の左半分をGAピーリング35％ 3〜4分を2週間に1回，計4回施行2週後，すなわち図1の8週後の臨床像である．紅色丘疹の改善がみられる．

図3：図2と同時期のGAピーリングを施行しなかった右顔である．紅色丘疹の改善はみられない．

図4：ミノマイシン®を内服しながらGAピーリング35％ 3〜4分を2週間に1回，計4回施行2週後，すなわち図3の8週後の臨床像である．紅色丘疹の改善がみられる．

図5：図4と同時期の左顔である．すなわち，図2の後，8週間ピーリングを施行せず，ミノマイシン®内服のみにて加療されていた状態である．無治療であった図1に比べると，ミノマイシン®内服により若干紅色丘疹は小さいが，ピーリングを施行しないで8週間経つと，ミノマイシン®を内服していても紅色丘疹が再燃しているのがわかる．

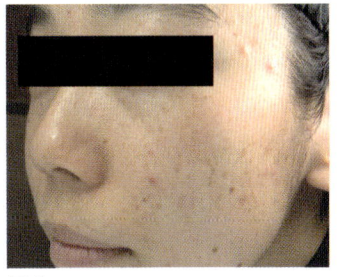

図1

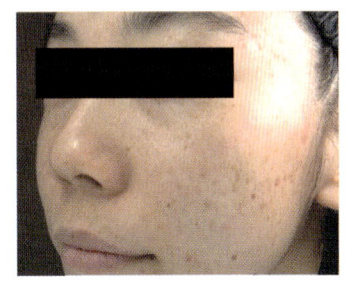

図2

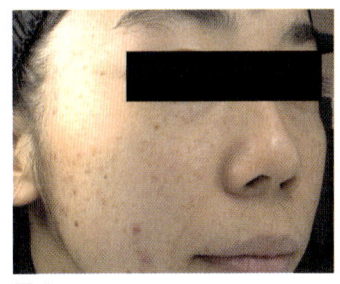

図3

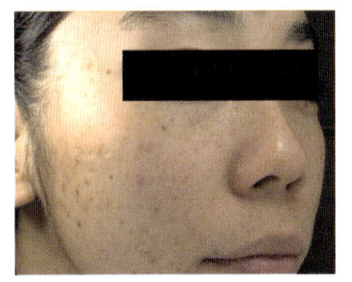

図4

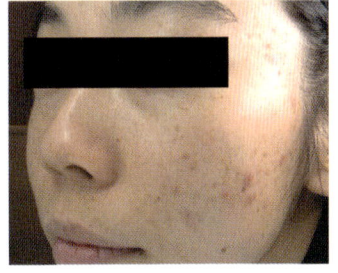

図5

よくある所見・症状

ピーリングにより膿疱蓋が取れて排膿が起きる．	➡ 同部は痂皮形成，そして一過性の色素沈着となることをあらかじめ説明しておく．
紅色丘疹の炎症による赤みが急速に改善すると，同皮疹部の炎症後の色素沈着が目立つ．	➡ ピーリングにより新たに生じた色素沈着ではなく，ざ瘡の炎症が急速に消退したために生じるのであると，あらかじめ説明しておく．5%ハイドロキノン軟膏外用（自家製）を併用すると，色素沈着は速やかに軽快する（約2ヵ月）．
冬にピーリングをすると，皮膚の乾燥が目立つことがある．	➡ セラミド含有軟膏を併用し，保湿ケアを行う．
ざ瘡を主訴とする若年者では，ピーリング開始から1ヵ月程，グリコール酸塗布により顔面全体がほんのりと赤くなることがある．	➡ 経過観察で自然消退するが，この事象についてあらかじめ説明しておく．

施術編

1. EBMに基づく適応疾患・状態

ざ瘡
グリコール酸

米井 希（和歌山県立医科大学皮膚科）

使用薬剤

25～50％のグリコール酸（以下：GA）

ノブ　常盤薬品工業
- 製品名：セルニュー GA25, 35, 50
- 製造方法：（GA35の場合）グリコール酸35gと増粘剤を精製水に溶解し全量を100mLとする．pHは未調整で，各濃度ではpH（25％：1.4，35％：1.2，50％：0.9）．
- 保存方法：外来棚（常温，保存可能期間は開封しなければ3年）．

ケイセイ
- 製品名：ジョルビGAジェル 30, 50
　　　　　ジョルビGAクリーム MC30
- 製造方法：（GAジェル30の場合）基剤100gに対して，30gのGAを溶解して作成．pHが調整されており，各濃度ではpH（30％ジェル：3.2，50％ジェル：3.0，30％クリーム：1.8）．
- 保存方法：外来棚（常温，保存可能期間は開封しなければ1年）．

治療方法

1 診療形式
a. 専門外来（ケミカルピーリング外来）
b. 自費診療
c. スタッフ：医師4名，看護師1名，研究助手2名

2 説明の方法・内容
成人の場合は本人に，未成年者には保護者同伴の上，外来診察室で説明し，同意書を得る．
説明の所要時間：約10分（医師）

> **POINT**
> 必須の確認事項・説明項目は，①基礎疾患の確認，②皮膚の模式図を用いてのピーリング作用機序の説明，③自費診療であること，④予測される改善までの治療回数の目安，⑤実際の治療の流れ，⑥自宅でのケアの方法（保湿や，特に紫外線対策の重要性）である．

> **コメント** アトピー性皮膚炎の患者では，角層のバリア機能が低下していることがあり，思いがけずピーリングが深くなってしまうことがある．またレチノイド外用の患者も同様の注意が必要である．

3 洗顔
ぬるま湯で洗顔する（ノブアクネフォーム®を使用）．ファンデーションや日焼け止めクリーム使用時は，クレンジングを使用後，洗顔し油脂を完全に除去する（医師または研究助手が指導・チェックする）．

4 治療前
ロボスキンアナライザー®（インフォワード社）を用いて，洗顔後の記録写真を3方向から撮影する．併せて付属の油分・水分計を用いて計測し（研究助手），乾燥の程度を調べる．2回目以降の患者は，前回の治療後の経過（翌日以降の紅斑の持続，痂皮形成，色素沈着，落屑の有無）を問診する（医師）．

5 治療準備（医師または研究助手）
a. ヘアバンドやピンにて髪の毛を止め，治療の妨げにならないようにする．
b. 上下電動式ベッドに仰臥位となり閉眼してもらい，照明を当てる．

6 脱脂（医師）
25％エタノール水溶液（ノブ，セルニューシーバムリムーバー®）を脱脂綿に含ませ，ピーリング施行部位を丁寧に拭く．ピーリング剤を弾かないように十分な脱脂が必要だが，擦りすぎて角層を傷めないようにする．

7 ピーリング剤の塗布（医師）
a. 脱脂後ピーリング剤を筆で塗布する．塗布の順序は，原則的には皮膚の厚い部位より開始するが（前額部→鼻→頬部→下顎部），症状がひどい部位や特に時間を長く置きたい部位から塗布を始める．眼や口唇粘膜にピーリング剤が付着しないように注意する．
約20秒で全体の塗布を終えたら，ストップウォッチでの計測を開始する．

> **POINT**
> 初回はテストとして20〜30％ GAを2〜3分から開始し，問題なければ濃度や時間を徐々に延長する．塗布時間は，軽度の紅斑が生じる程度がよい．紅斑反応は，使用する薬剤のpHや治療時の皮膚の乾燥状態によりかなり異なる．

7
 b．ピリピリした刺激感を和らげるために，送風する．
 c．ピーリング剤を落とすまでは，目を離さないようにする．

> **POINT**
> 紅斑が出現した部位は，直ちに中和あるいは水を含ませたガーゼでピーリング剤を落とす．また，ピーリング中に強い痛みを感じる部位がないか患者に尋ねる．これらがピーリング後の水疱・痂皮形成を防止する上で重要である．

8 ピーリング剤の除去と洗顔（医師）
 a．セルニューGAを用いた場合には，弱アルカリ（pH8.8）の2％炭酸水素ナトリウム液（ノブ，セルニューフィニッシュミスト®）を紅斑の強い部位からスプレーして中和する．中和反応によりCO_2が白い泡となって発生するが，泡がみられなくなるまで噴霧する．
 ジョルビGAを用いた場合は，通常の水をガーゼにたっぷり含ませて，拭き取る．約3回はガーゼを新しいものにかえて十分に拭き取る．
 中和の際には皮膚をガーゼで擦らず，抑えて拭くようにする．
 b．患者自身に水道水で十分に洗顔してもらう．

9 冷却（看護師，研究助手）
水で湿らせたフェイスマスクを置いてから，凍らせたガーゼ（水を含ませてから，くっつかないように1枚ずつ間にラップをはさんでから凍らせたもの）で冷却する．5分毎に交換し，計3回行う．

10 後処置（医師）
 a．膿疱蓋がピーリングにより浸軟しているざ瘡丘疹を，コメドプレッシャーにて圧出・排膿する．面皰も排出されやすくなっているので，軽く圧して排出する．
 b．浮腫性紅斑や小水疱を形成してしまった部位があれば，very strong から strongest のステロイド軟膏の外用を行う．

> **POINT**
> 排膿した丘疹は，薄い痂皮を形成するが数日で痂皮は脱落することを伝えておく．

11 治療プログラム
 a．治療間隔は，2週間〜1ヵ月としている．3〜5回の施術で面皰や紅色丘疹の改善を認めることが多い．
 b．新生皮疹が出現しなくなったら，徐々に治療間隔を開けていく．

> **POINT**
> 炎症性丘疹・膿疱の多い症例では，初めは抗生剤内服を併用することもある．ただし，混合診療にならないように配慮が必要である．

12 術後のケア
サンスクリーン剤（SPF30，PA＋＋以上）の使用と，遮光の徹底に努める．ピーリング施術後2ヵ月は特に注意深い遮光が必要である．また，皮膚が乾燥しやすくなるため，化粧水などでの保湿を十分に行う．

具体的な症例へ

症例1：17歳，女性

現病歴
　初診の1年前から頬部を中心に膿疱・紅色丘疹を認めるようになった．他院で漢方薬内服治療を受けていたが，改善しないため当科受診した．

現　症
　頬部を中心に面皰形成，炎症性丘疹を認めた（図1）．

臨床経過
　セルニューGA35（pH1.2）を3～4分間塗布し，1ヵ月毎にピーリング治療を行った．3回終了したころより丘疹の新生が減少し，8回終了時には面皰は著明に減少し，ほとんどざ瘡丘疹を認めなくなった（図2）．

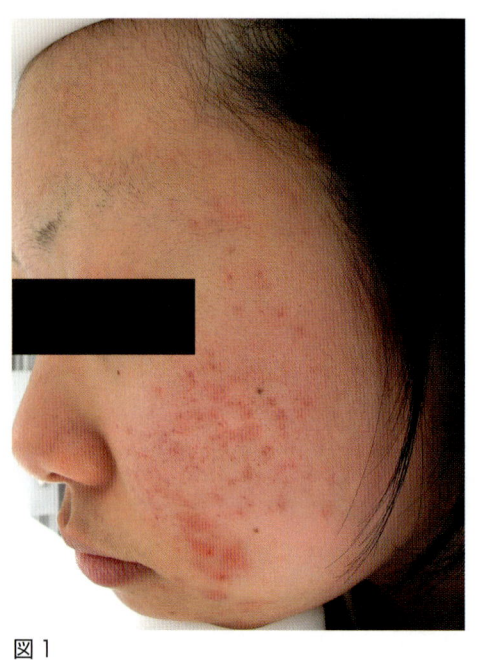

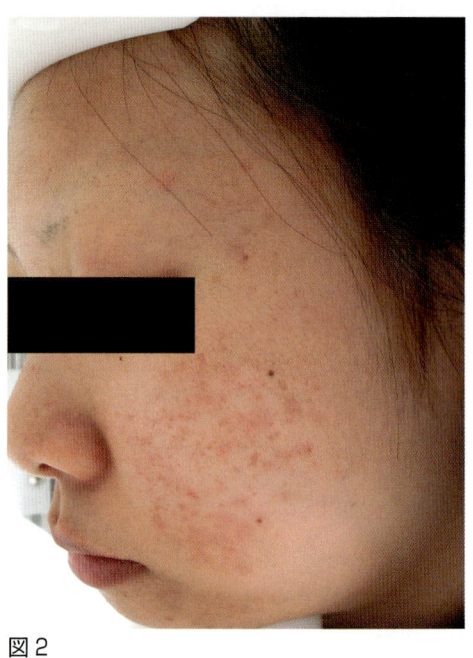

図1

図2

症例2：31歳，女性

現病歴

初診の3年前から下顎部に紅色丘疹を認めるようになった．他院（産婦人科クリニック）で，ダラシン®内服を併用しながら30% GAを用いたケミカルピーリングを1週間に一度，3ヵ月間行ったが改善しなかった．

現症

下顎部を中心に紅色丘疹と膿疱を認めた（図3）．

臨床経過

セルニューGA35（pH1.2）を3～5分間塗布し，2週間毎にピーリング治療を行った．4回終了時には色素沈着は残るものの，ほとんどざ瘡丘疹を認めなくなった（図4）．

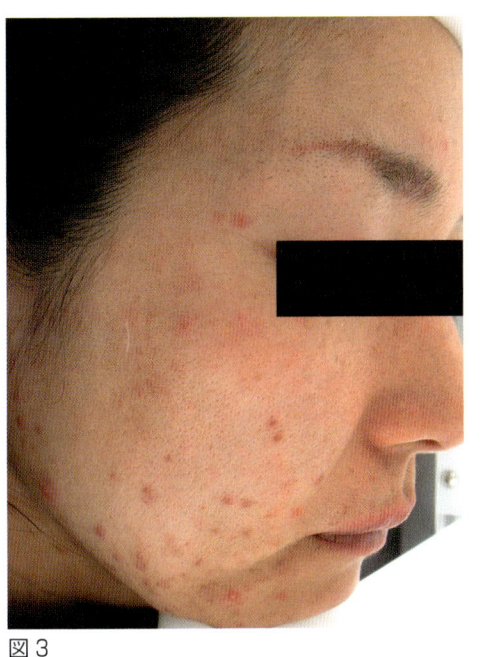

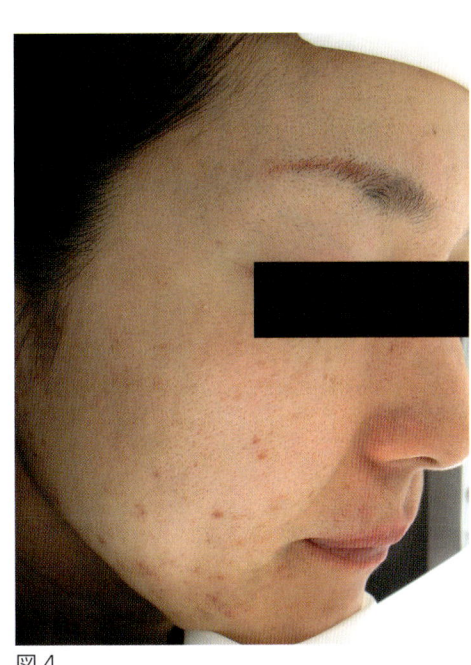

図3

図4

うまくいかなかった症例：20歳，男性

現病歴
1年前から頬部に膿疱・皮下硬結が出現し，抗生剤の内服，抗生剤含有外用剤にて改善しなかった．

現症
頬部〜頸部に散在する紅色丘疹，膿疱，皮下膿瘍を認める（図5）．

臨床経過
某社グリコール酸35％（pH1.2）にて5分間の施術を2週〜1ヵ月毎に計20回行い，排膿処置を行った．適宜抗生剤（ルリッド®300mg）の内服を併用した．しかし，膿疱部は瘢痕形成を生じ，皮疹は初診時より悪化した（図6）．

炎症の誘発を防ぐためにpHの高いジョルビGAゲル50（pH3）に変更して，5分間塗布を計4回施行し，皮疹はやや減少するも効果は不十分であった．

ピーリングを中止し，レクチゾール®50mgの内服と，赤色瘢痕に対しロングパルスNd：YAGレーザー（gentle-YAG®レーザー）を0.3msec，13J，defocusの設定で計5回照射を併用して，皮疹は急速に改善し，膿疱の新生を認めなくなった（図7）．

> **コメント** ピーリングがうまくいかなかった考え得る原因
> この症例は，後頸部にも膿疱や膿瘍形成を認め（図8），尋常性ざ瘡の一型である膿疱性ざ瘡ではなく，慢性膿皮症の一型である集簇性ざ瘡と考えられた．両疾患は，一見症状が似ているが，集簇性ざ瘡はピーリングにより炎症を誘発し，かえって症状が増悪することがあり，注意が必要である．

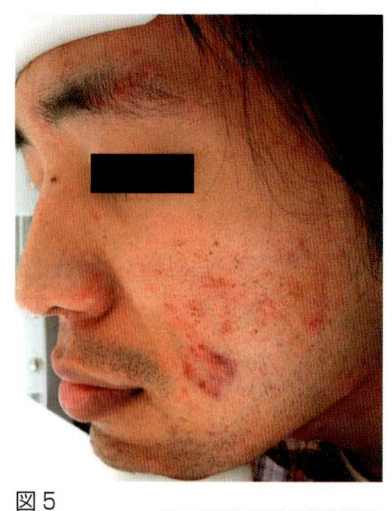

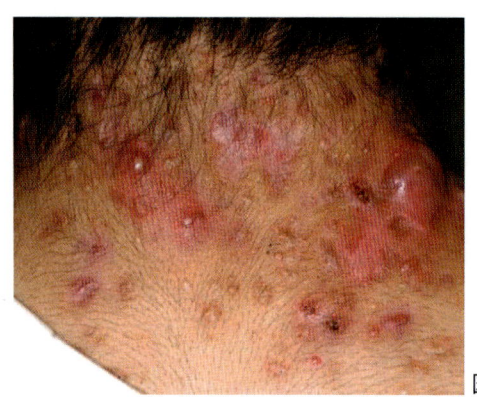

図5

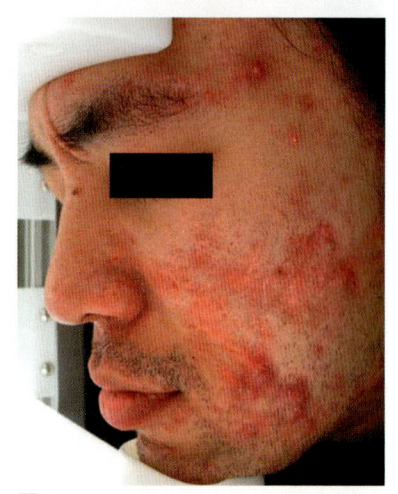

図6

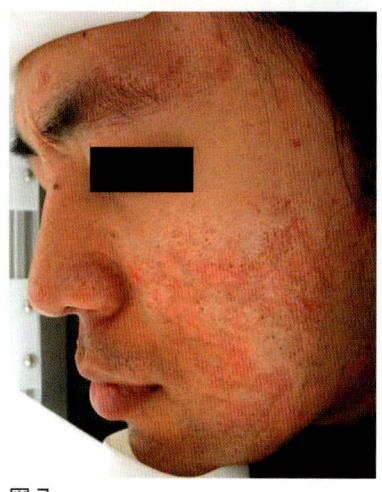

図8

図7

よくある所見・症状

塗布時の刺激感 → ほぼ全例に認める．送風にて対処可能であることがほとんどである．強い刺激感や痛みを訴える場合には，乾燥などにより角層が傷んでいてピーリングが深くなっていることがあるので，注意が必要である．

紅斑の形成 → 淡い紅斑を認める程度の GA 濃度・作用時間を決定することが大切であるが，反応させすぎた場合には強い浮腫性紅斑を認めることがある．水道水での洗浄，十分な冷却に加え，very strong から strongest のステロイド剤を外用する．

膿疱性丘疹からの排膿 → ピーリングにより膿疱蓋が剥離し，面皰や膿が排出されやすくなる．軽くコメドプレッシャーで圧出して，同部位は薄い痂皮が形成されることを伝えておく．

鱗屑の形成 → ピーリング数日後に鱗屑を認めることが多い．十分に化粧水や保湿ローションで保湿するように指導する．

施術編

1. EBMに基づく適応疾患・状態

ざ瘡
グリコール酸

林 伸和（東京女子医科大学皮膚科）

使用薬剤

20～40%のグリコール酸（以下：GA）

エストコミュ社
製品名：ダーマピール 20, 30, 40
pH調整：20%（2.0～2.2）
　　　　30%（1.5～1.7）
　　　　40%（1.3～1.5）
保存方法：外来棚（常温）．

自家製グリコール酸30%（pH3.0）も併用
保存方法：外来棚（常温）．

治療方法

1 診療形式
a. アクネ専門外来（毎週金曜日午後）
b. 保険適応の有無：現在，重症例では無料で施術を行う場合もあるが，基本的には混合診療をさけるため，自由診療でケミカルピーリングを行っている施設を紹介している．
c. スタッフ：医師のみ（現在4人）

2 説明の方法・内容
a. アクネの成因の中で面皰が原発疹であり，面皰に対する治療が重要であることを説明し，さらにアダパレンが認可されたため，面皰に対する治療方法としてアダパレンもあることを提示した上で，ケミカルピーリングの意義，保険適応外であること，刺激感があることなどを説明．
b. 未成年の場合には，基本的に保護者を含めて説明している．文書による同意を取得している．
説明の所要時間：10～20分

> **POINT**
> 図を用いて，面皰の成因とケミカルピーリングの原理などを説明し，インフォームドコンセントを得た上で施術することが重要．知識の豊富な患者では，瘢痕や色素沈着などのトラブルに関する質問が出ることもあるが，グリコール酸とサリチル酸エタノールなどの他のピーリング剤との違いを話し，施術前に十分な理解を得るようにしている．
> 2～3週間に1回の施術を継続することが必要で，効果がわかるまでの時間についての質問に対しては3ヵ月（おおむね6回程度の施術後）と答えている．軽快後の維持療法として施術を望む患者が多いため，数回行った後は他の医療施設を紹介することをあらかじめ説明している．

3 治療前
特にテストなどは行わない．初回は肌質や臨床症状を考慮して，低濃度（20～30％），短時間（15秒～1分程度）で開始する．あらかじめ，表1に示す案内を手渡ししておき，スムーズな流れをつくるようにしている．

4 洗顔
説明の際にヘアバンド，タオルなどの必要物品を持参するように指示する．施術前に自分で洗顔を済ませておいていただく．

5 治療準備
施術に必要な物品をトレーなどにまとめ，ベッドサイドに用意する．患者をベッドに誘導し，仰臥位でベッドの高さを調節する．あらかじめ患者が持参したヘアバンドなどで髪の毛をまとめ，首周りには薬剤が洋服につかないようタオルなどをかける．眼の保護のため，小型のゴーグルを当て，閉眼を指示する．

6 脱脂
脱脂は基本的に行っていない．症例により角層からのピーリング剤の浸透を高めるために，タンパク分解酵素を含有した専用の洗顔料（エストコミュ社エンザイマパウダーを使用時調合したピールオフクレンズ）を用いる場合もある．

ケミカルピーリングを受けられる方へ

● ご用意いただくもの
①タオル，洗顔料（洗顔時）
②ヘアバンド，カチューシャなど（洗顔時，施術時）
③日頃お使いの化粧水，乳液，日焼け止め（施術後）

● 予約時間の10分前までにお越し下さい．
● 受付の後に，洗顔してお待ちください．
● 診察室で診察の後，処置室でケミカルピーリングを行います．ヘアバンドをしていただくと，施術がスムーズですので御協力下さい．施術後は水で洗顔し，普段からご使用になっている化粧水，乳液で肌を整えて下さい．ケミカルピーリング後は紫外線をさけ，強い日差しに当たる場合には日焼け止めをご使用下さい．

ご不明な点がありましたら，アクネ外来担当医にお申し出下さい．

表1

7 ピーリング剤の塗布
a. 面皰が多発している部位や額，鼻背などの脂漏部位から塗布を始める．
b. 眼囲を除く全顔に素早くピーリング剤を塗布し，時間の計測を開始する．

> **POINT**
> ピーリング剤の濃度や，処置の時間は，肌質や前処置の方法，これまでのピーリングの回数や前回施術してからの経過時間などで，ピーリングの時間の設定は変わる．発赤の生じるまでの時間は全く異なる．施術時の観察が重要であることは言うまでもないが，トラブルを未然に防ぐため，熟達した医師があらかじめ時間設定を行い，その時間を最大としている．

8 グリコール酸の中和
a. 乾燥部位を中心に，顔面全体を注意深く観察し，発赤を生じた時点で中和する．
b. 中和は，発赤を見た場所より開始し，ガーゼなどを用いて素早く全体に塗布する．その際，中和熱で刺激感を訴えることがあるが，その後緩めに絞った濡れガーゼで2～3回拭き取ると，すぐに軽快する．

9 冷却
a. 中和に続いて，素早く冷却する．氷水に浸した全顔を覆う専用のマスクもしくはガーゼをピーリング剤を塗布した部位を覆うように当てる．残留したピーリング剤や中和剤を薄める効果も期待して，十分に水を吸ったものを用いている．
b. 1～2分程度で，新たに氷水で冷却したマスクあるいはガーゼと交換する．2～3回繰り返して終了とする．

10 後処置
a. 洗顔をしていただき，終了とする．
b. 当日から化粧を許可している．日焼け止めや保湿剤は，持参のものをご自分で外用していただく．

11 治療プログラム
a. 基本的に2週間に1回の施術を行う．炎症性皮疹の出現が治まれば，まず他の治療法（抗生物質の内服など）を止める．ケミカルピーリングは頻度を次第に減らし，最終的には中止する．
b. 補助療法として，あるいは通院回数を減らす目的の維持療法として5%グリコール酸を含有した化粧水を用いた自宅での治療を併用する場合もある．

12 施術後のケア
a. 日焼け止めの使用を勧めている．
b. 当科では，ざ瘡患者のみを対象としているため，脂性肌の症例が多く，保湿剤の使用は症例により必要な場合のみに指示している．

> **アドバイス**
> ざ瘡は日本人の90％以上が罹患する疾患である[1]．生命に影響することはないが，思春期に好発し顔面の症状であるために患者の精神苦痛は大きい．画一的な治療では不十分であり，ケミカルピーリングも万能ではない．強い炎症を伴う症例では，ケミカルピーリングによる刺激を強く訴えることもあり，その場合には炎症に対する治療を先行させる必要がある．中等度以上の炎症性皮疹を伴う例には抗菌薬の内服を，軽度の炎症性皮疹を伴う症例には抗菌薬の外用を併用する．ケミカルピーリングで面皰の軽快が見られない場合には，間違ったスキンケアを行っていないかどうかの確認や，搔破に関するメンタルケアなど[2,3]を行い，症状にあわせて総合的に治療することが重要である．

具体的な症例へ

これが私の技―施術編

ざ瘡

グリコール酸

症例 1：23歳，女性

腎移植後で免疫抑制剤内服中に生じたざ瘡に対するケミカルピーリング

既往歴

平成12年4月20日生体腎移植．現在シクロスポリン225mg，セルセプト®1.5g，メドロール®8mg内服中．

現病歴

平成12年5月中旬より顔面にざ瘡が出現．次第に増数したため7月11日当科初診した．

経　過

当初は，アクアチム®ローションなどを外用するも新生が治まらず（図1），平成12年10月より2週間おきにケミカルピーリングを開始．3ヵ月経った1月以降は1ヵ月おきの施術で良好な状態を保っている（図2）．

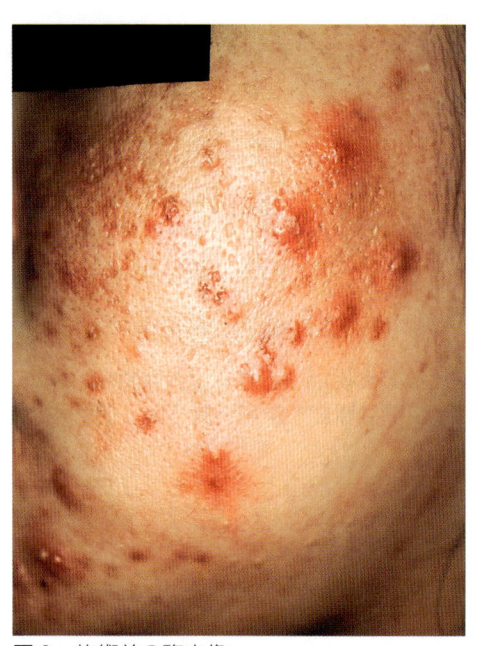

図1　施術前の臨床像

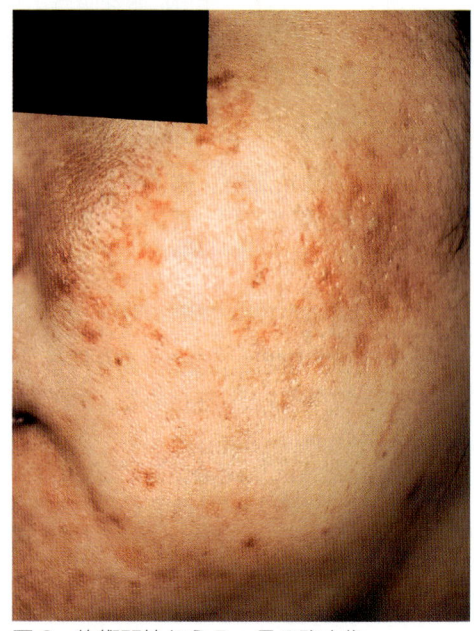

図2　施術開始から5ヵ月の臨床像

症例2 : 16歳, 女性

抗菌薬の内服中止による再燃を繰り返していたざ瘡に対するケミカルピーリング

既往歴

特記すべきものなし．

現病歴

中学生のころからざ瘡があり，抗菌薬の内服で軽快するが，中止すると再燃することを繰り返していた．

経　過

30％グリコール酸を用いたケミカルピーリングを併用することで皮疹の再燃は抑えられ，半年後にはケミカルピーリングを中止しても再燃しなくなった．

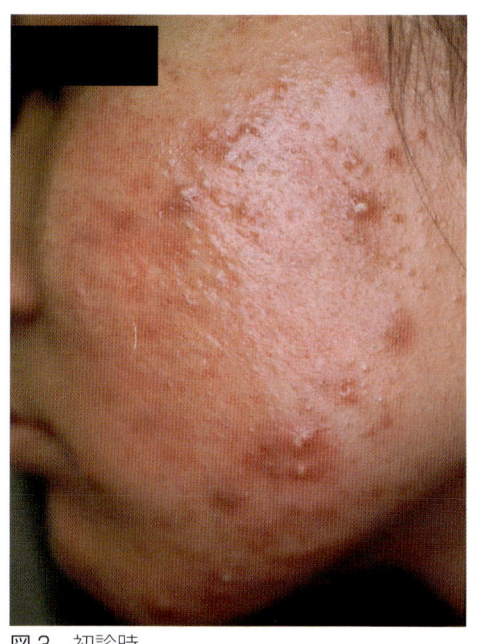

図3　初診時

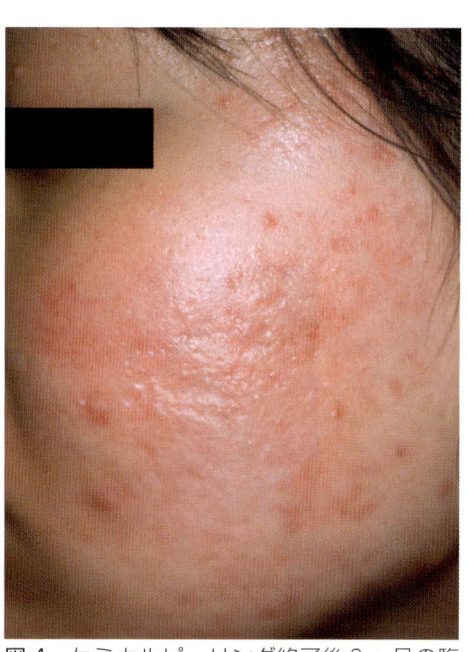

図4　ケミカルピーリング終了後3ヵ月の臨床象

症例3：27歳，女性

通常の治療では対応できない掻破性ざ瘡と判断した症例

既往歴

特記すべきものなし．

現病歴

数ヵ月前から顔面に皮疹が出現し，次第に増数するため近医を受診．ざ瘡の診断で抗菌薬などを中心とした治療を行ったが無効であるため，当科を受診した．

現　症

顔面に小豆大までのだ円形で痂皮をのせた皮疹が多発している．明らかな面皰や毛包一致性の丘疹や膿疱はない．

経　過

掻破による皮疹（掻破性ざ瘡）であることを本人に説明し，心理的背景や生活環境などを聞き取ったところ，職場環境や寮での生活などに強いストレスを感じていることがわかった．本人の納得を得た上で精神科を受診していただき，うつ病の診断を得て，精神科医と連携を取りながら加療した．

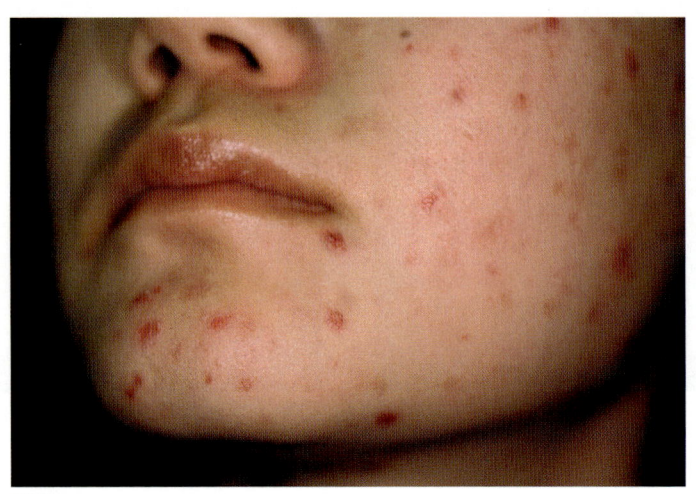

図5

---

1) 林　伸和，川島　眞，渡辺晋一ほか：本邦における尋常性痤瘡のアンケートによる疫学的調査成績．日皮会誌，111：1347-1355，2001．
2) 林　伸和，川島　眞，小林美咲ほか：痤瘡の薬物療法とメンタルケアおよびケミカルピーリングの併用効果の検討．西日皮膚，64：227-231，2002．
3) 林　伸和，小林美咲，細谷律子ほか：痤瘡患者における掻破行動の実態調査．臨床皮膚科，56：387-391，2002．

施術編

1. EBMに基づく適応疾患・状態

ざ瘡

グリコール酸

鷲見康子（藤田保健衛生大学皮膚科）

使用薬剤

10〜70%のグリコール酸

ノブ　常盤薬品工業
製品名：セルニュー
pH調整：10%（pH 1.7）
　　　　25%（pH 1.4）
　　　　35%（pH 1.2）
　　　　50%（pH 0.9）
　　　　70%（pH 0.5）

　以前は自家製グリコール酸製剤を使用していたが，最近は製剤の安定性を考慮し，市販品を使用している．参考に20%自家製グリコール酸ジェル作成方法をp.107へ記した．

治療方法

1 診療形式
a. 美容皮膚科外来
当院では，ざ瘡患者の場合，まず保険診療での治療を優先している．しかし保険診療における内服・外用治療を続けていても症状の軽快が望めない場合や，症状の軽快増悪を繰り返す場合，なおかつ，患者本人が強く希望する場合にケミカルピーリングを紹介している．
b. 自費診療
c. スタッフ：医師1名，看護師2名

2 説明の方法・内容
a. 通常の外来でケミカルピーリングを希望する患者がいる場合，患者自身により美容皮膚科外来の予約をとってもらう．
b. 美容皮膚科予約の電話において，患者にこれまで使用していたクレンジング，洗顔料，フェイスタオル，ヘアバンド，サンスクリーン，メイク道具を持参するよう説明する．
c. 美容皮膚科受診時に詳しいピーリングの説明を行う（医師）．成人の場合は本人に，未成年者の場合は保護者同伴の上，外来診察室において説明する．その後，患者および保護者が納得した上で同意書にサインをもらう．

説明の所要時間：10分程度

> **POINT**
> 問診で患者さんに確認する事項
> ①ピーリング治療施行中は遮光を徹底することができるか？
> ②これまでにレーザー，ピーリング，外科的手術などを施行したことがあるか？
> ③単純ヘルペスの既往はないか？
> ④前日または当日に顔剃りをしていないか？
> ⑤アトピー性皮膚炎や接触皮膚炎の合併や既往はないか？
> ⑥ケロイド体質ではないか？
> ⑦ケミカルピーリングに過度の期待を抱いていないか？
> ケミカルピーリングの治療効果が得られるには数回の治療が必要であり，ざ瘡の出現をコントロールするには，その後も継続的な治療が必要であることを説明する．

3 洗顔
患者自身によりヘアバンドで髪の毛を上げて，持参の洗顔料で洗顔してもらう．

4 治療前（医師）
化粧水などを使用していない状態で写真撮影を行う（顔の場合，正面，左右側面の3方向で撮影）．再診の場合は患者と一緒にこれまでの臨床写真を見ながら，現在の皮疹の状態と比較する．このとき，患者自身の満足度についても確認する．

> **POINT**
> 臨床写真の撮影は可能であれば毎回行うのがよい．患者と初診からの臨床写真を見直すことは治療効果を判定すると共に，コミュニケーションをはかることにもつながる．

5 治療準備（医師・看護師）
a. 物品の用意：ピーリング剤，ピーリング剤を入れるガラス容器，ゴーグル，ハケ，綿棒，タイマー，水に浸したガーゼ（拭き取り用），中和剤，氷水に浸したガーゼ（冷却用），フェイスタオル．
b. 患者はヘアバンドで髪の毛を上げて，ベッドに仰臥位になってもらう．その後，ゴーグルか水に湿らせたコットンで両目を保護する．
c. ピーリング剤の濃度の決定
患者の肌状態をよく観察し，塗布濃度を決定する．当院では顔面の初回ピーリングはセルニュー GA 25%を使用することが多いが，肌の乾燥が目立つ場合はセルニュー GA 10%を使用している．また背中のピーリングはセルニュー GA 50%を使用することが多い．

6 脱脂（医師）
顔面のピーリングの場合，洗顔後，特に脱脂処置はせず，そのままピーリング剤を塗布している．背中のピーリングの場合は脱脂液（ノブ，セルニューシーバムリムーバー®）をコットンに含ませて，皮膚表面を拭いている．

7 ピーリング剤の塗布（医師）
a. ハケを用いてピーリング剤を顔全体に手早く塗布する．この間，扇風機で送風することにより，痛みを軽減させることができる．
b. 塗布の順序
皮疹が集簇しているような症状が強い部分よりはじめ，眼瞼周囲，口唇を避けて，均等に塗布する．特に皮疹のひどい部分がみられない場合は，額→鼻部→頰部→下顎の順に塗布する．

> **POINT**
> ①びらんや傷のある部分はあらかじめワセリンを塗布して，ピーリング剤の浸透を避ける．
> ②初回は通常，顔面全体に 25% GA を塗布して反応をみる．塗布時間は 2〜3 分だが，部分的に強い紅斑や浮腫が出現したり，痛みが強い場合は水に濡らしたガーゼでふき取る．
> ③初回の濃度で紅斑，浮腫の遷延，水疱，痂皮の形成などのトラブルがなく，なおかつ，ざ瘡の新生が治まらない場合は，次の回から塗布時間を延長するか，ピーリング剤の濃度を上げている．
> ④発赤の強い丘疹および膿疱には，皮疹の先端に極細綿棒を用いて 35% GA または 50% GA を塗布し，1 分ほど経過してから，顔面全体にピーリング剤の塗布を行う場合もある．
> ⑤乾燥肌の場合はピーリング剤が浸透しやすいため，特に注意深く観察する．
> ⑥ピーリング剤塗布中は必ず患者から目を離さず，時々声をかけながら，痛みの程度を把握する．

8 ピーリング剤の除去と洗顔
軽度の紅斑，浮腫が生じた部分から水にぬらしたガーゼを用いてピーリング剤を拭き取り，2〜3 分を目安にすべてのピーリング剤を拭き取る．その後，患者自身で洗顔をしてもらう．洗顔後に施行部の肌状態を確認する．
背中のピーリングではセルニューフィニッシュミスト®で中和後，水にぬらしたガーゼを用いてピーリング剤を拭き取っている．

9 冷却（医師・看護師）
あらかじめ氷水で冷やしておいたガーゼかキッチンペーパで冷却する．2〜3 分毎に交換し，合計 10 分程度冷却する．
皮膚反応や痛みが強い場合は，氷水による冷却を時間が許す限り行う．

10 後処置（医師）
a. ピーリング施行部の肌状態を確認し，紅斑や浮腫が強い部分には副腎皮質ステロイド軟膏（当院ではリドメックス®軟膏を使用している）を薄く外用する．
b. 炎症性ざ瘡や面皰が目立つ場合は，面皰圧出を施行し，処置後はアクアチム®軟膏を外用している．

11 治療プログラム
初回からざ瘡の新生が落ち着くまでは 2〜3 週間毎に施行している．炎症性ざ瘡の新生が著しい場合は 2 週間毎が望ましい．その後は 4〜8 週間毎に施行している．

> **POINT**
> ①定期的な通院が困難な場合，ホームケアとして市販のピーリング剤含有化粧品の使用を勧めている．
> ②炎症性ざ瘡の新生が著名な場合，内服による副作用などの問題がなければ，抗生剤の内服を併用している．症状の軽快が認められれば，抗生剤を少しずつ減量，中止することができ，4〜8 週間毎のピーリングのみでコントロールが可能な症例も多い．

12 術後のケア
ピーリング終了時間が日中の場合は患者自身によりサンスクリーンを塗布し，帰宅してもらう．可能であればビタミン C ローションを処方し，自宅で外用してもらっている．

> **POINT**
> 何よりも患者との信頼関係が大切である．初診時の説明は時間をかけて丁寧に行い，きちんと患者が理解，同意した上で治療を開始しなくてはならない．

具体的な症例へ

症例1：20歳，女性

現病歴

半年ほど前より顔面のざ瘡の出現を繰り返している．近医より抗生剤内服，外用を処方され，ある程度症状は軽快したものの，赤みの強いざ瘡瘢痕が気になるとのことで当科を受診された．

現　症

両頬に炎症性ざ瘡および赤みの強いざ瘡瘢痕を認める（図1）．

臨床経過

抗生剤の内服を併用しながら，25% GA によるケミカルピーリングを開始した．

2回目からは 35% GA を顔面全体に塗布した．はじめは2週間毎に治療を行っていたが，ピーリング4回終了時にはざ瘡の新生はほとんどみられなくなった（図2）ため，抗生剤の内服を減量，中止した．その後も1～2ヵ月毎にピーリングの施行は続けていたところ，1年後にはざ瘡瘢痕もほとんど目立たなくなった（図3）．

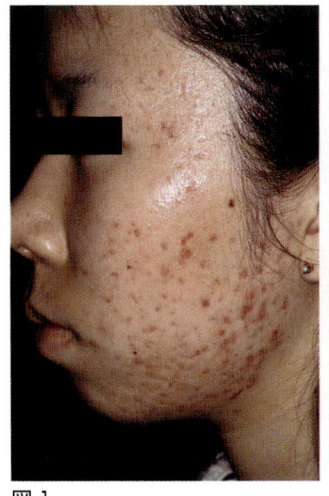

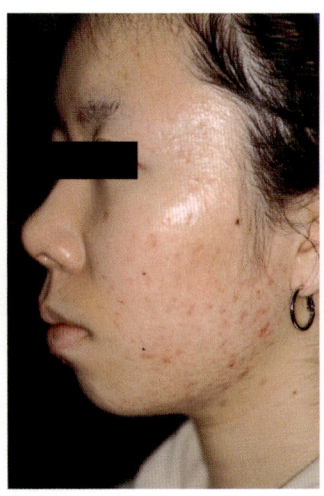

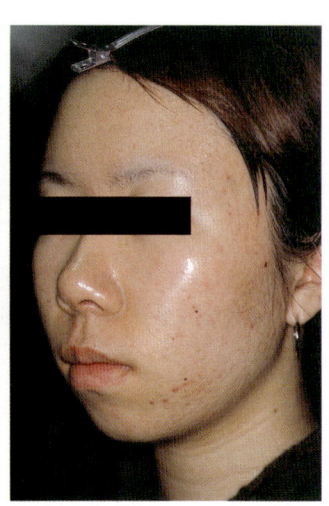

図1　　　　　　　図2　　　　　　　図3

よくある所見・症状

ピーリング直後の痛み,紅斑,浮腫,水疱などの出現 →
- 氷水に浸したガーゼを用いて,時間の許す限りしっかり冷却する.
- 皮膚反応が強い部分には副腎皮質ステロイド外用剤を塗布する.
- 患者には,帰宅後痛みがある間は保冷剤などで冷却するよう指示する.

痂皮の形成 → ほとんどの症例において1週間前後で自然に脱落する.無理に剥がさないように指示する.

乾燥症状 → これまでに患者自身が使用していた保湿ローションがあれば使用してもらう.患者が希望する場合は,ヒアルロン酸含有化粧水を処方している.

参考 20%自家製グリコール酸ジェル作成方法

用意するもの:70%グリコール酸溶液
　　　　　　　精製水
　　　　　　　キサンタンガム
　　　　　　　グリセリン

メリット:安価である.

デメリット:作成する手間がかかる.
　　　　　　pHが一定ではない.

作成方法:①キサンタンガム2gを計量し,保存容器に入れる.
　　　　　②グリセリン12mLをシリンジで計量し,①に少しずつ加え,ダマにならないように混ぜる.
　　　　　③精製水59mLをシリンジで計量し②に少しずつ加えて混ぜる.
　　　　　④70%グリコール酸29mLをシリンジで計量し,③に少しずつ加えて混ぜる.

保存方法:冷蔵庫保存.3ヵ月に1回作製する(**図4**).

	20%	35%	50%
70%グリコール酸(mL)	29	50	71
精製水(mL)	59	38	17
キサンタンガム(g)	2	2	2
グリセリン(mL)	12	12	12

図4 グリコール酸ゲル処方(全量100mL)

施術編

1. EBM に基づく適応疾患・状態

ざ瘡
グリコール酸

山下理絵（湘南鎌倉総合病院形成外科・美容外科）

使用薬剤

10〜60%のグリコール酸（以下：GA）

その他，ざ瘡治療には，サリチル酸，Jesnner液，トリクロロ酢酸なども使用．

自家製グリコール酸

調整方法：30% GA の場合

精製水にヒアルロン酸 Na，グリセリン，ヒドロキシセルロースを添加した後，pH 調整のためにクエン酸 Na を添加する．

保存方法：23℃の部屋で，遮光ビンで保存．

市販ピーリング剤

1. サンソリッド
2. ヴィジュアルチェンジ　他

治療方法

1 診療形式
- a. 通常の外来．ケミカルピーリング外来は設けていない．
- b. 保険適応の有無：自費診療（1回当たり：顔 10,000円）
- c. スタッフ：医師1名，看護師（女性）1名

2 説明の方法・内容
- a. 通常の外来でざ瘡患者が来た場合，保険治療と自費治療に分けて説明．両者の長所・短所を確認してもらう．また，今までの治療歴を問診し，保険治療が不十分な場合には，まず保険治療から始める．ケミカルピーリング導入時には，自費治療であること，患者が経済的に治療継続が可能であるかなどを確認する．患者が自ら希望する場合に予約をとる．ピーリング前に禁止すること，注意点を説明する（資料参照）．当院では，初診日にはピーリング治療は行わない．

  説明の所要時間：5分（医師）
- b. 同意書：設けていない．

3 治療前（医師）

全身状態の確認および皮膚の状態の視診後，問題がないようであれば上下電動式ベッドに仰臥位で寝かせる．

4 治療前準備
- a. ターバンやヘアークリップで，髪の毛が治療の妨げにならないようにする（医師）．
- b. 高周波トリートメント，Capacitive Electric Transfer（CET）Deep Hyperthermia（INDEBA306™）後，残存しているクリームを精製水含有ガーゼで除去する．この間に，患者との対話，肌の状態を観察し，その日に使用するピーリング剤を決める（医師）．

5 脱脂

アセトンを使用している．アセトン臭があるため，患者に口呼吸を指示する（医師）．

6 ピーリング剤の塗布

初回は20％あるいは30％グリコール酸を綿棒やハケを用いて塗布し，タイマーを用いて6～8分計測する．また，膿疱部にはトリクロロ酢酸やサリチル酸などを綿棒を用いてスポットピーリングを行い，クーリング後状態により，面皰圧出を行う（医師）．

7 ピーリング剤の除去

精製水ガーゼを用いて除去する（医師，看護師）．

8　冷却
現在は，アロマテラピー効果による鎮静，抗炎症作用も考え，冷却したラベンダー水ガーゼ（100％ピュアオイルを精製水に混合）で，約5分間行っている．発赤が強い場合は，さらに5分間追加しクーリングを行っている．クーリングガーゼは前日に看護師が作製し，冷蔵庫にて保管している（医師，看護師）．

> **アドバイス**
> ピーリング剤塗布終了時，クーリング終了時のタイマー音を区別する目的で，音の異なるタイマーを2種準備している．

9　後処置
ビタミンCローション，保湿剤，遮光剤を塗布する．面皰圧出をした部位は抗菌剤を塗布する．混合治療として，同時にnon-ablativeレーザー（クールタッチ2，ゼオ）を照射する場合もある（医師）．

10　治療プログラム
a．ざ瘡の場合，患者の状態により2〜4週間隔で行っている．通常6〜8回を1クールとしている．新生皮疹の出現を認めなくなってからは，少しずつ間隔を開ける．
b．その後も2〜3ヵ月毎に継続するように指導する（資料参照）．

> **アドバイス**
> ①グリコール酸で改善が遅い場合は，サリチル酸やJessner液に変更してみるのもよい方法である．その場合は，ダウンタイムが1週間あることを十分に説明する．
> ②剥けない，よくならないなどの患者の言葉を鵜呑みにし，ピーリング剤を強くしたり，時間を長くするのはナンセンス．患者の言葉に惑わされない経験が必要である．

11　施術後のケア
遮光と保湿を指導する（資料参照）．

> **アドバイス**
> 紫外線はざ瘡を悪化させるため，日焼けは禁止させる．

●ピーリング前の禁止事項
①前日の顔の毛剃り，パック，スクラブ洗顔はしないで下さい．
②ピーリング2週間前以降は，日焼けはしないで下さい．
③ピーリング1ヵ月前以降は脱毛，他のケミカルピーリング，レーザー治療，またアートメイクなどもしないで下さい．

●ピーリング後の注意事項
①当日は石鹸洗顔をせず，ぬるま湯洗顔および保湿剤を塗布し，化粧はなるべく控えて下さい．
②翌日から化粧ができます．下地に日焼け止めクリームを使用して下さい．
③かさぶたができる場合がありますが，自然脱落するまで無理に剥がさないように注意をして下さい．
④日焼けはしないで下さい．

なお，アレルギー，かぶれなどが起こった場合は，必ず形成外科外来に連絡もしくは受診して下さい．

資料：施術前後の注意

具体的な症例へ

症例1：28歳，女性

現病歴
　10代より顔面にざ瘡．抗生剤内服，外用を数年間行ったが，軽快せず．
　平成12年当院形成外科受診，ピーリングおよびレーザー治療を開始する．

現　症
　び漫性に潮紅，紅色小丘疹，膿疱，亜急性（赤色）瘢痕，陳旧性（白色）瘢痕が混在（図1）．

使用薬剤
　自家製30％GAを10分間塗布をベースに使用し，TCAおよびサリチル酸でスポットピーリングを3～4週間おきに繰り返した．3回目より1320nmNd-YAGレーザー（クールタッチ）との混合治療を行った．4回目で小丘疹が軽減した（図2）．

施術後のケア
　紫外線対策，保湿．

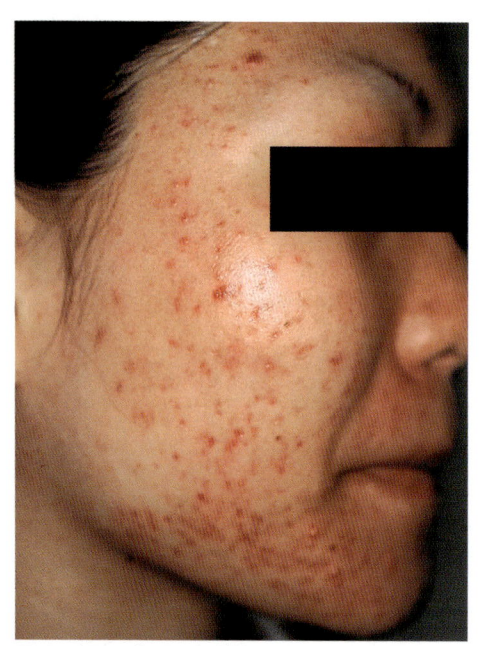

図1　初回ピーリング前

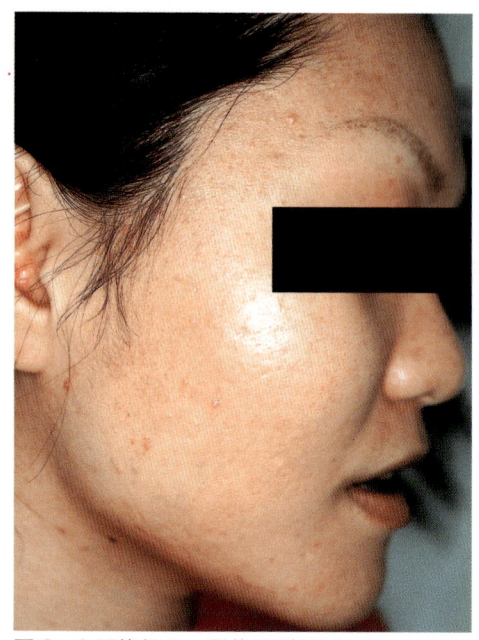

図2　6回施行1ヵ月後の所見である．紅色小丘疹は消失．小面皰が少数見られるが，炎症を起こさず治癒するようになった．

施術編

1. EBMに基づく適応疾患・状態

ざ瘡
グリコール酸

梶田尚美（なおみ皮フ科クリニック）

使用薬剤

20%グリコール酸

調整方法：20gのグリコール酸を精製水に溶解し全量を100mLにする．pH未調整．
保存方法：常温，遮光．

治療方法

1 診療形式
 a. 通常外来
 b. 保険適応：なし
 c. スタッフ：医師1名，看護師1名

2 説明の方法・内容
 a. 成人の場合は本人に，未成年の場合は保護者同伴で説明．
 説明の所要時間：約10分
 b. 同意書

> **POINT**
> ピーリング後出る皮膚のカサツキやにきびがいったん悪化することなどを十分に説明する．この説明が不十分であるとピーリングで皮膚症状が悪化したとのクレームの元になることが多い．

3 治療前
 皮膚に傷口がないかを確認する．

4 洗顔
 メイクをしている場合はクレンジングをしてから洗顔．

5 治療準備
 ヘアバンドやピン止めなどで，髪の毛が治療の妨げにならないようにする．

6 脱脂（医師）
 アセトンを脱脂綿に含ませ，顔全体を丁寧に拭く．

7 ピーリング剤の塗布（医師）
 a. 自家製の綿棒を用いてピーリング剤を塗る．
 b. 順序：額→鼻→顎→両頬の順に塗る．
 c. 3分間放置．

> **POINT**
> 難治性のざ瘡は放置時間を徐々に延長する．放置時間を延長することで深達度が深くなり，より強いピーリングとなるが放置時間が長すぎると痂皮ができやすいので，長くても5分以内としたほうがよい．
> また，男性はもともと皮脂が多いため，ピーリング剤の深達がしにくく4分間放置よりスタートする．

8 ピーリング剤の除去と洗顔
放置時間が経過したら，洗面所でしっかりと洗顔し，ピーリング剤を洗い流してもらう．

> **POINT**
> 洗顔でピーリング剤がしっかりと落としきれていないと，痂皮やびらんの原因となるため，洗顔はしっかりとしてもらうように指導する．

9 冷却
氷水でよく冷やしたガーゼを軽くしぼり，顔全体を覆うように置く．

10 後処置
面皰圧出：圧出部にはゲンタシン®軟膏を外用する．

11 治療プログラム
a. 2週間に1度，6回の施術で1クールとする．
b. 1クール終了時点で医師が必要と判断した場合は，もう1クールを続けて施術する．

12 術後のケア
a. 当日より紫外線防御を行うように施術する．
b. ピーリング後はカサツキが出るので保湿をしっかりしてもらう．

具体的な症例へ

症例1：22歳, 女性

ピーリングのみで経過を見た症例（2週間に1度，3ヵ月後）．
面皰，丘疹ともにかなり改善している．

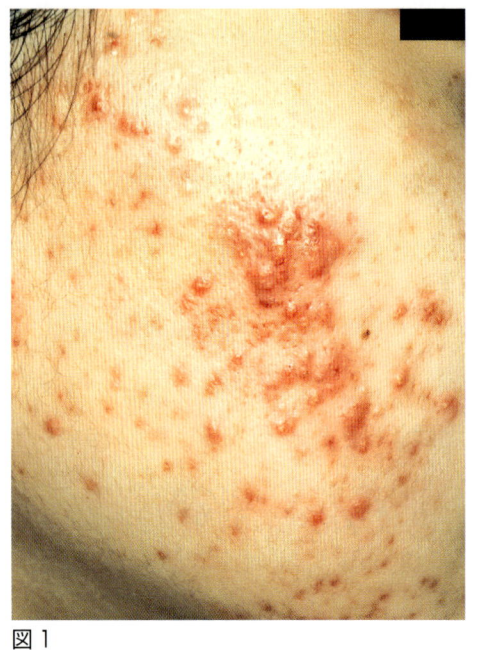

図1

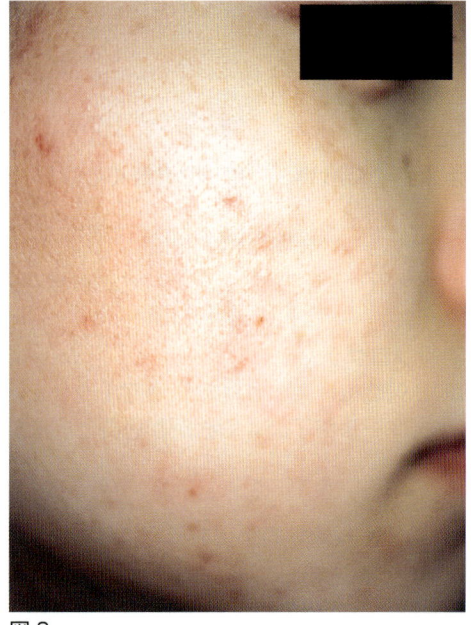

図2

症例2：32歳, 女性

ピーリングのみで経過を見た症例（2週間に1度，3ヵ月後）．
丘疹，膿疱ともにかなり改善，特に膿疱は著明に減少した．

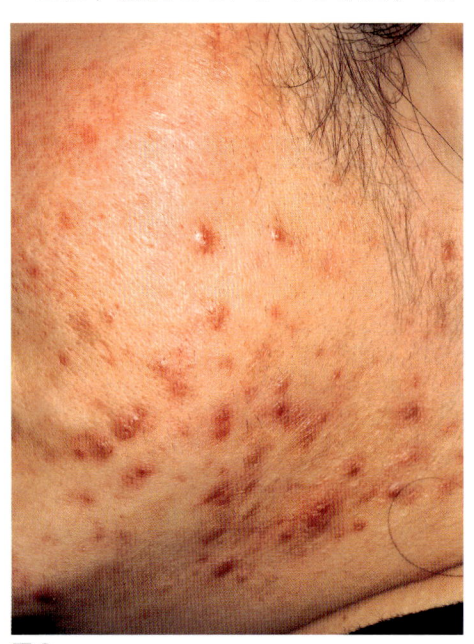

図3

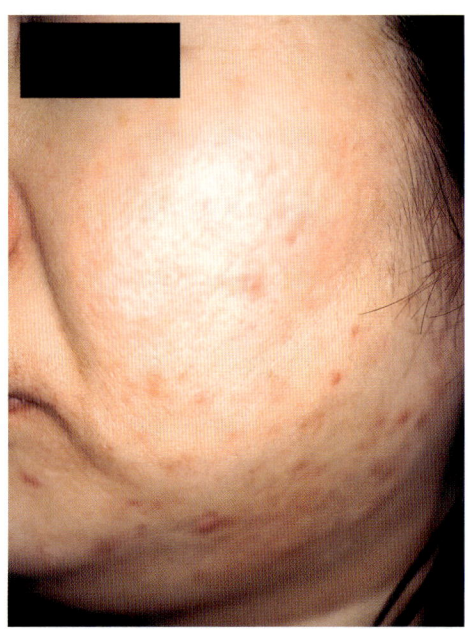

図4

よくある所見

痂皮形成
→ 痂皮を無理に剝さないように伝え，来院してもらい，亜鉛華単軟膏を処方．
痂皮が取れた後は，しばらく色素沈着が残る場合もあるが1ヵ月程度で消失する．

ざ瘡の悪化
→ ピーリング後は角質が溶けるため，微小面皰が面皰もしくは，丘疹となり，にきびがいったん悪化する．
ピーリングの説明時にこのことをしっかりと説明していないとクレームの元になるので注意が必要．

皮膚のカサツキ
→ ピーリングの効果で角質が溶け，カサツキが2〜3日程度続くため，化粧水で保湿をしっかりするように説明しておく．

うまくいかなかった症例

ピーリング剤塗布後の洗顔をしっかりしていない
→ 痂皮形成し色素沈着に．

アトピー性皮膚炎などで皮膚の状態がよくない（乾燥や紅斑，掻破痕など）
→ びらんや痂皮となりやすい．

1. EBM に基づく適応疾患・状態

施術編

ざ瘡

サリチル酸（マクロゴール基剤）

上田説子（上田説子クリニック）

使用薬剤

30%サリチル酸マクロゴール

調整方法：30g サリチル酸を種々の分子量のマクロゴールの混合製剤 70g に溶解し，クリーム状で使用する．その際，結晶が決して析出しない条件を確認して使用する．
薬　　剤：30%サリチル酸マクロゴール，ワセリン．
器　　具：ガーゼ，氷水，ゴム手袋，軟膏ベラ．
保存方法：保存容器を断熱シートに包んで，冷蔵庫の最下段にて保存する．
保存期間：3ヵ月．

治療方法

1 診療形式
- a. 自費診療のみ　b. スタッフ：医師，看護師，看護学生

2 説明の方法・内容
- a. 自活している人のみ（学生は不可：自費診療のため）．
  1回：顔面（1万円）　1回：頸部および上胸部（1万円）　1回：背部（1万円）
- b. 外来診察室にて説明．
- c. サリチル酸マクロゴールピーリングの簡単な内容説明．
  副作用がほとんどないため，同意書も現在はなし．
  ①安全性（基礎編 p.73 参照）　②他剤との相違点（基礎編 p.73 参照）
  ③効果の理論的裏付け（基礎編 p.73 参照）
- d. 他剤副作用経験者では特に不安をもっており，上記の点について丁寧な説明を要することが多い．

3 治療前
施術前のケア：パッチテスト
- ピーリング後使用する化粧品がパッチテスト陰性，使用テスト陰性であることを確かめておく．
- 同時に紫外線吸収剤を含まないファンデーションもパッチテストにて検査し，ピーリング後使用する．

4 洗顔
洗顔方法：にきび患者に指示する一般的洗顔法
　①化粧をクレンジングで落とす　②石鹸洗顔　③流水で丁寧にすすぐ（5分間）

5 治療準備
- a. 注意事項
  ①コンタクトレンズ除去　②ラテックスアレルギーのチェック
- b. 治療準備
  ①ヘアーバンドで顔面に髪が落ちてこないようにする．
  ②手術用帽子をかぶせ，頭髪へのピーリング剤落滴を防止する．
  ③首周りにタオルをかけ，頸部・胸部へのピーリング剤落滴を防止する．
  ④ベッドに仰臥位に休ませる（図1）．

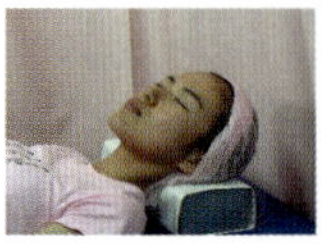

図1

6 脱脂
なし．

7 ピーリング剤の塗布
ピーリング手順
　①ワセリン塗布：眼囲，口囲（医師）
　・ピーリング剤が入らないように，ワセリンで保護する．
　・特に眼角，口角は丁寧に塗布する（図2，3）．
　②ピーリング剤塗布：額→鼻背・鼻翼→頬部→顎（医師）
　・ゴム手袋をして，ピーリング剤を手のひら上でよく温め（図4），額から順次塗布する（図5）．
　・鼻翼の鼻唇溝との境界部は少量塗布：紅斑が出やすい．
　・上眼瞼，上口唇～鼻翼間は塗布しない：眼，口への流入防止．

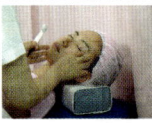

図2 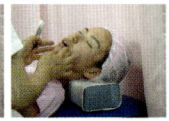　図3
図4 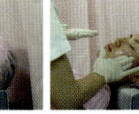 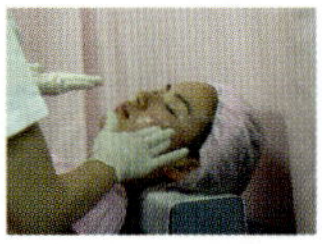　図5

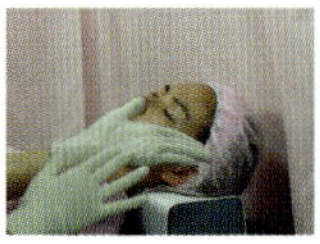

7
③ 5分間放置（図6）（看護師または看護学生）
・にきびまたはザラザラした部分は数回重ね塗りする.

> **POINT**
> 炎症性ざ瘡の膿疱, 丘疹の上に塗布しても発赤, 紅斑, 出血が生じることはない（図7）.

図6　図7

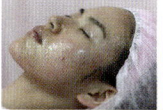

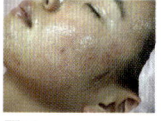

8 ピーリング剤の除去と洗顔
　a. ピーリング剤の除去
　　ピーリング剤拭き取り：額→鼻背・鼻翼→頬部→顎（医師）
　　・氷水で湿らせたガーゼを使用し, また, 擦らないように取り残しがないように注意して拭き取る（図8）.
　　・額, 鼻など各部位別にガーゼはかえたほうがピーリング剤がよく除去できる.
　　・最後に眼囲, 口囲のワセリンを外側に向かって拭き取る（図9, 10）.
　b. 洗顔
　　患者自身による洗顔：水道水で丁寧に洗い流してもらう.
　　・髪の生え際, 下顎部は洗い残しがないように注意する.

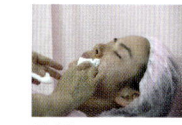

図8　図9
図10

9 冷却
氷水冷却：氷水ガーゼにて冷却5分間（看護師または看護学生）
① 氷水に浸したガーゼを絞る（図11）.
② 顔面にのせる（図12, 13）.
③ 30秒毎にかえる.

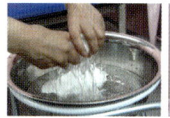

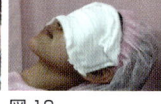

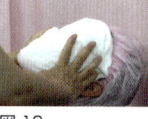

図11　図12　図13

10 後処置（医師）
ビタミンCローションを塗布する（図14, 15）.

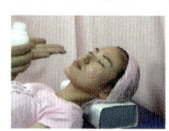

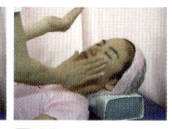

図14　図15

11 治療プログラム
1ヵ月に1回.
・1回でも皮膚のtextureの変化は自覚できる.
・思春期後にきびの場合, 3回でほぼ新生が止まる.
・3回治療後には色白になったことを自覚する.

12 施術後のケア
　a. 施術後のケア
　　① 術後12時間の化粧は禁止する. 紫外線に当たることも禁止する.
　　② 翌日より紫外線防御（紫外線散乱剤を使用したファンデーションまたはクリームが望ましい）は完璧に行うよう指示する.
　　③ 筆者の場合は, 角層剥離状態でのビタミンC浸透によるメラニン生成抑制および膠原線維増生効果を期待して, ピーリング直後から3日間ビタミンCを塗布させる.
　b. 術後経過
　　① 術直後より皮膚は滑らかになり約1ヵ月持続する.
　　② ピーリング翌日より平常通り化粧可能である（紅斑・落屑はほとんどないので, カサカサすることはない. まれに術後1週間ぐらい軽度の毛包炎が起こることがある）.

具体的な症例へ

これが私の技―施術編　　ざ瘡　　サリチル酸（マクロゴール基剤）

症例1：22歳，男性

皮脂分泌が過剰で，ギトギトした肌と毛穴のつまり，肌のゴワゴワ感として主訴で来院．右側のみピーリング施術し，4回ピーリング後，毛穴・肌質・過剰皮脂分泌も改善されている．ざ瘡の初発症状である毛孔閉塞が改善されることがわかる．

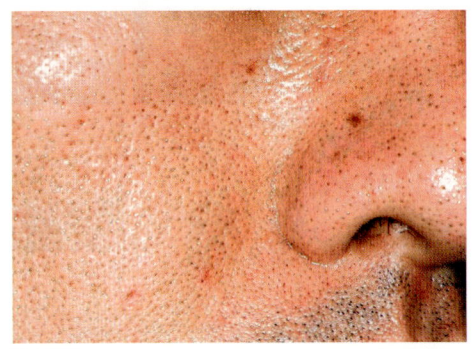

治療前

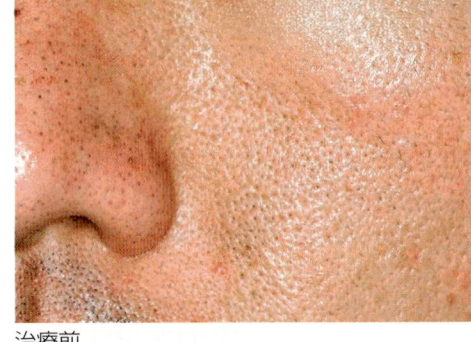

治療前

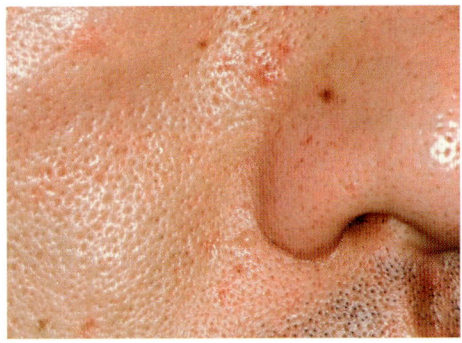

4回ピーリング後

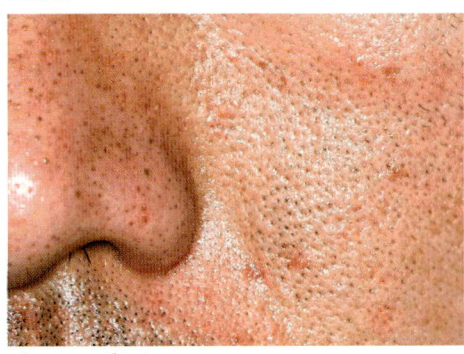

ピーリングなし

図16

症例2：17歳，女性

ピーリングのみで経過を見た症例（1回治療後1ヵ月）．

面皰は減少し，皮脂の分泌もスムーズになる．しかし，ピーリングのみで炎症性ざ瘡を治療するのは難しい．

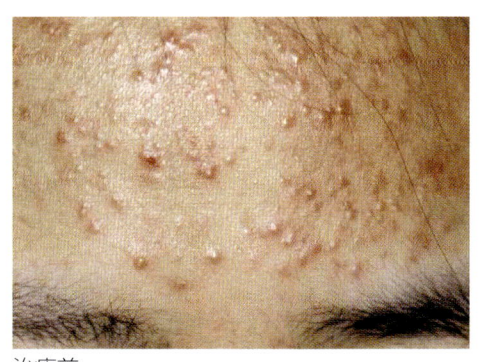

治療前

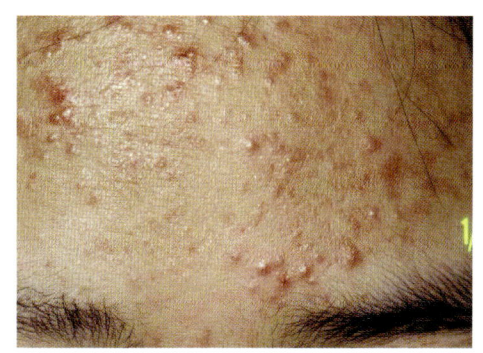

1回ピーリング後1ヵ月（抗生物質内服なし）

図17

症例3：27歳，女性

重症例．抗生物質内服併用して3回（1回/月）ピーリング後1ヵ月．

面皰・丘疹・膿疱は消失．ざ瘡新生は止まり，肌質も改善し，炎症後色素沈着もない．

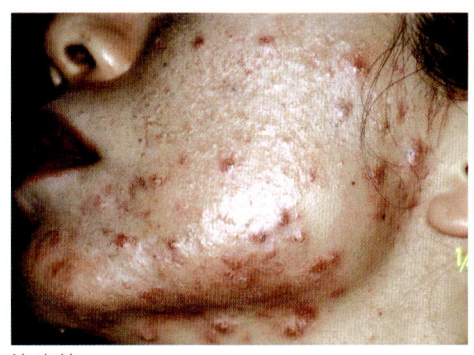

治療前

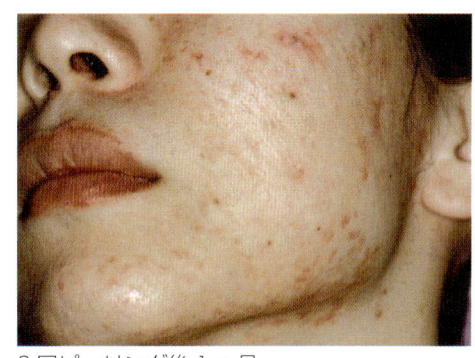

3回ピーリング後1ヵ月

図18

症例4：23歳，女性

治療に手こずる部位：頸部（3回治療後1ヵ月）

丘疹・膿疱は消失し色素沈着もない．

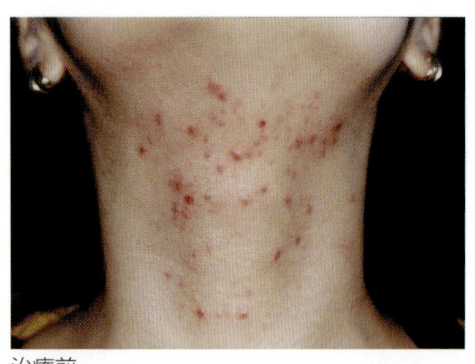

治療前

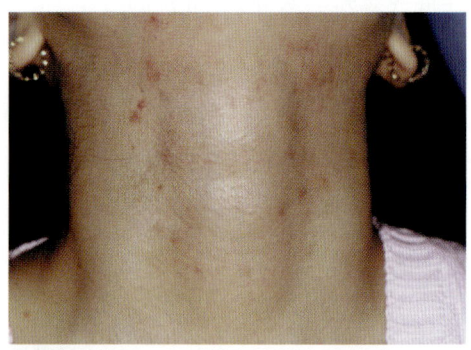

3回治療後1ヵ月（抗生物質内服併用）

図19

症例5：22歳，女性

治療に手こずる部位：背部（3回治療後6ヵ月）

丘疹・膿疱は消失し炎症後色素沈着もほぼ消失している．

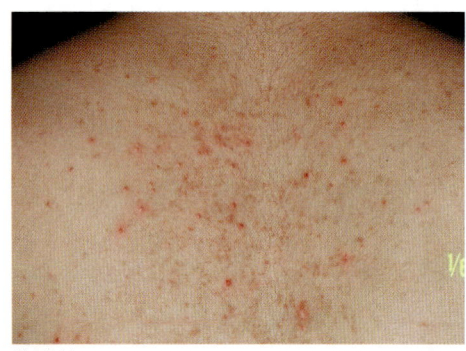

治療前

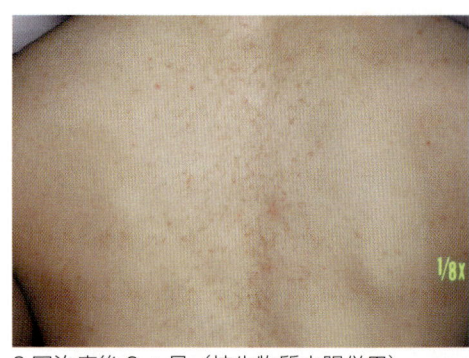

3回治療後6ヵ月（抗生物質内服併用）

図20

症例6：21歳，男性

　新生ざ瘡の再燃を経過観察した症例．2週間に1回ピーリングを施術した．
　ピーリング施術部位（右）では1回目ピーリング後は左右差がないように見える．しかし，3回施術後6ヵ月ではピーリング施術側は全くざ瘡新生がみられない．

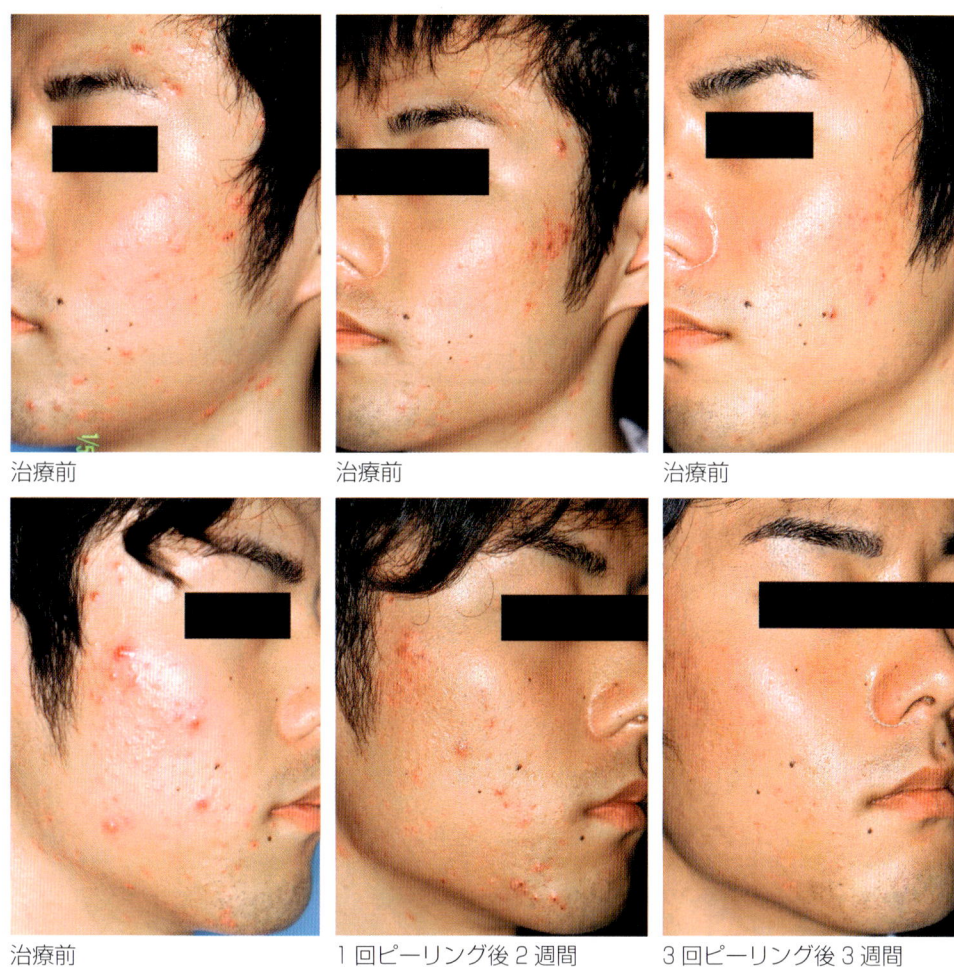

治療前　　　　　　　　治療前　　　　　　　　治療前

治療前　　　　　　　　1回ピーリング後2週間　　3回ピーリング後3週間

図21

よくある所見

ピーリング中，まれにみられる訴え	ピーリング剤除去時，まれにみられる訴え
・ポワーッと暖かい感じがする． ・微かにチカチカした感じがする．	・ピリピリした感じがする．これはその後行う洗顔でヒリヒリ感が取れるまで必ず丁寧に流水洗顔する．

↓

上記所見は冷却開始時，ほとんど症状が取れるはずである．

うまくいかなかった症例

ピーリング中，またはピーリング剤除去時ピリピリ感の残存している症例では，ピーリング直後紅斑が生じた症例がまれにある．

↓

・掻破部位において，この状態が生じる．

転　帰

↓

・2, 3日で紅斑，落屑は治癒し，色素沈着も起こらない．
・直後にその部位のみステロイド塗布した症例では，翌日紅斑は消失していた．

ざ瘡全般の改善度

経過観察の可能であったざ瘡症例のまとめである[1]（表1）．EBMに基づいた優れた安全性と効果が確認された[2,3,4,5]．「Ⅰ．これだけは知っておく─基礎編」（p.17）で記載されたように，ピーリングによりざ瘡の初期病変としての毛孔閉塞がなくなることで炎症性ざ瘡，炎症後色素沈着も防止できる．ざ瘡新生も減少し，さらには肌質も改善される

表1

	Not at all	A little	Some	Quite much	Very much
副作用					
出血	42	0	0	0	0
施術中のチクチクする痛み	35	7	0	0	0
施術後のチクチクする痛み	41	1	0	0	0
発赤	41	0	1	0	0
カサカサ	35	6	1	0	0
色素沈着	42	0	0	0	0
効果					
にきび新生	0	1	0	4	37
にきび跡（赤み・色素沈着）治癒	0	0	1	6	35
にきび瘢痕が目立たなくなった	0	0	4	7	31
脂ギトギト肌の解消	0	1	5	11	25
毛穴が目立たなくなった	0	0	7	12	23
ツルツル肌になった	0	0	1	4	37
ポチャポチャの肌になった	0	0	2	3	37
肌の色がピンクになった	1	3	6	10	22
肌に透明感がでた	0	1	5	14	23
化粧のりが良くなった	0	0	0	4	36
満足度	0	0	0	0	42

女性：男性＝40：2
平均（年齢）＝30.8

---

1) Dainichi T, Ueda S, Imayama S, et al.: Excellent clinical results with a new preparition for chemical peeling in acne : 30% salicylic acid in polyethylene glycol vehicle. Dermatol Surg, 34 : 891-899, 2008.
2) Isoda M, Ueda S, Imayama S, et al.: New formulation of chemical peeling agent : histological evaluation in sun-damaged skin model in hairless mice. J Dermatol Sci, 27 (suppl 1) : S60-67, 2001.
3) Ueda S, Mitsugi K, Ichige K, et al.: New formulation of chemical peeling agent : 30% salicylic acid in polyethylene glycol : absorption and distribution of 14C-salicylic acid in polyethyleneglycol applied topically to skin of hairless mice. J Dermatol Sci, 28 : 211-218, 2002.
4) Dainichi T, Ueda S, Furue M, et al.: Chemical peeling by SA-PEG remodel photodamaged skin : suppressing p53 expression and normalizing kerarinocyte differentiation. J Invest Dermatol, 126 : 416-421, 2005.
5) Hashimoto Y, Suga Y, Mizuno Y, et al.: Salicylic acid peels in polyethylene glycol vehicle for the treatment of comedogenic acne in japanese patients. Dermatol Surg, 34 : 276-279, 2008.

1. EBM に基づく適応疾患・状態

施術編

ざ瘡：面皰を主体としたざ瘡（面皰型ざ瘡）

サリチル酸（マクロゴール基剤）

須賀　康（順天堂大学浦安病院皮膚科）

面皰型ざ瘡とケミカルピーリング

　思春期になると性ホルモンの分泌が盛んになり，皮脂腺の増殖，分泌は亢進する．毛包周囲上皮も血中ホルモンやにきび桿菌により作られた脂肪酸の刺激を受けて角化異常を起こし，毛包を閉塞．非炎症性の面皰（面皰型ざ瘡[1]）を生じる．

　これら面皰は細菌感染などが加わると炎症性となり，毛孔一致性の紅色丘疹，膿疱に進展する（丘疹・膿疱性ざ瘡[1]）．したがって，面皰を主体とするざ瘡は今後のにきび皮疹を左右する大切なコントロールの対象であるが，レチノイド外用剤が登場した現在でも面皰型ざ瘡は難治である．

使用薬剤

30％サリチル酸マクロゴール

　従来の治療方法では対処が困難な面皰型ざ瘡であるが，サリチル酸マクロゴールは毛孔に集積する選択性があるピーリング剤[2]のため，角栓を除去する作用以外にも，毛孔周囲の角化異常も改善し，満足できる結果が得られる．

治療方法

1 診療形式
 a. 専門外来（ケミカルピーリング）
 b. 自費診療
 c. スタッフ：医師，看護師

2 洗顔
あらかじめ受診前に前室にて洗顔してメイクを落としてもらう．

3 治療準備
術前には手術用帽子をかぶってもらい，首にはタオル，両目と口の周囲をワセリンで保護．

4 ピーリング剤の塗布
ピール剤を手の上で暖めながら塗布，伸展し，5分間経過を観察．

5 ピーリング剤の除去と洗顔
 a. ぬれたガーゼでピーリング剤をよく拭き取り，施術室内のシンクで患者さん自身に洗顔を指示．
 b. 十分に洗顔されたことを確認して診察を終了．

> **POINT**
> サリチル酸マクロゴールによるピーリングは用意する器材も少なく，中和ステップが不要であるため，外来の制限された時間内でも導入が可能である．

6 冷却
診察後は前室で冷水タオルを使って患者さん自身に顔を冷却してもらう．

7 後処置
再確認を行った後は化粧水（C10ローション®，グラファ社製）を外用して帰宅．その後，数日間は乾燥が強くなることがあるため化粧水の塗布は継続してもらう．

> **POINT**
> 洗顔の際に洗い残しがあった場合，白く残って確認できることがある（図1）．

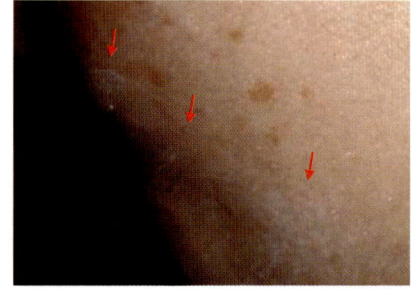

図1

8 治療プログラム
基本的には，ピーリング5回のセットを1クールとして施術を勧めている．

> **POINT**
> はじめの治療効果は肌質（脂漏）の改善であり，肉眼的な面皰の改善は治療を重ねてから現れるようになる．また，生活指導にも関わらず面皰の新生が継続的にみられる場合は，その後も1ヵ月に1度の維持療法を行うように勧めている．

具体的な症例へ

症例1：27歳，女性

　思春期の頃から脂漏性皮膚炎を繰り返しているという．大学生の頃から触ると表面がザラザラしている白色の閉鎖面皰が，両頬部，前額部を中心に多数出現したため，これまでも近医で色々と治療を受けていたが，特に奏効した治療はないという．ピーリングを1クール5回施術した結果，角質，皮脂が詰まった状態は著明に改善した．

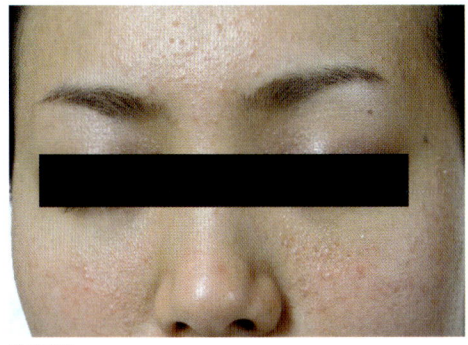

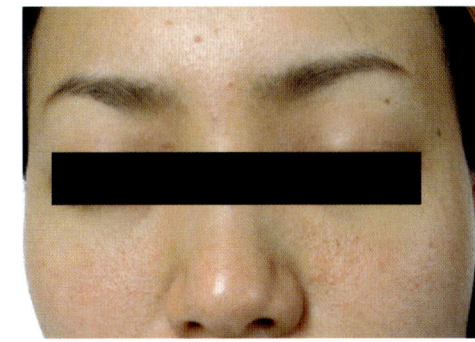

施行前　　　　　　　　　　　　　　　5回終了（10週間後）
図2

症例2：22歳，女性

　思春期にはにきびは目立たなかったというが，その後，前額を中心に白色の点状皮疹（閉鎖面皰）が多発してきたという．周囲には軽度の紅斑を伴っていた．ピーリングを1クール終了した後は，角質，皮脂が詰まった状態がかなり改善し，周囲の紅斑・発赤も改善している．

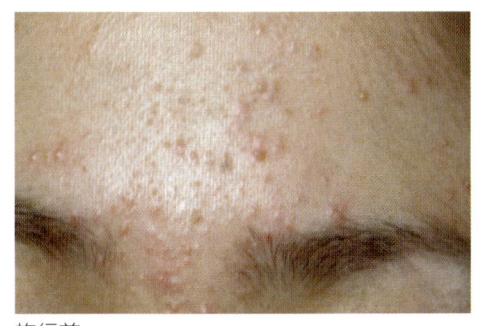

施行前　　　　　　　　　　　　　　　5回終了（10週間後）
図3

これが私の技—施術編　ざ瘡：面皰を主体としたざ瘡（面皰型ざ瘡）　サリチル酸（マクロゴール基剤）

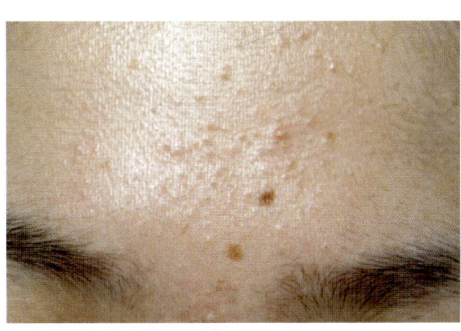

面皰型ざ瘡に対する本療法のエビデンス[3]

目的：サリチル酸マクロゴールによるピーリングが，面皰を主体としたざ瘡患者の治療に効果的であり，安全に施行できることを確認した．

対象患者：面皰を主体とするざ瘡患者 16 名，全員女性．

適応除外：日本皮膚科学会のガイドラインで適応除外とされているもの．およびアスピリン喘息，アスピリン不耐症の既往のある患者．

評価方法：ピーリング 5 回のセットを 1 クールとして施術し，毎回受診時に画像記録と面皰数のカウントを肉眼，およびインフォワード社製の Roboskin Analyzer RSA100 を使用して行った．

結果：ピーリング終了後の面皰数の改善率は 70 〜 80％程度．平均値（mean reduction rate）でもピーリング前と比較をすると 75％程度の改善を示した．

副作用：施術中に 3 名で軽度の発赤，および刺激感が生じたが，洗顔後に化粧水を塗布し，冷却しただけで消失した．

考按：Cunliffe ら[4] が面皰型ざ瘡に対して各種治療を 3 ヵ月間継続した報告によると，その改善率は抗菌剤の内服・外用，アゼライン酸外用では 30％程度．レチノイドの外用・内服では，それぞれ 60％，75％以上であった．今回の結果を，これらと単純比較することはできないが，本療法はわが国では未認可のレチノイド内服と同等の改善率であった．

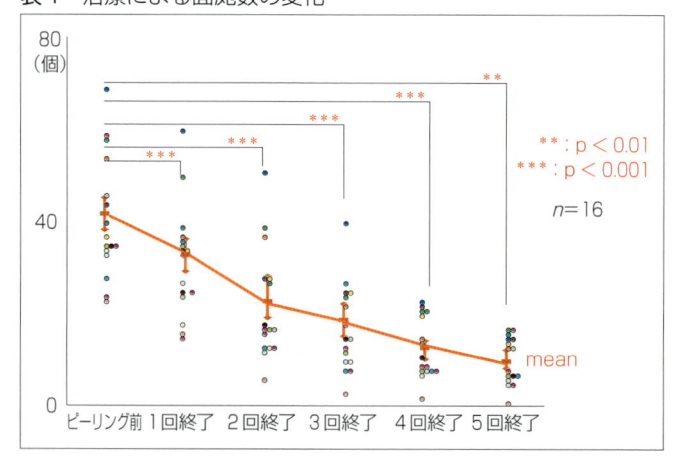

表1 治療による面皰数の変化

$**: p < 0.01$
$***: p < 0.001$
$n = 16$

1) 朝田康夫：ニキビの臨床と診断．MB Derma, 49（ニキビ up date），2001．
2) Ueda S, Mitsugi K, Ichige K, et al. : New formulation of chemical peeling agent : 30% salicylic acid in polyethylene glycol : absorption and distribution of ^{14}C- salicylic acid in polyethyleneglycol applied topically to skin of hairless mice. J Dermatol Sci, 28 : 211–218, 2002.
3) Hashimoto Y, Suga Y Mizuno Y, et al. : Salicylic acid peels in polyethylene glycol vehicle for the treatment of comedogenic acne in japanese patients. Dermatol Surg, 34 : 276–279, 2008.
4) Cunliffe WJ, Holland DB, Clark SM, et al : Comedogenesis : some new aetiological, clinical and therapeutic strategies. Br J Dermatol, 142 : 1084–1091, 2000.

施術編

1. EBM に基づく適応疾患・状態

ざ瘡

サリチル酸（マクロゴール基剤）

渡邉徹心（鳥取大学皮膚科）

使用薬剤

30%サリチル酸マクロゴール

調整方法：30gサリチル酸を種々の分子量のマクロゴールの混合製剤70gに溶解し，クリーム状態で使用する．その際，結晶が決して析出しない条件を確認して使用する．

薬　　剤：30%サリチル酸マクロゴール，ワセリン（プロペト）．

器　　具：タオル，ガーゼ，プラスチック手袋（パウダーフリー），使い捨てキャップ，軟膏ベラ，氷水．

保存方法：保存容器を断熱シートに包んで，冷蔵庫の最下段にて保存する．

保存期間：3ヵ月．

治療方法

1 診療形式
- a. 自費診療のみ（専門外来で完全予約性）
- b. スタッフ：医師2名，看護師1名

2 説明の方法・内容
- a. 成人の場合は本人に，未成年者の場合は保護者同伴で説明．説明の所要時間：約10分（医師）
- b. 説明書：施術間隔や起こりうる副作用（刺激など），施術によるトラブルが起こった場合は，保険診療で対応といった内容を書いた説明書を渡す．
- c. 同意書：未成年者の場合は保護者も記名，捺印してもらう．

> **POINT**
> ①まれに施術後数日して落屑が生じることがあるが心配ない．
> ②施術中や直後の洗顔で若干ピリピリ痛いことがある．
> ③治療後効果が出てくるまで数ヵ月かかることがある．
> 以上を説明．

3 治療前
洗顔後，患者の希望がある場合のみ写真撮影を行う．

4 洗顔
備え付けの洗顔料によるかぶれを防ぐため，極力化粧落とし洗顔料は持参していただく．

5 治療準備
- a. 注意事項
  - コンタクトレンズを除去してもらう．
- b. 治療準備
  - 使い捨てキャップで髪が落ちてこないようにしてから，ベッドで仰臥位になってもらう．

6 脱脂
なし．

7 ピーリング剤の塗布（医師）
- a. 粘膜を保護するためワセリン（プロペト）を綿棒で口囲，眼囲2mmぐらいの範囲に塗布する．
- b. ラテックスアレルギーをさけるため，パウダーフリーのプラスチック手袋を着用し，ピーリング剤を看護師より受け取る．
- c. 手のひらで暖めよくのばしたピーリング剤を額→鼻→頬→顎の順番で手早く塗布する．
- d. 顔面全体に外用直後から時間をはかりはじめ，5分間指先で軽くなでるようにピーリング剤をのばす．

> **POINT**
> ピーリング剤は手のひらでくぼみを作りこねながらのばす．ピーリング剤がワセリンと混ざらないよう気をつける．

8 ピーリング剤の除去と洗顔
　a. ピーリング剤の除去
　　乾いたガーゼを両手にもって眼の周囲のワセリンと口の周囲のワセリンを拭き取り，その後額→鼻→頬→顎の順番で擦らないようにピーリング剤を拭き取る．
　b. 患者自身に塗布部位全体を流水で洗い流してもらう．その際額と眼の周囲がよく洗えるまではピーリング剤が入るのを防ぐため，なるべく眼を開けないようしてもらう．

> **POINT**
> ピーリング剤を拭き取るときは，眼囲にピーリング剤がつかないようにする．洗顔時は温水を使うと痛みが出るので，必ず冷水を使う．

9 冷却（看護師）
氷水にタオルをつけて冷やし 5 分冷却，適宜タオルはつけ直す．

10 後処置
ビタミン C ローションを塗布する．

> **POINT**
> 刺激がある場合があるので，2 回目の際は前回処置後の状態を聞く．

11 治療プログラム
にきびの新生が落ち着くまでは 1 ヵ月に 1 回，落ち着けば 1 ヵ月半から 2 ヵ月に 1 回程度施行する．

12 施術後のケア
　a. 施術後 12 時間は角層のバリア機能がないため洗顔，化粧などは極力禁止し，紫外線に当たることも禁止する．
　b. 翌日より徹底した紫外線防御を指導する．

> **POINT**
> 施術当日は紫外線防御のための化粧ができないことをあらかじめ説明し，日傘やつばの大きい帽子をもってきてもらう．

具体的な症例へ

症例1：24歳，女性

月経前に悪化する下顎中心の症例（1回治療後1ヵ月）．
本症例は1回の施術でざ瘡の新生が見られなくなり著効した．
図1：治療前．
図2：1回ピーリング後1ヵ月（その他の治療なし）．

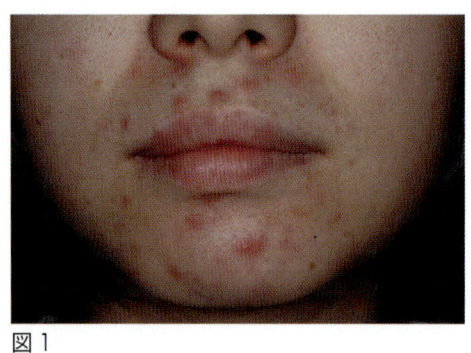

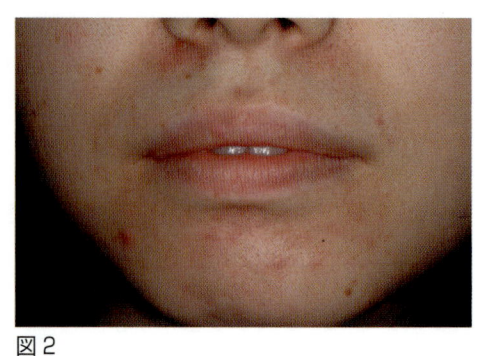

図1

図2

症例2：22歳，女性

頬部中心の症例（1回治療後1ヵ月）右頬の紅色丘疹は減少している．
図3：治療前．
図4：1回ピーリング後1ヵ月（その他の治療なし）．

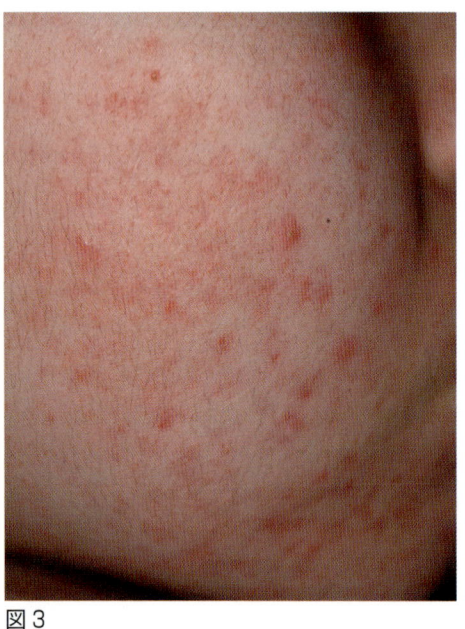

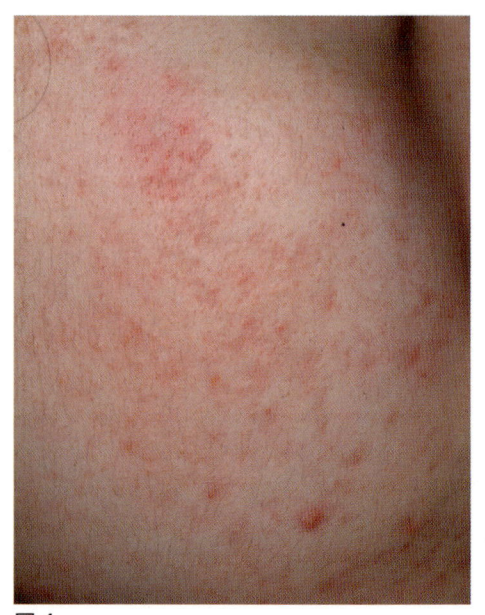

図3

図4

よくある所見・症状

ピーリング中，鼻唇溝周囲を中心に少し暖かい感じや若干の痛みがある．　→　この症状は洗顔，クーリングで取れる．

ピーリング剤洗顔除去中に疼痛がある．　→　この症状も冷水でしっかり洗ってクーリングをすれば取れる．

うまくいかなかった症例

効果発現まで数ヵ月かかる症例は途中でドロップアウトする．　→　施術前のしっかりした説明が必要．

施術編

1. EBM に基づく適応疾患・状態

ざ瘡
サリチル酸（エタノール基剤）

船坂陽子（神戸大学皮膚科）

使用薬剤

20〜30%（w/w）のサリチル酸（以下：SA）

Bioceuticals
- 製品名：MicroPeel Plus 20, 30
- 製造方法：SA が表示%となるよう，例えば 20% であれば 20g に対し，基剤（エタノールをベース）80g にて溶解する．pH 未調整．
- 保存方法：室温（外来棚），エタノールが揮発するので開封バイアルは使いきる．
現在は販売を行っていない．

自家製サリチル酸（20%の場合）
- 調製方法：79.5g のエタノールに 20g のサリチル酸と 0.5g の増粘剤を溶解する．pH 未調整．
- 保存方法：遮光ビンに入れ，室温・暗所に保存．
- 保存期間：開封していなければ 1 年．
- 注意点：使用時，エタノールが揮発するので必要量を手早く容器から取り出す．

治療方法

1 診療形式
a. 専門外来（ケミカルピーリング外来）
b. 自費診療
c. スタッフ：医師 3 名，看護師 1 名，研究助手 1 名

2 説明の方法・内容
a. ケミカルピーリングの希望者全員に問診票（p.86 参照）を渡し，記入してもらう（医師，看護師）．
b. 成人の場合は本人に，未成年者には保護者同伴の上，外来診察室で説明し，同意書を得る．
説明の所要時間：5〜10 分（医師）

> **POINT**
> 必須の注意項目は，①光線過敏の有無，②アトピー性皮膚炎，接触皮膚炎などの既往，③ヘルペスなどのウイルス性疾患の既往，④最近の顔面皮膚への処置（毛剃り，ナイロンタオルの使用，レチノイドの使用）．②と④はピーリングの条件決定の考慮事項となり，①と③はフォローアップの必須情報である．

3 治療前
洗顔後の記録写真を 3 方向から撮影する．2 回目以降の患者は，前回の治療後の経過（紅斑，痂皮形成，色素沈着，落屑の有無）を問診する（医師）．

4 洗顔（指導は研究助手または医師）
ファンデーションや日焼け止めクリーム使用時は，クレンジング使用後，石鹸などで洗顔し，皮脂を除去する．

5 治療準備（研究助手または医師）
a. ヘアバンドやシャワーキャップにて髪の毛が治療の妨げにならないようにする．
b. 冷却時の水だれ防止のため，首周りをタオルで覆う．

6 脱脂（医師または研究助手）
25％エタノール水溶液（ノブ，セルニューシーバムリムーバー®）を脱脂綿に含ませ，ピーリングを施行する部位を丁寧に拭く．特に，ざ瘡患者は皮脂量が多いので，皮膚表面にむらができないよう，コットンへの皮脂付着状況をみながら，十分に取り除く．ここから以降，眼は閉じておいてもらう．

7 ピーリング剤の塗布（医師）
a. 脱脂後ピーリング剤をハケで塗布する．ピーリング 1 回目の患者には前額から塗布を始め，両頬→鼻→下顎へと塗布を進める．眼，口唇粘膜にピーリング剤がつかないよう細心の注意を払う．塗布 1 分後位からエタノールが揮発し，サリチル酸の結晶が析出してくるために白い被膜がみられるようになる．この被膜が一様に生じるよう，重ね塗りを行う．

> **POINT**
> ①ピーリング 1 回目の患者では，前額から塗布を始めることにより，異常反応が生じないかまず前額にて確認できる．
> ②サリチル酸は塗布直後から 2〜3 分はグリコール酸よりも疼痛が強い傾向にある．しばらくすると（約 4〜5 分），サリチル酸の鎮痛作用により疼痛が軽減する．グリコール酸の治療を以前に受けた患者には塗布直後の疼痛がより強いことについてあらかじめ十分説明しておく．

7 b. 刺激感の減弱目的で扇風機を用い送風する．

> **コメント** サリチル酸では被膜の形成から，塗りむらの有無などが一目瞭然であるため，塗布量および塗布範囲の確認はグリコール酸よりも容易である．反面，グリコール酸のような浮腫性紅斑を目安とした皮膚反応を end point とした判定ができないため，治療後の皮膚反応を予測しがたい欠点をもつ（表1）．

表1　サリチル酸（エタノール溶液）によるピーリングの特徴

①白い皮膜を形成するため一様の塗布が明らかである．
②鎮痛作用によりピーリング後の不快感がない．ただし，塗布開始時の疼痛は強い．
③揮発性のためオーバーピーリングになりにくく，手技的に安全性が高い．ただし，痂皮形成が予測できない．
④グリコール酸が水溶性であるのに対し，脂溶性であるので，毛囊脂腺系への親和性が高い．

8 ピーリング剤の除去と洗顔
白い被膜が形成され，表面が乾いたら（約5分），温水ガーゼにより被膜を除去する．

9 冷却（医師または研究助手）
水を含ませて凍らせたガーゼをおく（5〜15分）．冷たいのを好む患者と好まない患者がいるので，凍ったガーゼを用いるか，水で少しぬるくしたガーゼを用いるかは患者の意向に応じる．ぬるくなったら交換する．

10 後処置（医師）
a. 局所に強い浮腫性紅斑が生じ，冷却後も疼痛が生じていたら，テラコートリル®軟膏もしくはリンデロン®VG軟膏を外用し，翌日来院してもらう．
b. 排膿処置のない場合には，通常に化粧をして帰宅してもらう．

11 治療プログラム
2〜3週間に1回，4回治療にて，面皰，紅色丘疹の改善が得られる．

> **コメント** ①各人にあう治療条件が決まると，時間測定，中和の手間が省けることより，グリコール酸よりも治療手順が簡略である利点を有する（表2）．また，グリコール酸のように治療開始後数週間にわたって，顔面全体が赤みをおびるようなことがないため，顔面の皮膚色全体の美白効果の点からはサリチル酸の方が優れる．
> ②サリチル酸エタノール可溶液は，水溶性のグリコール酸よりも毛囊脂腺系への親和性が高いため，ざ瘡の治療に対して，より効果的であると考えられている（表2）．我々のハーフフェイスによるグリコール酸とサリチル酸の比較検討では，両者において有意な差はみられなかったが，ざ瘡の紅色丘疹の改善は若干サリチル酸のほうがよい傾向を示した．

> **POINT**
> ①治療後の皮膚反応を予測しがたいため，最初は20％1回塗布から開始し，紅斑反応や痂皮形成等がなければ，塗布回数を増加するか，濃度を30％に上げる．
> ②当科の経験では，20％1回塗布にても薄い痂皮形成を生じた者が40名に1名位の割合でみられた．しかし，3〜4日でこの痂皮は剥離し，遮光を徹底していれば同部の色素沈着も軽度であった．

表2　サリチル酸とグリコール酸の長所・短所の比較

	グリコール酸	サリチル酸
手技	時間測定，中和が必要	簡便
治療効果/経過の予測	ピーリング時の浮腫・紅斑反応により，予測可能	予測不可
疼痛	塗布後徐々に疼痛が出現してくる	塗布開始時の疼痛は強いが，鎮痛作用によりピーリング後の不快感がない
痂皮形成	治療時の反応により痂皮形成を避けることは可能	痂皮形成を100％避けることは不可能（あらかじめ患者への説明が必要）
美白効果	ピーリング開始後約1週間は顔面全体に赤みがみられる	顔面全体の赤み反応が少なく，回復が早いため，皮膚色全体の美白効果に優れる
ざ瘡への治療効果		グリコール酸よりも若干優れる
適応	ピーリング初心者の医師・患者はグリコール酸から始めた方が無難である	ピーリング経験者にとっては簡便であり，かつよい効果を得ることができる

12 術後のケア：痂皮形成がみられたら，テラコートリル®軟膏もしくはリンデロン®VG軟膏を外用し，特に遮光を徹底して，色素沈着の予防に努める．

具体的な症例へ

症例1：22歳，男性

　顔面の左半分をSAにて，右半分をGAにて4回ピーリングした治療結果を示す．併用療法はなし．

図1：治療前．

図2：顔面の左半分をSAピーリングを2週間に1回，計4回施行2週後，すなわち図1の8週後の臨床像である．

図3：図1と同時期の治療前の顔面右半分の臨床像．

図4：GAピーリング35% 3〜4分を2週間に1回，計4回施行2週後，すなわち図3の8週後の臨床像である．図2，4共に紅色丘疹，瘢痕，膿疱の改善がみられる．

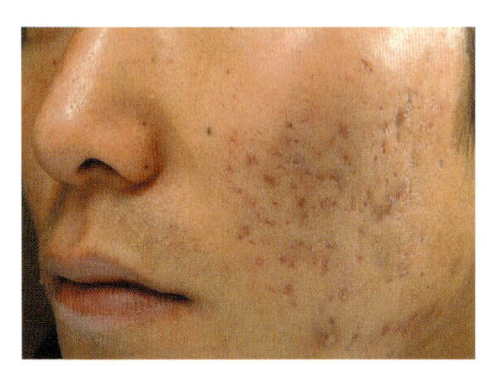

図1

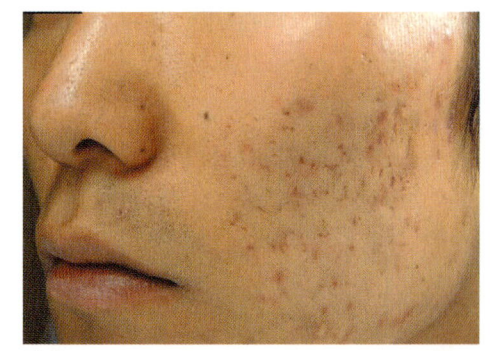

図2

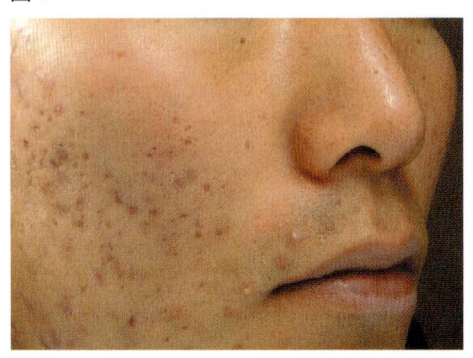

図3

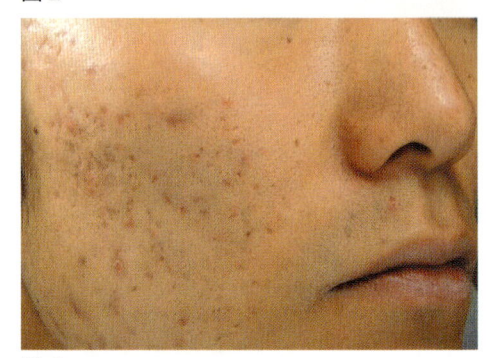

図4

施術編

1. EBMに基づく適応疾患・状態

ざ瘡瘢痕
グリコール酸

山本有紀（和歌山県立医科大学皮膚科）

使用薬剤

20〜50%のグリコール酸（以下：GA）

ケイセイ
製品名：ジョルビGAジェル20，30，40，50
（GA30の場合）基剤100gに対して，30gのGAを溶解．
pH調整（20〜40%：pH3.2，50%：pH3.0）
保存方法：外来棚（常温，保存可能期間は開封していなければ1年）．

ノブ　常盤薬品工業
製品名：セルニューGA25，35，50
（GA35の場合）グリコール酸35gを溶解し，全量を100mLとする．
pH調整（25%：pH1.4，35%：pH1.2，50%：pH0.9）

治療方法

1 診療形式
- a. 専門外来（美容外来）
- b. 保険適応の有無：自費診療
- c. スタッフ：医師4名，看護師1名，研究助手2名

2 説明の方法・内容
- a. 成人の場合は本人に，未成年者には保護者同伴の上，外来診察室で説明．
  説明の所用時間：15〜20分（医師）
- b. 同意書：表1を参照（医師）

同意書
このたび私は，担当医師よりケミカルピーリング治療の内容，費用（自費）等に関する説明にも十分納得し，その上で，ケミカルピーリング治療を受けることに同意します．
和歌山県立医大付属病院皮膚科
説明医師名
平成　　年　月　日
患者　　　住所
氏名　　　　印
親権者．保護者　住所
氏名　　　　印
（患者との続柄　　）

表1

> **POINT**
> ざ瘡瘢痕の治療には，高濃度グリコール酸やトリクロロ酢酸を用いた剝離深達レベル2，3のケミカルピーリングでの報告がある．しかし，ケミカルピーリングガイドライン（改訂第3版）では，ざ瘡瘢痕の推奨度はC2と低く，"十分な根拠がないので，現時点では推奨できない"とされている．理由として，エビデンスレベルが高いわが国での報告がないこと，わが国での治療評価が定まっていないこと，発赤や痂皮形成などの副作用が強いことが上げられている．

> **アドバイス**
> 治療期間は年単位を要する．

3 治療前
洗顔後の記録用写真をロボスキンアナライザー®で撮影し，皮脂量と水分量を測定する（研究助手）．また，前回治療後の家での経過を問診する（医師）．

4 洗顔
原則，日頃使用している化粧品やタオルは持参してもらう．治療の効果が悪い患者では，洗顔の方法も間違っている場合があるので，洗顔時にチェックを行い，指導することもある（医師）．

5 治療準備（医師または研究助手）
- a. コンタクトレンズははずしてもらう．
- b. ヘアバンドやヘアピンにて髪の毛が治療の妨げにならないようにする．
- c. 上下電動式ベッドに仰臥位，目は閉じてもらう．照明は，毛包がわかるような強さで，やや斜めより当てる．

6 脱脂（医師または研究助手）
25％エタノール水溶液（セルニューシーバムリムーバー®で脱脂を行う．特に，皮脂量が多い鼻翼や額は十分行う．

7 ピーリング剤の塗布（医師）
脱脂後すぐにピーリング剤をハケまたは筆を用い塗布する．

> **POINT**
> 塗る順序は患者の肌の状態を見て決める．
> 原則は，鼻部→額部→下顎部→頬部の順に行い，高濃度（50％以上）のGAは，部分的に使用する．なお，塗布時のピリピリ感は，送風により減弱する．

8 ピーリング剤の除去と洗顔（医師）
2％炭酸水素ナトリウム液（pH8.8）（セルニューフィニッシュミスト®で中和を行う．ジョルビGAはpHが高く作成されているために，急いで中和する必要もなく安全な試薬であるが，ざ瘡瘢痕に対しての効果は低い．
中和後は，患者に冷水で十分洗顔をしてもらう．

> **POINT**
> ①ピーリング剤を中和する時間は，塗布した部位に少し紅斑が生じる程度がよい．皮膚への反応を見ながら紅斑が生じた部位より，適宜，中和を行う．
> ②塗布時は，その場を離れず患者の皮膚の状態を注意して観察し，強く反応しているところがないかどうかを確認する．強く痛むところがないかを患者に聞くことも，重要である．
> ③皮膚への反応は使用する試薬の濃度やpH，治療時の皮膚の状態により異なるため，標準的な方法で用いている濃度や時間を安易に過信しないようにする．

9 冷却（医師または研究助手）
冷却には，鼻と口の部位で横切開を入れたフェースマスクを使用．フェースマスクに水を含ませ，その上から水を含ませて凍らせたガーゼを重ねて，上のガーゼのみを5分おきに3回交換する．

10 後処置（医師）
白く変色している部位は，剥離深達レベルが深くなったと考え，ステロイドを外用する．

> **アドバイス**
> 軽度の紅斑は放置しても支障はないが浮腫状，小水疱，強い紅斑も認める時はvery strongからstrongestのステロイドを塗布する．最も重要なことは，以下のような患者への説明を行うことである．
> ①当日の夜の洗顔時には，ピリピリ感やほてり感があると思いますが，洗顔後は冷却して下さい．
> ②2，3日後に小さな痂皮ができることがありますが，無理には剥がさないで下さい．

11 治療プログラム
基本的に3～4週毎に施行する．

12 術後のケア
サンスクリーン剤と保湿剤の併用を指示．ただし，ピーリング後は刺激による皮膚炎や接触皮膚炎が生じる可能性があることは十分説明を行う．

具体的な症例へ

症例 1 : 24歳，男性

ざ瘡瘢痕を主訴に来院．

図 1：治療前．

図 2：GA 治療 25 回後．治療期間 1 年 6 ヵ月．
試薬は治療日の皮膚の状態により 35％（pH1.2）～ 50％（pH0.9）GA を使用．紅斑が生じた 3 分より 6 分後に中和を行った．点状の小さな瘢痕は目立たなくなっているが，面積の大きい陥凹した瘢痕は不変である．

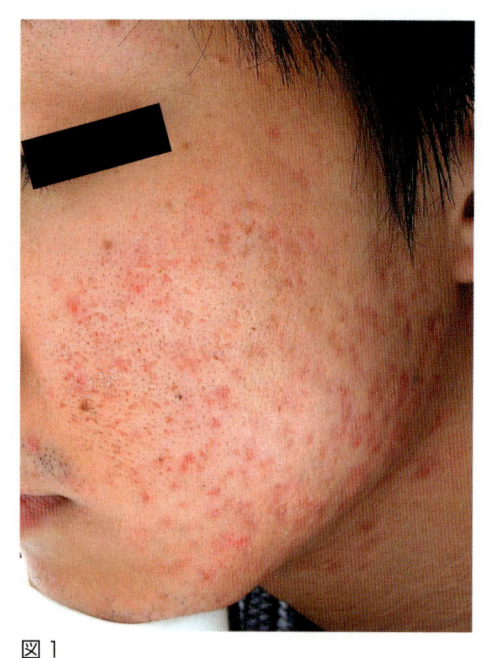

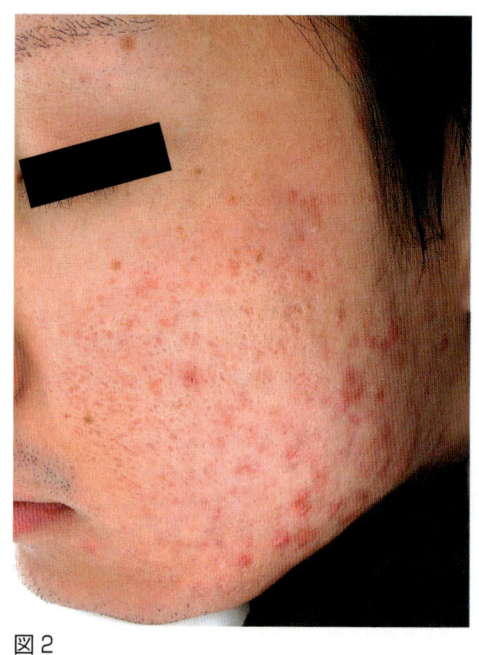

図 1

図 2

症例2：20歳, 女性

ざ瘡を主訴に来院.

図3：治療前.

図4：GA治療15回後. 治療期間1年.
35％GA（pH1.2）より開始し, 7回目より50％GA（pH0.9）を使用. 炎症性皮疹は改善したが, 浅い陥凹した瘢痕と色素沈着は残存.

図5：GA治療48回. 治療期間4年.
皮膚の状態により, 35％（pH1.2）, 50％（pH0.9）, 70％（pH0.5）を使用. 瘢痕は目立たなくなった.

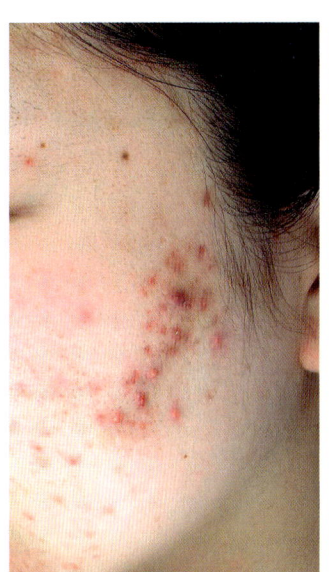

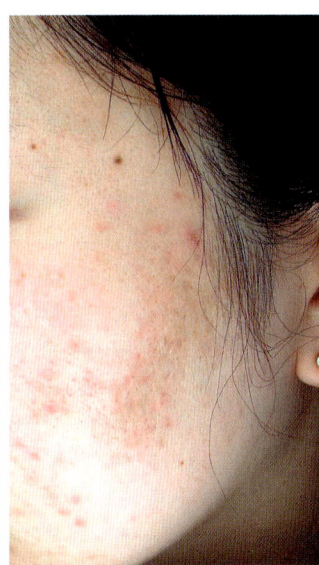

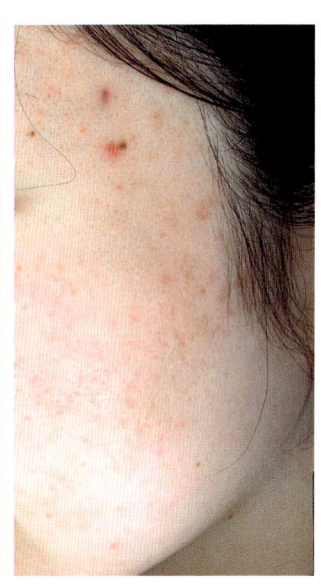

図3　　　　　　　図4　　　　　　　図5

よくある所見・症状

塗布時の刺激感 →	ほぼ全例に認める．一般に送風にて対処可能．当院では，うちわを使用．
塗布後の持続する刺激感・紅斑 →	過去に自家製 30% GA（pH 未調整）を 5〜10 分間施行した 4 名（男性 2，女性 2）に認めた経験があるが，市販の試薬を使用するようになり，1 名を除き有害事象はない．

POINT
トラブルを生じさせないためには，発赤を生じる瞬間を確認できるように常に皮膚の状態を観察することが最も重要である．

アドバイス
冷却しても続く強い紅斑部には，ステロイド外用を考慮．当科ではダイアコート®軟膏を使用し，翌朝までガーゼをはずさないように指導している．

施術編

1. EBMに基づく適応疾患・状態

ざ瘡瘢痕

トリクロロ酢酸

宮崎孝夫（宮崎クリニック）

ざ瘡瘢痕とケミカルピーリング

　　　ざ瘡瘢痕には，ice pick様やクレーター様と呼ばれる陥凹性の瘢痕と下顎部，頸部，前胸部，肩部，などに生じるケロイド様の瘢痕があり，両者とも治療に難渋する．

　本項では陥凹性の瘢痕の治療について述べる．陥凹性の瘢痕の治療にはトリクロロ酢酸ピーリング以外に，コラーゲン注入法，皮膚剥削術，サージカル（マイクロ）ピーリング，CO_2レーザー，電気凝固，グリコール酸ピーリングなどの治療方法が考えられる．

　トリクロロ酢酸ピーリングの大きな欠点としてはダウンタイムがあることと，すぐに結果が出ないことである．施術後の皮膚の状態が気にならない程度の個数ずつを，1〜2年間かけて少しずつ治療すれば，整容的に満足できる状態になる．

使用薬剤

トリクロロ酢酸（以下：TCA）60〜80％　和光純薬工業株式会社
調整方法：60％TCAの場合，60gのTCAを精製水で溶解し，全量を100mLにする．pHの調整は行っていない．
保存方法：遮光ビンに入れ，冷暗所に保存する．3〜4週間で処分し，新しいものと交換する．

治療方法

1 診療形式
a. 通常診療の後，施術はケミカルピーリング外来で予約する．
b. 保険適応の有無：自費診療（1回当たり5,250円～）
c. スタッフ：医師1名，看護師1名

2 説明の方法・内容
a. 薬品を用いて病変部を化学熱傷により腐食させる治療であることを理解してもらう．
b. 冒頭記載の代替療法について，各々利点・欠点を説明する．
c. 内容
・陥凹部が痂皮となり，その痂皮が脱落するまで処置による茶色～黒色調が目立つようになる．
・痂皮脱落後はピンク色となり，一過性の色素沈着が2ヵ月以上持続する．
・処置した部位の色素沈着予防に遮光する必要がある．
・一度の治療では改善しない．
d. 同意書：成人の場合は本人に，未成年者には保護者同伴の上「ケミカルピーリング（スポットピーリング）についての約束と承諾書」（p.152，表1参照）を説明し，その理解度を確認した後サインをもらう．
説明の所要時間：5～10分（医師）

3 ピーリング剤のテスト（医師）
陥凹皮疹4個または6個を選び，60%と80%のTCAを半数ずつ塗布する．
痂皮が取れるまでの経過を自己観察させた後，受診させる．

> **アドバイス**
> 病変が痂皮になり，脱落するまでの期間（7～14日）は施術前の皮膚よりも醜状に見えるため，テスト時や実際の施術範囲を決める際には，この醜状を十分説明しないと思わぬクレームになることがある．

4 治療前（医師）
テスト後の経過を問診した後，治療中の病変部の変化や治療効果を患者自身が納得できれば，使用薬剤と濃度，さらに施術範囲を決定して治療を開始する．場合により再度テストを行ったり，治療方法を変更することもある．

5 治療準備（看護師）
a. 髪の毛や衣服が治療の妨げにならないようにする．
b. 0.05%グルコン酸クロルヘキシジンを浸した綿ガーゼにて施術部位を拭く．
c. アセトンにて十分脱脂をする．

6 ピーリング剤の塗布（医師）
a. 脱脂後直ちに竹串を細く削り綿を薄く巻いた綿棒（図1）を用い，ピーリング剤を塗布する．
b. 塗布薬による刺激感の減弱目的で扇風機を用い送風する．

> **P**OINT
> ①ざ瘡患者は脂性肌のことが多いので，十分脱脂しないと効果にムラが生じる．
> ②健常皮膚にピーリング剤が染み出ないように病変より少し小さめに塗布する方がよい．

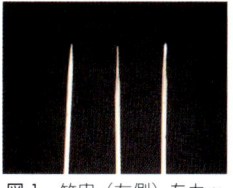

図1　竹串（左側）をカッターナイフで削り（中央）綿花を巻く（右側）

> ✚ **非常事態の対処法**
> ● 誤って目的部位以外にピーリング剤が付着した場合には，直ちに2〜5％炭酸水素ナトリウム溶液で湿らせたガーゼで拭き取り，strongest ステロイド外用剤を塗布し，冷たいタオルにて冷却する．
> ● 眼球に付着した場合には，直ちにホウ酸水または生理食塩水にて眼球の洗浄を行う．非ステロイド性抗炎症点眼薬で1日3〜4回の点眼を指示する．症状の強いときは眼科医師に紹介する．

7 冷却（看護師）
施術範囲が広い場合や疼痛を強く訴える患者には，冷蔵庫にて冷却したタオルを施術部位に当てる．必要に応じ5〜10分おきに2〜3回交換する．

8 後処置（医師）
a. 施術部位の皮膚に異常がないかを確認する．
b. 疼痛の強い部位や健常皮膚にピーリング剤が作用した部位には，strongest のステロイド外用剤を塗布する．さらに，露出部やピーリング剤が作用した健常皮膚には，遮光剤を塗布する．

9 治療プログラム
一般的に塗布後2〜3週間で痂皮が脱落する．同一部位への再施術は2〜4ヵ月後に行う．

> アドバイス
> 痂皮脱落後の赤色調皮膚の持続期間に関しての質問を受けることが多い．当院では2〜3ヵ月は持続すると答えている．

10 施術後のケア
露出部の施術部位には2〜3ヵ月間遮光剤を外用させる．

> アドバイス
> ピーリング剤に対する皮膚の反応は個人個人において，また同一患者でも治療時の皮膚の状態により異なるため，画一したプロトコールを作成することが困難である．したがって，各施設で基本的なプロトコールを作成し，後は経験により様々な状態に合わせた各自のマニュアルを作るのが望ましい．

具体的な症例へ

これが私の技―施術編　ざ瘡瘢痕　トリクロロ酢酸

表1

ケミカルピーリング（スポットピーリング）についての約束と承諾書

ケミカルピーリングによる治療は簡便で危険性の低い施術方法ですが，まれに以下のことや医学的に予期せぬことが起こる場合がありますので，よくご理解のうえ治療を受けてください．

①当院では治療に先立ち，薬剤に対する皮膚の反応を知る目的でテストを行います．1回以上することもあります．テストした部位と施術部位の反応が異なる場合があります．
②通常ケミカルピーリング後，使用した薬剤の濃度と作用時間により塗布した部分の皮膚がカサブタになり，剥がれます．しみなどが，まれに一時的に濃くなったりすることがあります．
③ケミカルピーリング後のスキンケアなどは，医師または看護師の指示に従ってください．
④ケミカルピーリング前・後，または適宜に写真撮影を行うことがあります．
⑤治療終了までの回数には個人差があります．また，再発したり，効果が永久的ではない場合があります．
⑥ケミカルピーリングを行っていく過程で，万一トラブルが発生した場合，当院はそれに対して最善の処置を行います．処置方法については医師の指示に従ってください．
⑦まれに生じるトラブルには以下のものがあります．
　色調の変化（白くなったり黒くなったり），傷跡（浅いやけどの跡のようなもの），感染（トビヒのようなもの），赤みやかゆみが続く，肌のキメが変わる，にきびやにきびの様な発疹ができる，冷たさに敏感になる，効果がない，その他
⑧トラブルの発生，異常な反応などの理由によりケミカルピーリングによる治療を途中で断念しなければならないことや，薬剤を変更することがあります．
⑨ケミカルピーリングで効果のない場合には，他の治療方法を行う場合があります．
⑩その他
　施術後3ヵ月は遮光が必要です．しみがまれに一時的に濃くなることがあります．医学的に予期せぬことの発生など．

以上の内容とケミカルピーリングについて理解しましたので，円滑で信頼し得る関係のもと，ケミカルピーリング施術を受けることを承諾します．

平成　　年　　月　　日
ご本人　住所

　　　　氏名　　　　　　　　　　　　印
　　　　　　　　　　　　　　　医療法人　宮崎クリニック
　　　　　　　　　　　　　　　　　　　　宮崎孝夫

※当院ではケミカルピーリング施術希望者全員に，カウンセリング前に「ケミカルピーリングを受ける前に」という固定文を渡している．

よくある所見：43歳，女性

　学生時代に両頬にざ瘡が多くできていたが放置していると，少し窪んだ跡が残った．化粧をするようになり，何とか隠せるようになったので，気にしていなかったが，最近ケミカルピーリングで治せると聞き来院した．いくつかの治療方法を説明の後，60％のTCAによる施術を開始することになった．4個の皮疹にテストを行い，2ヵ月経過観察を行った後，全体の治療を開始した．治療開始から2年，2度の治療で陥凹部分が目立ちにくくなってきた．年に1度治療する予定である．

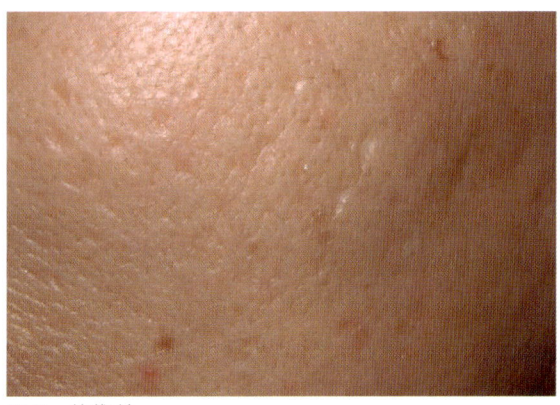

図2　施術前

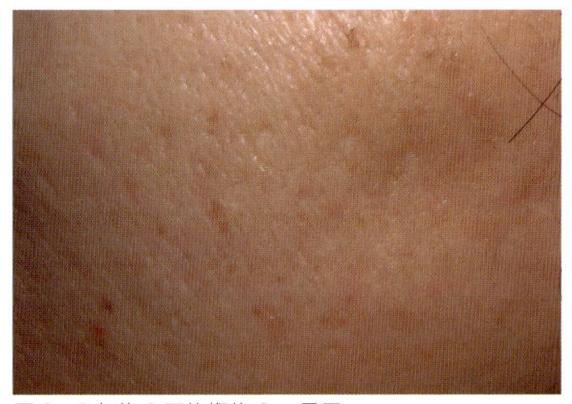

図3　3年後2回施術後6ヵ月目

TCA テスト部位の変化

図4：数ヵ所テストを行った翌日の所見．部分的に痂皮が形成されている．
図5：テスト3日後，テスト部全部に痂皮が形成されている．
図6：テスト6日後，痂皮が乾燥し，一部脱落しているのも認める．
図7：テスト14日後,テスト部全部の痂皮が脱落し,ピンク色に変化している．陥凹部は盛り上がっている．

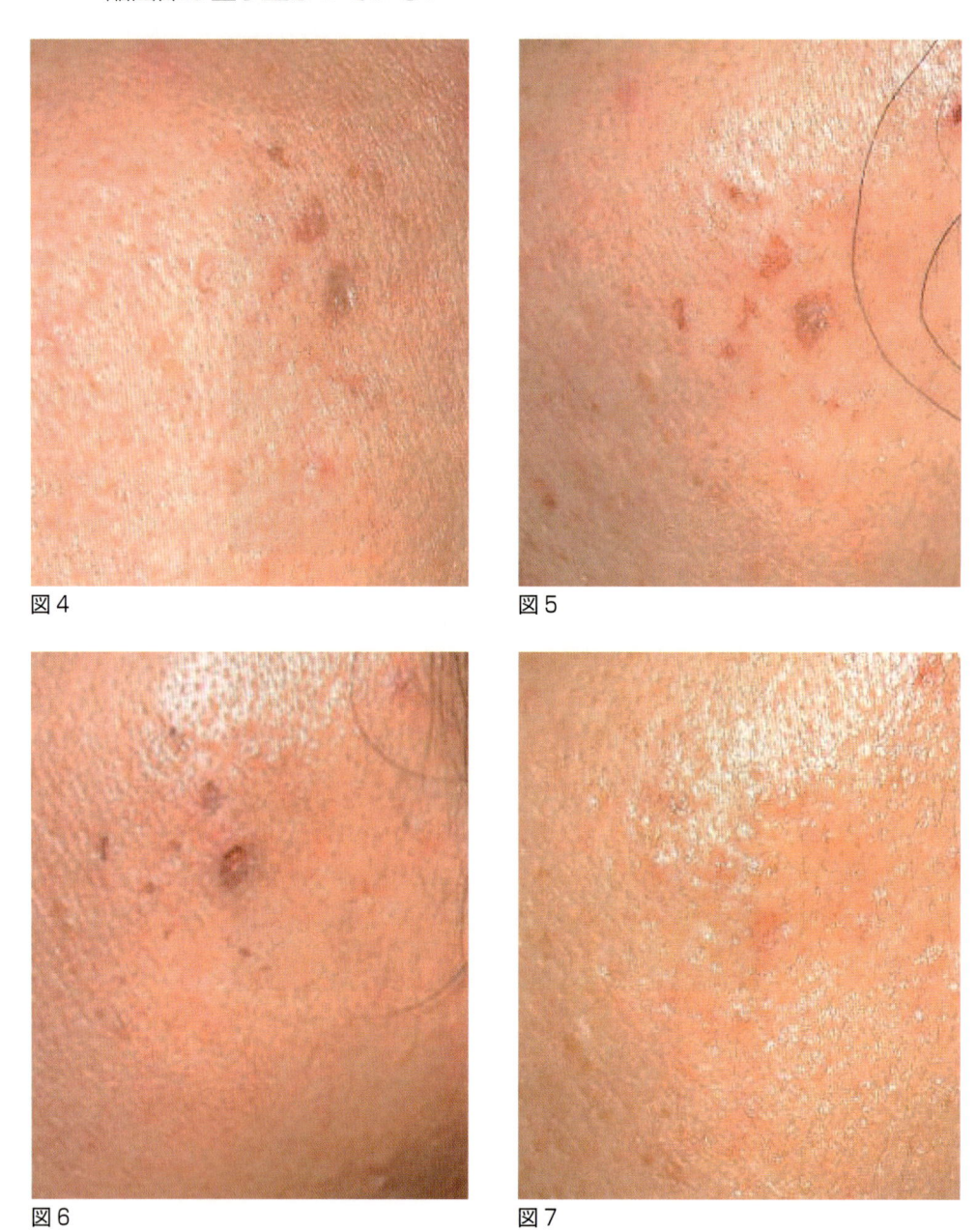

図4

図5

図6

図7

施術編

1. EBMに基づく適応疾患・状態

日光（性）黒子
グリコール酸

船坂陽子（神戸大学皮膚科）

使用薬剤

35〜70%（w/v）のグリコール酸（以下：GA）

ノブ　常盤薬品工業
- 製品名：セルニューGA35，50，70
- 製造方法：（GA35の場合）グリコール酸35gと増粘剤を精製水に溶解し全量を100mLとする．pHは未調整で，各濃度ではpH（35%：1.2, 50%：0.9, 70%：0.5）．
- 保存方法：外来棚（常温，保存可能期間は開封しなければ3年）．

ネオストラータ®
- 製品名：Skin Rejuvenation System
  GAが表示%となるよう，例えば35%であれば35gに対し，基剤（水をベースにエタノール，nonoxynol-11，プロピレングリコール含む）にて溶解し，全量100mLとしている．pH未調整．
- 保存方法：外来棚（常温，保存可能期間は開封しなければ3年）．

治療方法

1 診療形式
  a. 専門外来（ケミカルピーリング外来）
  b. 自費診療
  c. スタッフ：医師3名，看護師1名，研究助手1名

2 説明の方法・内容
  a. ケミカルピーリングの希望者全員に問診票（p.86参照）を渡し，記入してもらう（医師，看護師）．
  b. 成人の場合は本人に，未成年者には保護者同伴の上，外来診察室で説明し，同意書を得る．説明の所要時間：5～10分（医師）

> **POINT**
> ①必須の注意項目は，a) 光線過敏の有無，b) アトピー性皮膚炎，接触皮膚炎などの既往，c) ヘルペスなどのウイルス性疾患の既往，d) 最近の顔面皮膚への処置（毛剃り，ナイロンタオルの使用，レチノイドの使用），e) 期待できる治療効果．b) とd) はピーリングの条件決定の考慮事項となり，a), c), e) はフォローアップの必須情報である．レチノイドの使用はGAピーリングの反応が強くなるので，一段階弱い設定で治療を施行する必要が生じる．
> ②60歳以上に主としてみられるケラチノサイトの明らかな増殖を伴い，やや盛り上がりを示す日光（性）黒子では，表皮全層の壊死をきたし，痂皮が形成されるような深めのピーリングにて，物理的に病変部を除去しない限り改善しないことをあらかじめ説明しておく．

3 治療前
  洗顔後の記録写真を3方向から撮影する．2回目以降の患者は，前回の治療後の経過（紅斑，痂皮形成，色素沈着，落屑の有無）を問診する（医師）．

4 洗顔（指導は研究助手または医師）
  ファンデーションや日焼け止めクリーム使用時は，クレンジング使用後，石鹸などで洗顔し，皮脂を除去する．

5 治療準備（研究助手または医師）
  a. ヘアバンドやシャワーキャップにて髪の毛が治療の妨げにならないようにする．
  b. 中和剤や冷却時の水だれ防止のため，首周りをタオルで覆う．

6 脱脂（研究助手または医師）
  25％エタノール水溶液（ノブ，セルニューシーバムリムーバー®）を脱脂綿に含ませ，ピーリングを施行する部位を丁寧に拭く．ここから以降，眼は閉じておいてもらう．

7 ピーリング剤の塗布（医師）
  a. 脱脂後ピーリング剤をハケで塗布する．ピーリング1回目の患者には前額から塗布を始め，両頬→鼻→下顎へと塗布を進める．約20秒以内で全体の塗布を終える．眼，口唇粘膜にピーリング剤がつかないよう細心の注意を払う．

> **POINT**
> ピーリング1回目の患者では，前額から塗布を始めることにより，異常反応が生じないかまず前額にて確認できる．また速やかに中和することにより，より目立つ頬などに痂皮形成などをきたしてしまうことを予防できる．

7
b. 2回目以降の患者では，場合によっては，長く作用させたい色素斑部から塗布を始める．
c. 刺激感の減弱目的で扇風機を用い送風する．

> **POINT**
> ① pH 未調整の GA を用いる場合のおおむねのピーリング濃度および施行時間の目安は（p.84 表 1 参照）の通りであるが，70 歳代の患者でも，1 回目はいきなり 70％を用いるのではなく，35％で 5 〜 10 分位から始める．角層が損傷を受けているような，乾燥型の皮膚，最近の毛剃りやレチノイド使用歴を有する者では，弱めの条件にする．
> ② 塗布後，中和に至るまでは，異常な紅斑反応が生じていないか，注意深く観察する．また，ピーリング中患者にとって強く刺激を感じる部位がないか聞く．この過程が最も重要である．

8 ピーリング剤の除去と洗顔
a. 弱アルカリの 2％炭酸水素ナトリウム液，pH8.8（ノブ，セルニューフィニッシュミスト®）をスプレーにて紅斑反応の強い部位から噴霧し，中和反応による白い泡がみられなくなるまで，十分に中和する．中和液が首筋にたれないよう，ガーゼおよびタオルで受ける．中和液はガーゼで吸うようにし，擦らない．眼に中和液が入らないよう，眼はしっかり閉じてもらい，眼囲の液はガーゼで速やかに吸う（医師）．
b. 患者に水道水で洗顔してもらう．

9 冷却（医師または研究助手）
水を含ませて凍らせたガーゼをおく（5 〜 15 分）．冷たいのを好む患者と好まない患者がいるので，凍ったガーゼを用いるか，水で少しぬるくしたガーゼを用いるかは患者の意向に応じる．ぬるくなったら交換する．

10 後処置（医師）
a. 局所に強い浮腫性紅斑が生じ，冷却後も疼痛が生じていたら，テラコートリル®軟膏もしくはリンデロン®VG 軟膏を外用し，翌日来院してもらう．
b. 上記のようなことがみられなければ，通常に化粧をして帰宅してもらう．

> **POINT**
> 翌日も疼痛が続き，強い紅斑反応が持続しているようであれば，ステロイド禁忌の有無を確認した上で，プレドニン® 10 〜 20mg/ 日を内服してもらう（1 〜 3 日，症状が治まるまで）．また，痂皮形成部位は，一過性の色素沈着となること，これは通常 2 〜 6 ヵ月で消退することをあらかじめ説明しておく．このような状態は，意図して局所に強いピーリングを施行した場合にみられる．

11 治療プログラム
2 〜 3 週間に 1 回，計 4 回治療にて，色素斑の改善が得られる．

12 施術後のケア
a. 遮光に努める．特にピーリング施行後 2 ヵ月は十分な遮光が必要である．その後も，日光曝露により日光（性）黒子が悪化あるいは新生するので，疾患発生予防の点を強調して説明する．
b. 乾燥肌では，ピーリング治療期間中は保湿剤によるケアが必要となる．

具体的な症例へ

症例 1 : 39歳，女性

顔面の左半分を 2 週に 1 回，計 4 回にわたり GA ピーリングを施行した経過を示す．ピーリング治療中は遮光を徹底したが，無治療の右半分に比べ，左半分では明らかな改善がみられた．

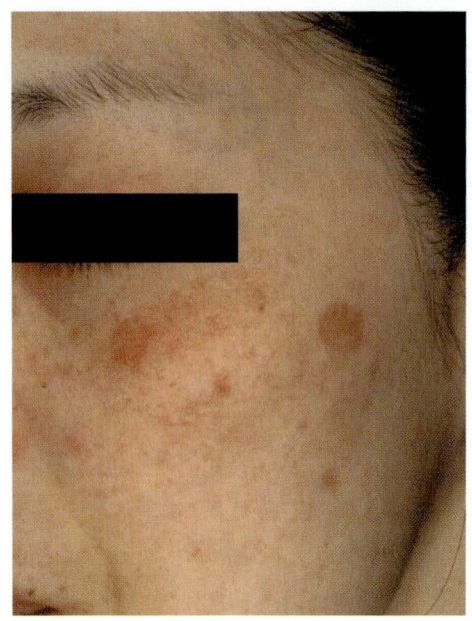

図1　治療前

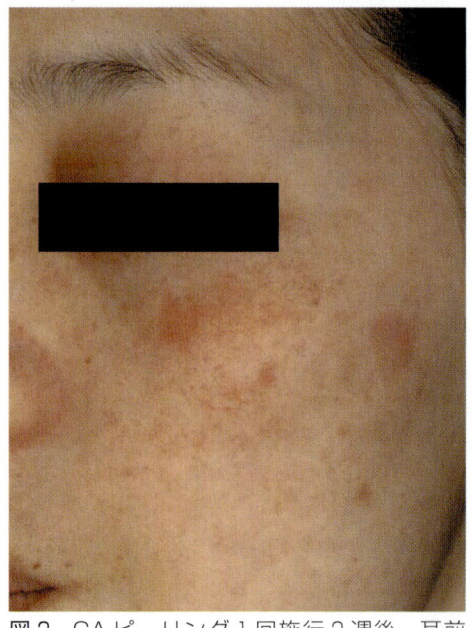

図2　GA ピーリング 1 回施行 2 週後．耳前部と眼下の色素斑の淡色化がみられる．

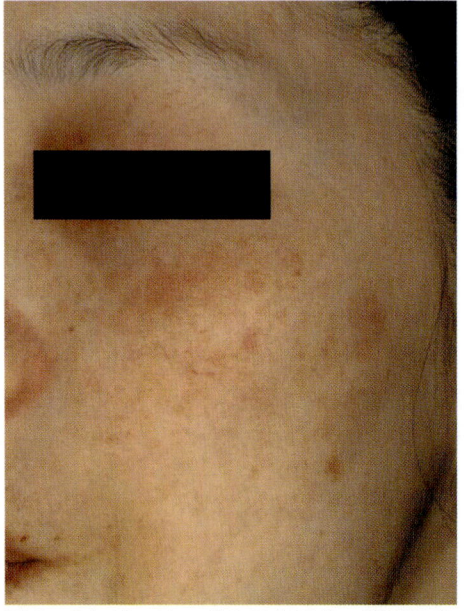

図3　GA ピーリング 2 回施行後．眼下の色素斑がほぼ消退している．

（船坂陽子：ケミカルピーリング，疾患別治療プログラム，しみ，皮膚科診療プラクティス 11 巻，ケミカルピーリングとコラーゲン注入のすべて　美容皮膚科最前線，松永佳世子ほか編，p.112-121, 文光堂, 2001 より引用）

施術編

1. EBMに基づく適応疾患・状態

肝斑

グリコール酸

船坂陽子（神戸大学皮膚科）

使用薬剤

35〜50%（w/v）のグリコール酸（以下：GA）

ノブ　常盤薬品工業
- 製品名：セルニュー GA35, 50
- 製造方法：（GA35の場合）グリコール酸35gと増粘剤を精製水に溶解し全量を100mLとする．pHは未調整で，各濃度ではpH（35%：1.2, 50%：0.9）
- 保存方法：外来棚（常温，保存可能期間は開封しなければ3年）．

ネオストラータ®
- 製品名：Skin Rejuvenation System
  GAが表示%となるよう，例えば35%であれば35gに対し，基剤（水をベースにエタノール，nonoxynol-11, プロピレングリコール含む）にて溶解し，全量100mLとしている．pH未調整．
- 保存方法：外来棚（常温，保存可能期間は開封しなければ3年）．

治療方法

1 診療形式
a. 専門外来（ケミカルピーリング外来）
b. 自費診療
c. スタッフ：医師3名，看護師1名，研究助手1名

2 説明の方法・内容
a. ケミカルピーリングの希望者全員に問診票（p.86 参照）を渡し，記入してもらう（医師，看護師）．
b. 成人の場合は本人に，未成年者には保護者同伴の上，外来診察室で説明し，同意書を得る．説明の所要時間：5〜10分（医師）

> **POINT**
> ①必須の注意項目は，a）光線過敏の有無，b）アトピー性皮膚炎，接触皮膚炎などの既往，c）ヘルペスなどのウイルス性疾患の既往，d）最近の顔面皮膚への処置（毛剃り，ナイロンタオルの使用，レチノイドの使用），e）期待できる治療効果．b）とd）はピーリングの条件決定の考慮事項となり，a），c），e）はフォローアップの必須情報である．レチノイドの使用はGAピーリングの反応が強くなるので，一段階弱い設定で治療を施行する必要が生じる．
> ②肝斑は表皮メラニンの産生過多による．性腺刺激ホルモン，黄体・卵胞ホルモン，紫外線刺激により，メラニン生成が亢進していると考えられている．ピーリングは表皮のターンオーバーを亢進させることにより，色素斑を早期に改善させることが主たる効果であり，美白効果を有する内服剤や外用剤による併用療法が，より効果的であることをあらかじめ説明しておく．

3 治療前
洗顔後の記録写真を3方向から撮影する．2回目以降の患者は，前回の治療後の経過（紅斑，痂皮形成，色素沈着，落屑の有無）を問診する（医師）．

4 洗顔（指導は研究助手または医師）
ファンデーションや日焼け止めクリーム使用時は，クレンジング使用後，石鹸などで洗顔し，皮脂を除去する．

5 治療準備（研究助手または医師）
a. ヘアバンドやシャワーキャップにて髪の毛が治療の妨げにならないようにする．
b. 中和剤や冷却時の水だれ防止のため，首周りをタオルで覆う．

6 脱脂（研究助手または医師）
25％エタノール水溶液（ノブ，セルニューシーバムリムーバー®）を脱脂綿に含ませ，ピーリングを施行する部位を丁寧に拭く．ここから以降，眼は閉じておいてもらう．

7 ピーリング剤の塗布（医師）
a. 脱脂後ピーリング剤をハケで塗布する．ピーリング1回目の患者には前額から塗布を始め，両頬→鼻→下顎へと塗布を進める．約20秒以内で全体の塗布を終える．眼，口唇粘膜にピーリング剤がつかないよう細心の注意を払う．

> **POINT**
> ピーリング1回目の患者では，前額から塗布を始めることにより，異常反応が生じないかまず前額にて確認できる．また速やかに中和することにより，より目立つ頬などに痂皮形成などをきたしてしまうことを予防できる．

7
b. 2回目以降の患者では，場合によっては，長く作用させたい色素斑部から塗布を始める．
c. 刺激感の減弱目的で扇風機を用い送風する．

> **POINT**
> ①pH未調整のGAを用いる場合のおおむねのピーリング濃度，および施行時間の目安は（p.84 表1参照）の通りであるが，肝斑の患者は表皮ターンオーバー亢進による治療効果を主として狙っているので，炎症後の色素沈着をきたさないよう，やや弱めの条件設定とする．また，角層が損傷を受けているような，乾燥型の皮膚も，弱めの条件にする．
> ②塗布後，中和に至るまでは，異常な紅斑反応が生じていないか，注意深く観察する．また，ピーリング中患者にとって強く刺激を感じる部位がないか聞く．この過程が最も重要である．

8 ピーリング剤の除去と洗顔
a. 弱アルカリの2%炭酸水素ナトリウム液，pH8.8（ノブ，セルニューフィニッシュミスト®）をスプレーにて紅斑反応の強い部位から噴霧し，中和反応による白い泡がみられなくなるまで，十分に中和する．中和液が首筋にたれないよう，ガーゼおよびタオルで受ける．中和液はガーゼで吸うようにし，擦らない．眼に中和液が入らないよう，眼はしっかり閉じてもらい，眼囲の液はガーゼで速やかに吸う（医師）．
b. 患者に水道水で洗顔してもらう．

9 冷却（医師または研究助手）
水を含ませて凍らせたガーゼをおく（5〜15分）．冷たいのを好む患者と好まない患者がいるので，凍ったガーゼを用いるか，水で少しぬるくしたガーゼを用いるかは患者の意向に応じる．ぬるくなったら交換する．

10 後処置（医師）
a. 局所に強い浮腫性紅斑が生じ，冷却後も疼痛が生じていたら，テラコートリル®軟膏もしくはリンデロン®VG軟膏を外用し，翌日来院してもらう．
b. 上記のようなことがみられなければ，通常に化粧をして帰宅してもらう．

11 治療プログラム
2〜3週間に1回，4回治療にて，色素斑の改善が得られる．

12 施術後のケア
a. 遮光に努める．特にピーリング施行後2ヵ月は十分な遮光が必要である．その後も，日光曝露により肝斑は悪化するので，疾患発生予防の点を強調して説明する．
b. 乾燥肌では，ピーリング中は保湿剤によるケアが必要となる．

具体的な症例へ

症例1：50歳，女性

図1：治療前の正面像．

図2：図1の4ヵ月後で，顔面の左半分をGAピーリング50% 3〜4分を2週間に1回，計4回施行し，次いで，顔面の右半分を5%ハイドロキノン軟膏1日2回の外用を併用しながら，同条件でGAピーリングを4回施行したものである．

　すなわち左半分は4回ピーリング後，2ヵ月放置した臨床像で，右半分はハイドロキノン軟膏を併用しながらGAピーリングを4回施行後2週経た臨床像である．共に，色素斑の明らかな改善がみられるが，ハイドロキノン軟膏併用群の右顔面の方が，より効果的である．

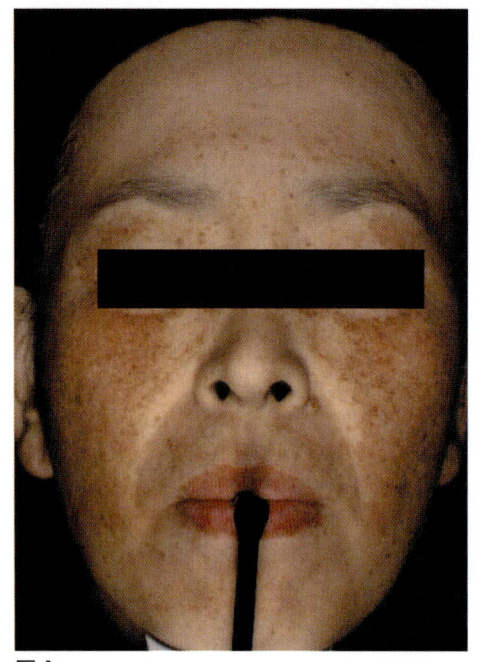

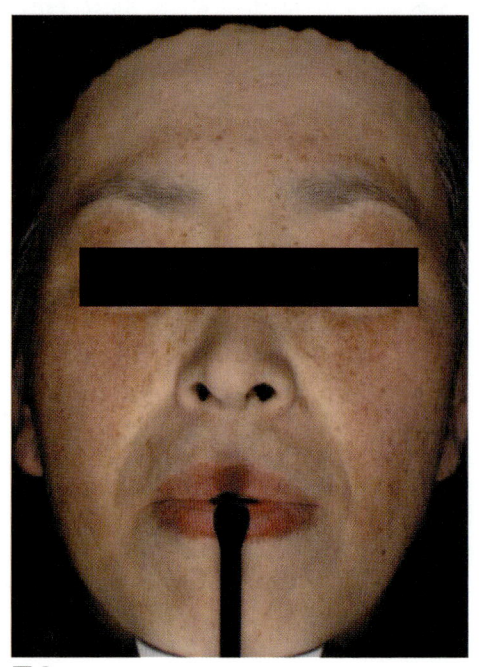

図1　　　　　　　　　図2

（船坂陽子：ケミカルピーリング，疾患別治療プログラム，しみ，皮膚科診療プラクティス11巻，ケミカルピーリングとコラーゲン注入のすべて　美容皮膚科最前線，松永佳世子ほか編，p.112-121，文光堂，2001より引用）

施術編

1. EBMに基づく適応疾患・状態

雀卵斑
グリコール酸

船坂陽子（神戸大学皮膚科）

使用薬剤

35〜70%（w/v）のグリコール酸（以下：GA）

ノブ　常盤薬品工業
- 製品名：セルニューGA35, 50, 70
- 製造方法：（GA35の場合）グリコール酸35gと増粘剤を精製水に溶解し全量を100mLとする．pHは未調整で，各濃度ではpH（35%：1.2, 50%：0.9, 70%：0.5）．
- 保存方法：外来棚（常温，保存可能期間は開封しなければ3年）．

ネオストラータ®
- 製品名：Skin Rejuvenation System
  GAが表示%となるよう，例えば35%であれば35gに対し，基剤（水をベースにエタノール，nonoxynol-11, プロピレングリコール含む）にて溶解し，全量100mLとしている．pH未調整．
- 保存方法：外来棚（常温，保存可能期間は開封しなければ3年）．

治療方法

1 診療形式
   a. 専門外来（ケミカルピーリング外来）
   b. 自費診療
   c. スタッフ：医師3名，看護師1名，研究助手1名

2 説明の方法・内容
   a. ケミカルピーリングの希望者全員に問診表（p.86 参照）を渡し，記入してもらう（医師，看護師）．

   > **POINT**
   > ①必須の注意項目は，a）光線過敏の有無，b）アトピー性皮膚炎，接触皮膚炎などの既往，c）ヘルペスなどのウイルス性疾患の既往，d）最近の顔面皮膚への処置（毛剃り，ナイロンタオルの使用，レチノイドの使用），e）期待できる治療効果．b）とd）はピーリングの条件決定の考慮事項となり，a），c），e）はフォローアップの必須情報である．レチノイドの使用はGAピーリングの反応が強くなるので，一段階弱い設定で治療を施行する必要が生じる．
   > ②雀卵斑は季節変動があり，またすぐに再燃しやすい遺伝的背景をもつ個人に生じる色素斑である．ピーリングは表皮のターンオーバーを亢進させることにより，色素斑を軽減することが主たる効果であり，根治的治療法ではないことをあらかじめ説明しておく．

   b. 成人の場合は本人に，未成年者には保護者同伴の上，外来診察室で説明し，同意書を得る．
   説明の所要時間：5～10分（医師）

3 治療前
   洗顔後の記録写真を3方向から撮影する．2回目以降の患者は，前回の治療後の経過（紅斑，痂皮形成，色素沈着，落屑の有無）を問診する（医師）．

4 洗顔（指導は研究助手または医師）
   ファンデーションや日焼け止めクリーム使用時は，クレンジング使用後，石鹸などで洗顔し，皮脂を除去する．

5 治療準備（研究助手または医師）
   a. ヘアバンドやシャワーキャップにて髪の毛が治療の妨げにならないようにする．
   b. 中和剤や冷却時の水だれ防止のため，首周りをタオルで覆う．

6 脱脂（医師または研究助手）
   25％エタノール水溶液（ノブ，セルニューシーバムリムーバー®）を脱脂綿に含ませ，ピーリングを施行する部位を丁寧に拭く．ここから以降，眼は閉じておいてもらう．

7 GAの塗布（医師）
   a. 脱脂後ピーリング剤を刷毛で塗布する．ピーリング1回目の患者には前額から塗布を始め，両頬→鼻→下顎へと塗布を進める．約20秒以内で全体の塗布を終える．眼，口唇粘膜にピーリング剤がつかないよう細心の注意を払う．

   > **POINT**
   > ピーリング1回目の患者では，前額から塗布を始めることにより，異常反応が生じないかまず前額にて確認できる．また速やかに中和することにより，より目立つ頬などに痂皮形成などをきたしてしまうことを予防できる．

7
b. 2回目以降の患者では，場合によっては，長く作用させたい色素斑部から塗布を始める．
c. 刺激感の減弱目的で扇風機を用い送風する．

> **POINT**
> ① pH 未調整の GA を用いる場合のおおむねのピーリング濃度および施行時間の目安は（p.84 表1参照）の通りである．角層が損傷を受けているような，乾燥型の皮膚，最近の毛剃りやレチノイド使用歴を有する者では，弱めの条件にする．
> ② 塗布後，中和に至るまでは，異常な紅斑反応が生じていないか，注意深く観察する．また，ピーリング中患者にとって強く刺激を感じる部位がないか聞く．この過程が最も重要である．

8 GA の除去と洗顔
a. 弱アルカリの2%炭酸水素ナトリウム液，pH8.8（ノブ，セルニューフィニッシュミスト®）をスプレーにて紅斑反応の強い部位から噴霧し，中和反応による白い泡がみられなくなるまで，十分に中和する．中和液が首筋にたれないよう，ガーゼおよびタオルで受ける．中和液はガーゼで吸うようにし，擦らない．眼に中和液が入らないよう，眼はしっかり閉じてもらい，眼囲の液はガーゼで速やかに吸う（医師）．
b. 患者に水道水で洗顔してもらう．

9 冷却（医師または研究助手）
水を含ませて凍らせたガーゼをおく（5～15分）．冷たいのを好む患者と好まない患者がいるので，凍ったガーゼを用いるか，水で少しぬるくしたガーゼを用いるかは患者の意向に応じる．ぬるくなったら交換する．

10 後処置（医師）
a. 局所に強い浮腫性紅斑が生じ，冷却後も疼痛が生じていたら，テラコートリル®軟膏もしくはリンデロン®VG 軟膏を外用し，翌日来院してもらう．
b. 上記のようなことがみられなければ，通常に化粧をして帰宅してもらう．

11 治療プログラム
2～3週間に1回，計4回治療にて，軽度であるが色素斑の改善が得られる．

12 施術後のケア
a. 遮光に努める．特にピーリング施行後2ヵ月は十分な遮光が必要である．その後も，日光曝露により雀卵斑は悪化するので，疾患発生予防の点を強調して説明する．
b. 乾燥肌では，ピーリング治療期間中は保湿剤によるケアが必要となる．

具体的な症例へ

症例1：34歳，女性

図1：治療前．
図2：GAピーリング4回施行2週後．頬部の色素斑および皮膚の色調が軽度淡色化している．

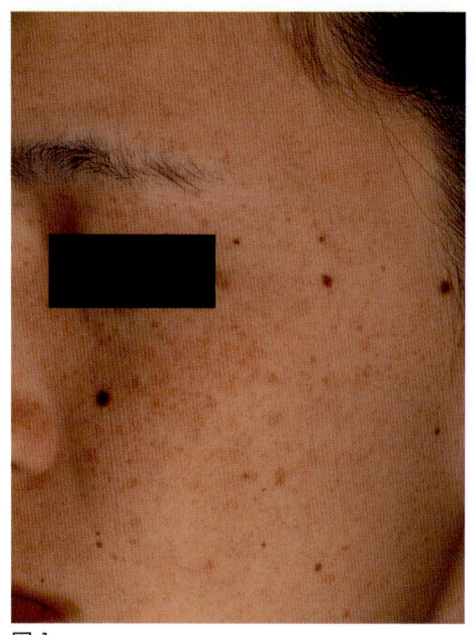

図1

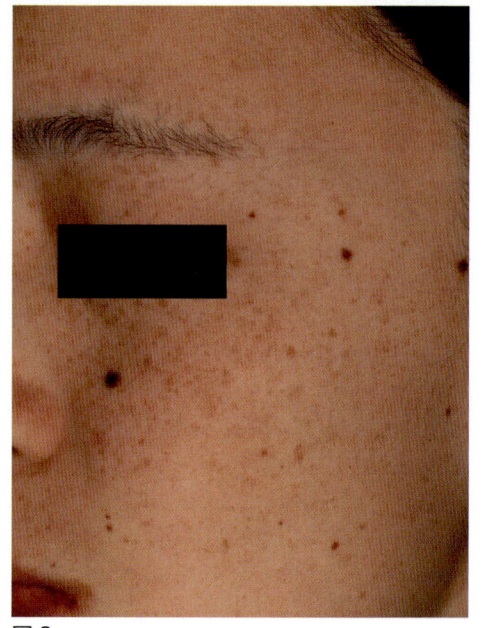

図2

施術編

1. EBMに基づく適応疾患・状態

雀卵斑
サリチル酸（マクロゴール基剤）

上田説子（上田説子クリニック）

使用薬剤

30%サリチル酸マクロゴール

調整方法：30gサリチル酸を種々の分子量のマクロゴールの混合製剤70gに溶解し，クリーム状で使用する．その際，結晶が決して析出しない条件を確認して使用する．

薬　　剤：30%サリチル酸マクロゴール，ワセリン．

器　　具：ガーゼ，氷水，ゴム手袋，軟膏ベラ．

保存方法：保存容器を断熱シートに包んで，冷蔵庫の最下段にて保存する．

保存期間：3ヵ月．

治療方法

1 診療形式
 a. 自費診療のみ　b. スタッフ：医師，看護師，看護学生

2 説明の方法・内容
 a. 自活している人のみ（学生は不可：自費診療のため）．
 　1回：顔面（1万円）
 b. 外来診察室にて説明．
 c. サリチル酸マクロゴールピーリングの簡単な内容説明．
 　副作用がほとんどないため，同意書も現在はなし．
 　①安全性（基礎編 p.73 参照）
 　②他剤との相違点（基礎編 p.73 参照）
 　③効果の理論的裏付け（基礎編 p.73 参照）
 d. 他剤副作用経験者では特に不安をもっており，上記の点について丁寧な説明を要することが多い．

3 治療前
施術前のケア：パッチテスト
 ・ピーリング後使用する化粧品がパッチテスト陰性，使用テスト陰性であることを確かめておく．
 ・同時に紫外線吸収剤を含まないファンデーションもパッチテストにて検査し，ピーリング後使用する．

4 洗顔
洗顔方法：にきび患者に指示する一般的洗顔法
 　①化粧をクレンジングで落とす　②石鹸洗顔　③流水で丁寧にすすぐ（5分間）

5 治療準備
 a. 注意事項
 　①コンタクトレンズ除去　②ラテックスアレルギーのチェック
 b. 治療準備
 　①ヘアーバンドで顔面に髪が落ちてこないようにする．
 　②手術用帽子をかぶせ，頭髪へのピーリング剤落滴を防止する．
 　③首周りにタオルをかけ，頸部・胸部へのピーリング剤落滴を防止する．
 　④ベッドに仰臥位に休ませる．

6 脱脂
 なし．

7 ピーリング剤の塗布
ピーリング手順（p.120，121 参照）
 　①ワセリン塗布：眼囲，口囲（医師）
 　・ピーリング剤が入らないように，ワセリンで保護する．
 　・特に眼角，口角は丁寧に塗布する．

7
　②ピーリング剤塗布：額→鼻背・鼻翼→頬部→顎（医師）
　・ゴム手袋をして，ピーリング剤を手のひら上でよく温め，額から順次塗布する．
　・鼻翼の鼻唇溝との境界部は少量塗布：紅斑が出やすい．
　・上眼瞼，上口唇〜鼻翼間は塗布しない：眼，口への流入防止．
　③5分間放置（看護師または看護学生）

8 ピーリング剤の除去と洗顔
　a．ピーリング剤の除去（p.121 参照）
　　ピーリング剤拭き取り：額→鼻背・鼻翼→頬部→顎（医師）
　・氷水で湿らせたガーゼを使用し，また，擦らないように取り残しがないように注意して拭き取る．
　・額，鼻など各部位別にガーゼはかえた方がピーリング剤がよく除去できる．
　・最後に眼囲，口囲のワセリンを外側に向かって拭き取る．
　b．洗顔
　　患者自身による洗顔：水道水で丁寧に洗い流してもらう．
　・髪の生え際，下顎部は洗い残しがないように注意する．

9 冷却
氷水冷却：氷水ガーゼにて冷却5分間（看護師または看護学生）
　①氷水に浸したガーゼを絞る　②顔面にのせる　③30秒毎にかえる

10 後処置（医師）
ビタミンCローションを塗布する．

11 治療プログラム
1ヵ月に1回．
　・1回でも皮膚のtextureの変化は自覚できる．
　・3回治療後には雀卵斑の色素量は少なくなり，顔面全体の色は黄色調からピンクになる．自覚的に色が白くなったという．

12 施術後のケア
　a．施術後のケア
　　①術後12時間の化粧は禁止する．紫外線に当たることも禁止する．
　　②翌日より紫外線防御（紫外線散乱剤を使用したファンデーションまたはクリームが望ましい）は完璧に行うよう指示する．
　　③筆者の場合は，角層剥離状態でのビタミンC浸透によるメラニン生成抑制および膠原線維増生効果を期待して，ピーリング直後から3日間ビタミンCを塗布させる．
　b．術後経過
　　①術直後より皮膚は滑らかになり約1ヵ月持続する．
　　②ピーリング翌日より平常通り化粧可能である（紅斑・落屑はほとんどないので，カサカサすることはない．まれに術後1週間ぐらい軽度の毛包炎が起こることがある）．

具体的な症例へ

症例1：32歳，女性

図1：ピーリング前
図2：ピーリング3回治療後4週

雀卵斑の色素量も少なくなり，顔面色調も黄色調からピンク調へ変化している．

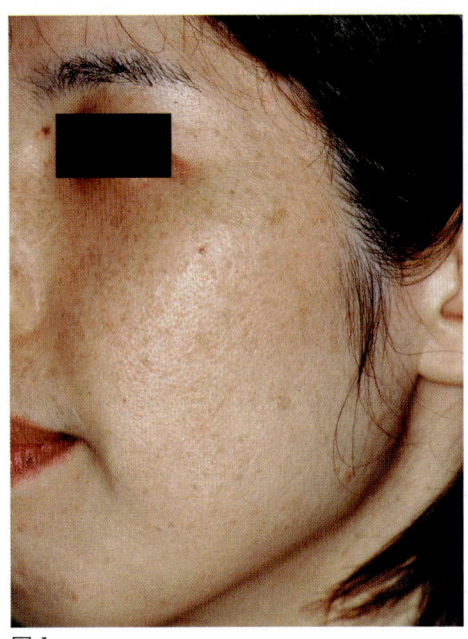

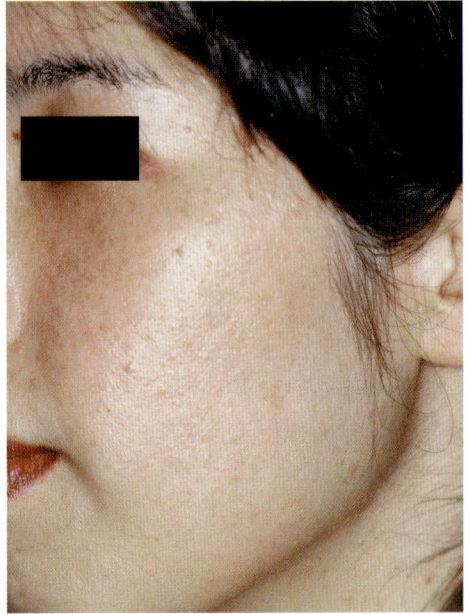

図1

図2

症例2：38歳，女性

図3：ピーリング前
図4：ピーリング3回治療後4週
図5：ピーリング20回治療後4週

　雀卵斑の色素量も徐々に少なくなり，顔面色調も黄色調からピンク調へ徐々に変化している．毛孔も徐々に縮小し，20回後の臨床所見では明らかに顔面色調はピンク調に変化し，毛孔も縮小し，雀卵斑は治癒している．

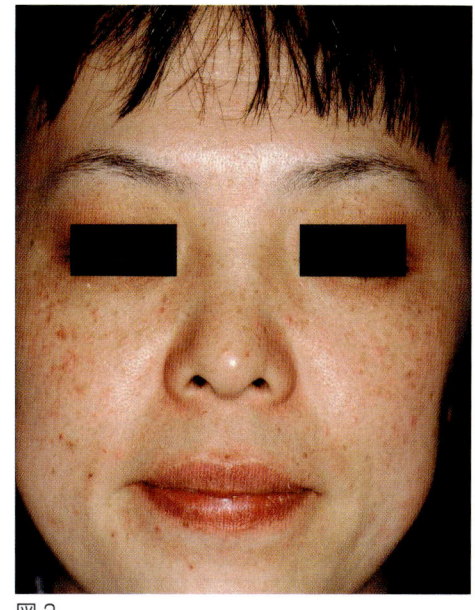

図3

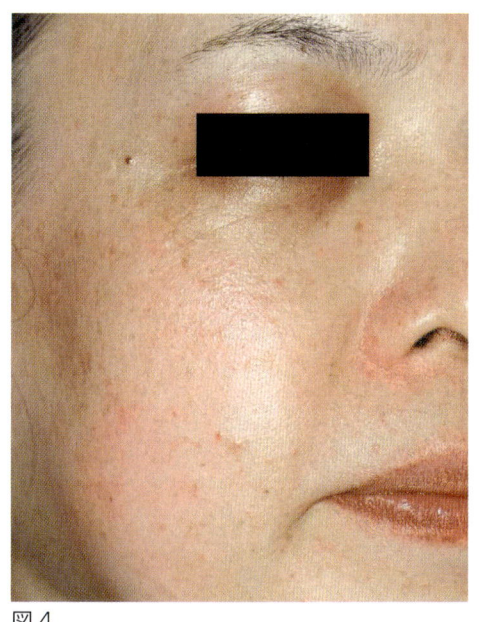

図4

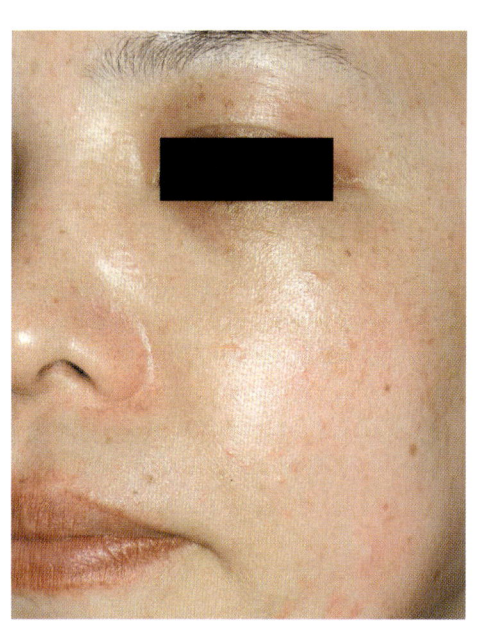

図5

よくある所見・症状

ピーリング中，まれにみられる訴え	ピーリング剤除去時，まれにみられる訴え
・ポワーッと暖かい感じがする． ・微かにチカチカした感じがする．	・ピリピリした感じがする．これはその後行う洗顔でヒリヒリ感が取れるまで必ず丁寧に流水洗顔する．

⬇

上記所見は冷却開始時，ほとんど症状が取れるはずである．

うまくいかなかった症例

ピーリング中，またはピーリング剤除去時ピリピリ感の残存している症例では，ピーリング直後紅斑が生じた症例がある．

⬇

・これは未調整サリチル酸マクロゴール中のサリチル酸の析出によることが多い．
・掻破部位において，まれにこの状態が生じる．

転　帰

・2，3日で紅斑，落屑は治癒し，色素沈着も起こらない．
・直後にその部位のみステロイド塗布した症例では翌日紅斑は，消失していた．

1. EBM に基づく適応疾患・状態

施術編

炎症後色素沈着
グリコール酸

船坂陽子（神戸大学皮膚科）

使用薬剤

35～50％（w/v）のグリコール酸（以下：GA）

ノブ　常盤薬品工業

製品名：セルニュー GA35, 50

調整方法：（GA35 の場合）グリコール酸 35g と増粘剤を精製水に溶解し全量を 100mL とする．pH は未調整で，各濃度では pH（35％：1.2，50％：0.9）．

保存方法：外来棚（常温，保存可能期間は開封しなければ 3 年）．

ネオストラータ®

製品名：Skin Rejuvenation System
GA が表示％となるよう，例えば 35％であれば 35g に対し，基剤（水をベースにエタノール，nonoxynol-11，プロピレングリコール含む）にて溶解し，全量 100mL としている．pH 未調整．

保存方法：外来棚（常温，保存可能期間は開封しなければ 3 年）．

治療方法

1 診療形式
  a. 専門外来（ケミカルピーリング外来）
  b. 自費診療
  c. スタッフ：医師3名，看護師1名，研究助手1名

2 説明の方法・内容
  a. ケミカルピーリングの希望者全員に問診票（p.86参照）を渡し，記入してもらう（医師，看護師）．
  b. 成人の場合は本人に，未成年者には保護者同伴の上，外来診察室で説明し，同意書を得る．
  説明の所要時間：5〜10分（医師）

> **POINT**
> ①必須の注意項目は，a) 光線過敏の有無，b) アトピー性皮膚炎，接触皮膚炎などの既往，c) ヘルペスなどのウイルス性疾患の既往，d) 最近の顔面皮膚への処置（毛剃り，ナイロンタオルの使用，レチノイドの使用），e) 期待できる治療効果．b) とd) はピーリングの条件決定の考慮事項となり，a)，c)，e) はフォローアップの必須情報である．レチノイドの使用はGAピーリングの反応が強くなるので，一段階弱い設定で治療を施行する必要が生じる．
> ②ピーリングは表皮のターンオーバーを亢進させることにより，色素斑を早期に改善させることが主たる効果であり，色素沈着をきたした炎症の原因が取り除かれていることが前提である．美白効果を有する内服剤や外用剤による併用療法が，より効果的であることをあらかじめ説明しておく．

3 治療前
  洗顔後の記録写真を3方向から撮影する．2回目以降の患者は，前回の治療後の経過（紅斑，痂皮形成，色素沈着，落屑の有無）を問診する（医師）．

4 洗顔（指導は研究助手または医師）
  ファンデーションや日焼け止めクリーム使用時は，クレンジング使用後，石鹸などで洗顔し，皮脂を除去する．

5 治療準備（研究助手または医師）
  a. ヘアバンドやシャワーキャップにて髪の毛が治療の妨げにならないようにする．
  b. 中和剤や冷却時の水だれ防止のため，首周りをタオルで覆う．

6 脱脂（研究助手または医師）
  25％エタノール水溶液（ノブ，セルニューシーバムリムーバー®）を脱脂綿に含ませ，ピーリングを施行する部位を丁寧に拭く．ここから以降，眼は閉じておいてもらう．

7 ピーリング剤の塗布（医師）
  a. 脱脂後ピーリング剤をハケで塗布する．ピーリング1回目の患者には前額から塗布を始め，両頬→鼻→下顎へと塗布を進める．約20秒以内で全体の塗布を終える．眼，口唇粘膜にピーリング剤がつかないよう細心の注意を払う．

> **POINT**
> ピーリング1回目の患者では，前額から塗布を始めることにより，異常反応が生じないかまず前額にて確認できる．また速やかに中和することにより，より目立つ頬などに痂皮形成などをきたしてしまうことを予防できる．

7
b. 2回目以降の患者では，場合によっては，長く作用させたい色素斑部から塗布を始める．
c. 刺激感の減弱目的で扇風機を用い送風する．

> **POINT**
> ① pH 未調整の GA を用いる場合のおおむねのピーリング濃度および施行時間の目安は（p.84 表1参照）の通りであるが，炎症後色素沈着の患者は表皮ターンオーバー亢進による治療効果を主として狙っているので，不用意に炎症をきたして，新たな色素沈着をきたさないよう，やや弱めの条件設定とする．また，角層が損傷を受けているような，乾燥型の皮膚も，弱めの条件にする．
> ② 塗布後，中和に至るまでは，異常な紅斑反応が生じていないか，注意深く観察する．また，ピーリング中患者にとって強く刺激を感じる部位がないか聞く．この過程が最も重要である．

8 ピーリング剤の除去と洗顔
a. 弱アルカリの2%炭酸水素ナトリウム液，pH8.8（ノブ，セルニューフィニッシュミスト®）をスプレーにて紅斑反応の強い部位から噴霧し，中和反応による白い泡がみられなくなるまで，十分に中和する．中和液が首筋にたれないよう，ガーゼおよびタオルで受ける．中和液はガーゼで吸うようにし，擦らない．眼に中和液が入らないよう，眼はしっかり閉じてもらい，眼囲の液はガーゼで速やかに吸う（医師）．
b. 患者に水道水で洗顔してもらう．

9 冷却（医師または研究助手）
水を含ませて凍らせたガーゼをおく（5〜15分）．冷たいのを好む患者と好まない患者がいるので，凍ったガーゼを用いるか，水で少しぬるくしたガーゼを用いるかは患者の意向に応じる．ぬるくなったら交換する．

10 後処置（医師）
a. 局所に強い浮腫性紅斑が生じ，冷却後も疼痛が生じていたら，テラコートリル®軟膏もしくはリンデロン®VG 軟膏を外用し，翌日来院してもらう．
b. 上記のようなことがみられなければ，通常に化粧をして帰宅してもらう．

11 治療プログラム
2〜3週間に1回，4回治療にて，色素斑の改善が得られる．

12 施術後のケア
a. 遮光に努める．特にピーリング施行後2ヵ月は十分な遮光が必要である．
b. 乾燥肌では，ピーリング中は保湿剤によるケアが必要となる．

具体的な症例へ

症例1:51歳,女性

　左頬部の色素斑に対し,レーザー治療を受けたところ,炎症後の色素沈着をきたした.

図1:治療前.

図2:GAピーリング35% 3分1回施行2週後.軽度であるが色素斑全体の色調の改善がみられる.

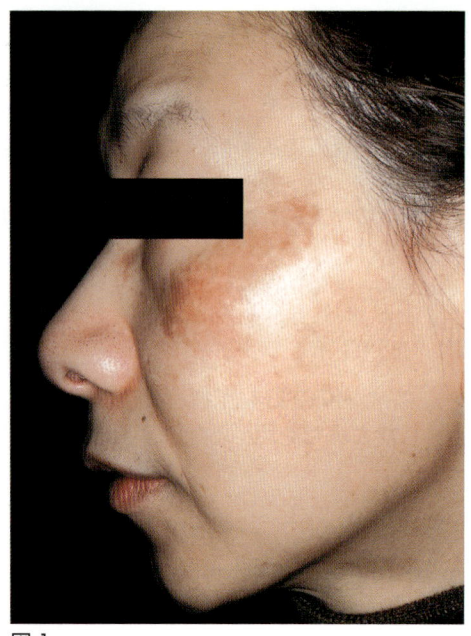

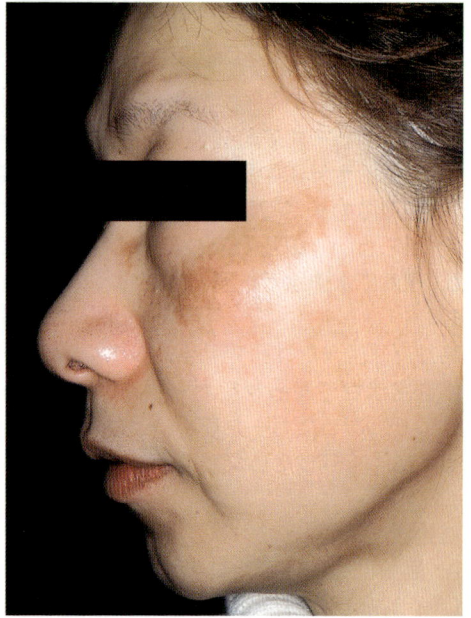

図1

図2

施術編

1. EBMに基づく適応疾患・状態

小じわ
グリコール酸

船坂陽子（神戸大学皮膚科）

使用薬剤

35〜70%（w/v）のグリコール酸（以下：GA）

ノブ　常盤薬品工業
- 製品名：セルニューGA35, 50, 70
- 調整方法：（GA35の場合）グリコール酸35gと増粘剤を精製水に溶解し全量を100mLとする．pHは未調整で，各濃度ではpH（35%：1.2, 50%：0.9, 70%：0.5）．
- 保存方法：外来棚（常温，保存可能期間は開封しなければ3年）．

ネオストラータ®
- 製品名：Skin Rejuvenation System
GAが表示%となるよう，例えば35%であれば35gに対し，基剤（水をベースにエタノール，nonoxynol-11，プロピレングリコール含む）にて溶解し，全量100mLとしている．pH未調整．
- 保存方法：外来棚（常温，保存可能期間は開封しなければ3年）．

35%トリクロロ酢酸（TCA）
- 調整方法：100% w/vのトリクロロ酢酸水溶液（ナカライテスク株式会社）35mLに65mLの精製水を加え，混ぜる．
- 保存方法：冷蔵庫保存．

治療方法

1 診療形式
a. 専門外来（ケミカルピーリング外来） b. 自費診療
c. スタッフ：医師 3 名，看護師 1 名，研究助手 1 名

2 説明の方法・内容
a. ケミカルピーリングの希望者全員に問診票（p.86 参照）を渡し，記入してもらう（医師，看護師）．

> **POINT**
> 必須の注意項目は，①光線過敏の有無，②アトピー性皮膚炎，接触皮膚炎などの既往，③ヘルペスなどのウイルス性疾患の既往，④最近の顔面皮膚への処置（毛剃り，ナイロンタオルの使用，レチノイドの使用），⑤ケロイドの既往．②と④はピーリングの条件決定の考慮事項となり，①と③はフォローアップの必須情報である．⑤は TCA を用いた medium-depth peeling（レベル 3）を施行する際には必ず確認すべき事項である．

b. 外来診察室で説明し，同意書を得る．説明の所要時間：5 〜 10 分（医師）

> **POINT**
> ①後述の基礎知識（p.182）のところで概説したように，GA ピーリングは，高齢者にみられる深いしわは改善することができない．角層の乱れの是正，および真皮乳頭層におけるコラーゲンの増加を誘導するので，50 歳代位の人に多くみられる小じわが改善されることを十分説明する．
> ②TCA を用いた medium-depth peeling（レベル 3）では，治療時約 5 分間は強い疼痛を伴うこと，1 〜 2 週間は痂皮形成のため，日常生活においていわゆるダウンタイムが生じてしまうこと，痂皮が除去された後に，紅斑反応が約 1 ヵ月続くこと，また特に 60 歳以下では炎症後色素沈着を生じる可能性があることを説明する．しわの改善を目的とした TCA による medium-depth peeling（レベル 3）は光老化が進み，GA ピーリングにて改善が期待できない 70 歳以上の患者に主として行う．

3 治療前
洗顔後の記録写真を 3 方向から撮影する．2 回目以降の患者は，前回の治療後の経過（紅斑，痂皮形成，色素沈着，落屑の有無）を問診する（医師）．

4 洗顔（指導は研究助手または医師）
ファンデーションや日焼け止めクリーム使用時は，クレンジング使用後，石鹸などで洗顔し，皮脂を除去する．

5 治療準備（医師または研究助手）
a. ヘアバンドやシャワーキャップにて髪の毛が治療の妨げにならないようにする．
b. 中和剤や冷却時の水だれ防止のため，首周りをタオルで覆う．

6 脱脂（医師または研究助手）
25％エタノール水溶液（ノブ，セルニューシーバムリムーバー®）を脱脂綿に含ませ，ピーリングを施行する部位を丁寧に拭く．ここから以降，眼は閉じておいてもらう．

7 ピーリング剤の塗布，除去と洗顔，冷却，後処置は「日光（性）黒子」p.156, 157 を参照．

8 ピーリング剤の塗布（医師 2 名）
a. 脱脂後，液体窒素を直径 1cm 位の大きさの綿棒を用いて顔面全体に約 3 秒ずつ軽く圧抵する．軽度の赤色変化がみられるのを確認しながら，変化のないところには再度圧抵する．皮膚の部位や厚さに応じて調節が必要である．

8
b. 引き続き35% TCAを綿棒で塗布する．前額から塗布を始め，両頬→鼻→下顎へと塗布を進める．約20秒以内で全体の塗布を終える．白色変化（frostと呼ばれる）が一様にみられ，その下に紅色反応が生じていることを確認する．frostが一様に生じるように，frostが生じていないところには重ね塗りを行う．眼，口唇粘膜にピーリング剤がつかないよう細心の注意を払う．塗布後1～2分位で急に疼痛が生じ，外眼角から下にTCA液が涙と共に流れ落ちることがあるので，首や頭部にTCA液がつかないよう注意する．
c. 刺激感の減弱目的で扇風機を用い送風する．GAよりも強い風を送る．疼痛が強いので，患者本人ではなく助手に送風管理をしてもらう．

> **POINT**
> TCAによるmedium-depth peeling（レベル3）では術者と助手の2名で行う．TCAが不用意に他部位につかないように十分注意する．

9 冷却（医師または研究助手）
TCA塗布開始約5分後，一様にfrostが生じ，紅斑反応を伴っているのを確認したら，水を含ませて凍らせたガーゼをおく．TCAではGAよりも炎症症状が強く，局所に熱をもつので，ぬるくなったら頻繁に交換する（約15分）．

10 後処置（医師）
白色変化が消失し疼痛が消失しているのを確認して，リンデロン®VG軟膏を外用し，翌日来院してもらう．二次感染や瘢痕形成，色素沈着予防のために，表1の注意事項について説明し，守ってもらうようにする．

11 治療プログラム
a. GAの場合2～3週間に1回，4回治療にて，小じわの改善が得られる．角層の乱れが改善することにより，皮膚表面が滑らかになる．
b. TCA peelingでは，表皮が完全に再生されるので，老化に特有の皮膚の黄ばみがとれて，白い皮膚となる．また，真皮浅層の組織も壊死後再生するために，新しく産生された膠原線維を有する真皮に置き換わるため，GA peelingよりも明らかにしわの改善効果が高い．

12 術後のケア
a. 遮光に努める．ピーリング施行後2ヵ月は十分な遮光が必要である．
b. 特に冬期では，ピーリング中は保湿剤によるケアが必要となる．

患者様　各位

ケミカルピーリング治療後の諸注意です．当日の洗顔や洗髪は可能ですが，皮膚が剥け終わるまで，顔面に発汗を促すような行為は御遠慮下さい．
1. 剥けてきた皮膚を無理に剥さないようにして下さい．
2. 大きな口をあけるようなことは避けて下さい（新しい傷を作ってしまうことがあります）．
3. 4週間は紫外線を極力避けて下さい．外出する際は必ず日焼け止めを塗って下さい．
4. 1週間は運動，サウナなど顔によく汗をかくようなことは御遠慮下さい．
5. 男性では，皮膚が剥けている間の髭剃りは極力控えて下さい．
6. 喫煙行動は，口周囲の大胆な動きが皺を刻みます．このため直後の喫煙は口周囲の瘢痕形成を促進することになりますので御遠慮下さい．

ピーリング後，不安に思われることがございましたら，皮膚科担当医までお電話下さいます様お願い申し上げます（TEL：ooooo，皮膚科医局）．

表1　Medium-depth peeling（レベル3）後の諸注意
（松倉知之，道本眞保，TCAピーリング，美容外科手術プラクティス1，市田正成ほか編，p.139-142，文光堂，2000を改変）

具体的な症例へ

症例1：56歳，女性

GAピーリングを50％3分4回施行した．

図1：治療前

図2：ピーリング4回施行2週後，左頬の日光性色素斑および毛細血管拡張の改善はないが，眼周囲および頬部の小じわと皮膚のきめの改善がみられた．

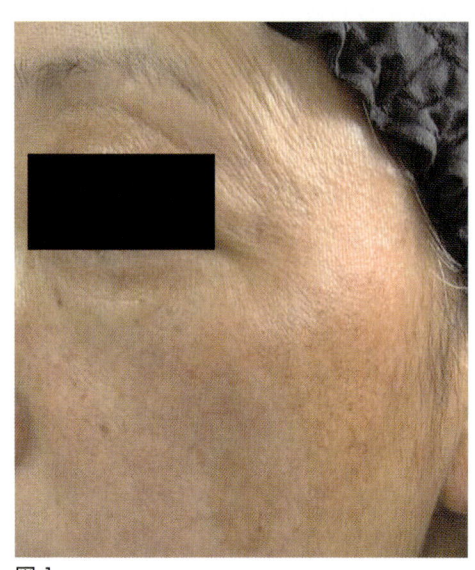

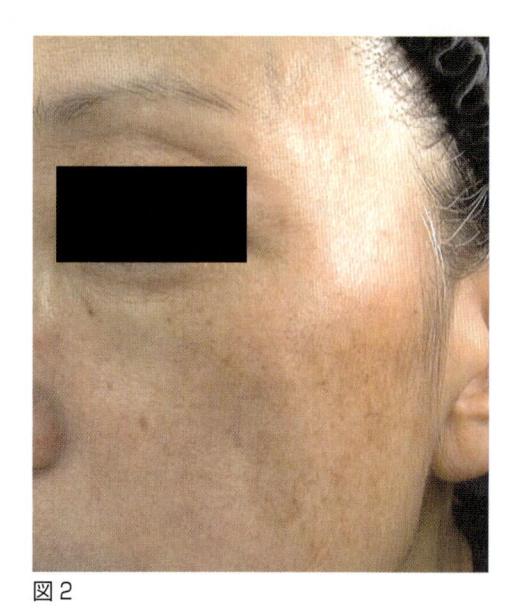

図1

図2

(船坂陽子：ケミカルピーリング，疾患別治療プログラム，しわ．皮膚科診療プラクティス11巻，ケミカルピーリングとコラーゲン注入のすべて　美容皮膚科最前線，松永佳世子ほか編，p.122-126，文光堂，2001より引用)

症例2：84歳，女性

右頬の日光性角化症と日光性色素斑に対し，液体窒素圧抵後35％ TCA塗布による medium-depth peeling（レベル3）を施行した9日後であるが，すでに痂皮はすべて脱落しており，光老化による黄ばんだ表皮は新生した白い皮膚に置き換わっており，同部の皮膚のはりやしわの改善は明らかである．この時点でのしわの改善はpeelingによる真皮浮腫のためと考えられるが，8週後の浮腫の消失した状態に

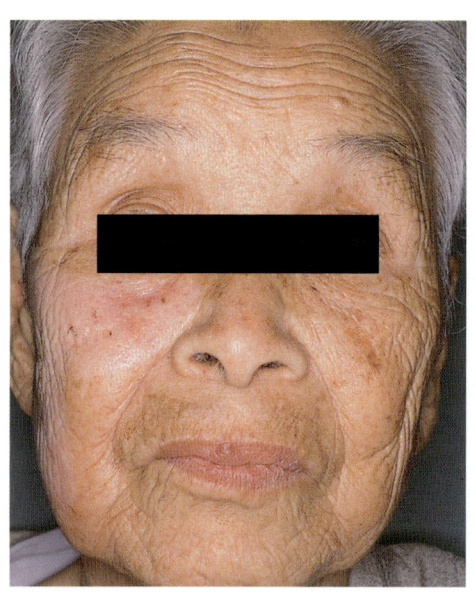

図3

おいても，しわの改善効果は保持されており，表皮の置き換えと真皮の再生の両者により skin rejuvenation（皮膚の若返り）が生じたものと考えられる．同部の皮膚の若返り効果が非常によかったため，患者の希望により 6 日後に残りの顔面皮膚に対し，同様に medium-depth peeling（レベル 3）を施行した．

症例 3：72 歳，女性

色素性乾皮症で，顔面全体の日光（性）黒子に対し，液体窒素圧抵後 35% TCA 塗布による medium-depth peeling（レベル 3）を施行した．

図 4：TCA 塗布後 5 分であるが，顔面全体に発赤と frost と呼ばれる白色変化がみられる．この白色変化は TCA による蛋白凝固のために生じると言われているが，30 分位でこの白色変化はいったん消失する．

図 5：24 時間後であるが，TCA 塗布部に痂皮形成がみられる．グリコール酸ピーリングに対し，TCA による medium-depth peeling（レベル 3）では，ピーリング時の約 10 分間の痛みが非常に強いこと，ピーリング後約 1 週間の痂皮形成によるダウンタイムの不便さが短所となるが，高齢者のしわを改善するのに本治療法は高い効果を示す．

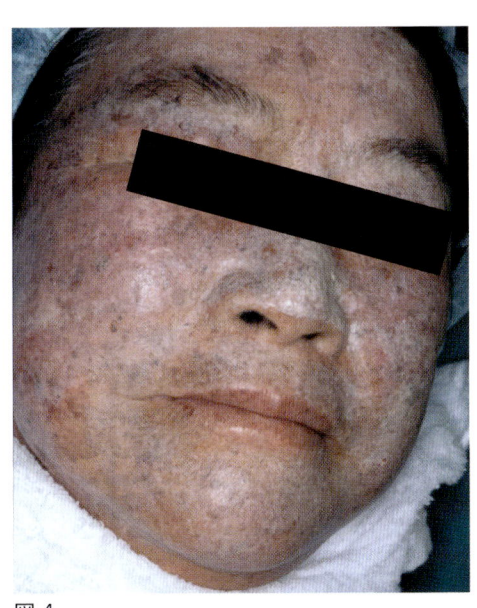

図 4

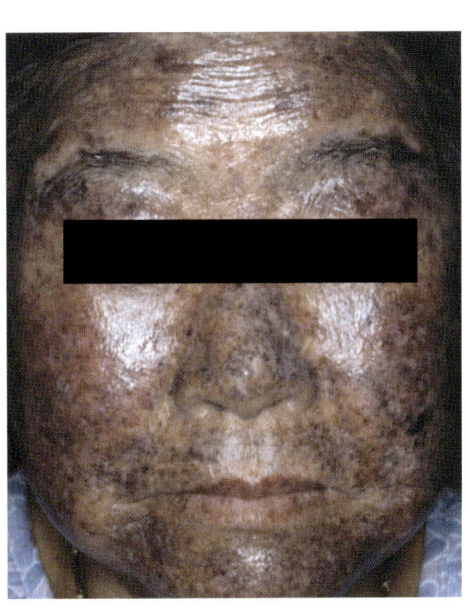

図 5

基礎知識

しわに対する治療法について表2にまとめた．このうち，最も広く用いられているのは，医師の診察を受けることなく入手可能な，各種化粧品として発売されている外用抗しわ剤である．これらは安全性が重視されているが，早期の顕著な効果は期待しがたい．10数年前にKligmanらによりレチノイドが抗しわ効果を示すことが報告され，夢の抗老化薬として注目を集めた．レチノイドの抗しわ効果は臨床的にも，またマウスや培養細胞を用いた研究においても確認されている．しかしながら，日本人皮膚に対しては刺激が強い点が問題となった．著明な落屑のために皮膚がガサガサになり，化粧ができなくなる時期が2週間ほど生じる．この点を克服するために刺激の少ないレチノイドの誘導体が開発されているが，若干しわ改善効果は弱くなる．

表情筋の動きに伴い生じるしわに対しては，ボトックス注射による一過性の筋麻痺誘導による治療が盛んに行われている．特にレーザーによるresurfacingとの組み合わせで顕著なしわ改善効果が得られると報告されている．わが国においても，主として眉間，前額，目尻のしわに対して用いられ，良好な結果が得られている．

限局性の深いしわに関しては，ヒアルロン酸やコラーゲン，脂肪注入などのsoft tissue augmentationによる修正が必要となる．余剰の皮膚のたるみによるしわを改善するには，外科的手術によるface liftが効果的とされる．

創傷治癒機転の刺激によって膠原線維の増加を図り，光老化した表皮を新しい皮膚におきかえる治療法としては，TCAを用いたmedium-depth peeling（レベル3）が用いられてきた．深さを制御して本ピーリングを施行するのには経験が必要なことから，一定の深さまでの創傷を加える処置を確実に行えるよう，CO_2レーザーを用いたresurfacing（表面をsmoothにする，という意味）が10年来欧米で盛んに行われるようになった．しかし，これら治療の後は皮膚の痂皮形成が1〜2週間続き，感染症防御などのケアが必要となる．そこで，効果がずっとマイルドになるものの，痂皮形成なくいわゆるダウンタイムのない治療法として，non-ablative laser, IPL (intense pulsed light), superficial peeling（レベル1, 2）が盛んに行われるようになっている．

本項で紹介したグリコール酸によるピーリングのしわ改善において，表3

表2　しわに対する治療法

外用抗しわ剤
レチノイド
ボトックス注射
collagen（ヒアルロン酸）注入
外科的手術（face lift）
ケミカルピーリング：(very) superficial peeling, medium-depth peeling
レーザー：resurfacing with CO_2 またはEr：YAG laser non-ablative laser (Cool touch, N-light：long-pulse dye, Versa Pulse：532nm) IPL

に示すような作用機序が明らかにされている．すなわち角層の乱れ，および真皮浅層の膠原線維減少に伴う小じわに対して効果的であることが考えられる．図6に示すように，70歳以上のしわに対しては効果が少ない．また，IPLのしわ改善効果と比較すると，60歳以上の小じわの改善率はグリコール酸ピーリングよりもIPLの方が優る．TCAを用いたmedium-depth peeling（レベル3）は痂皮形成による日常生活の不便さのみならず，日本人皮膚においては炎症後の色素沈着をきたしやすい点が問題である．我々の経験では，この色素沈着は年齢が若いほど高率に生じるが，60歳以上ではおおむねその度合いは軽度である．したがって，medium-depth peeling（レベル3）の痛み，およびその治療後のダウンタイムの理解を得られるのであれば，70歳以上で明らかなしわの改善を望む患者にはmedium-depth peeling（レベル3）を施行する（表4）．

表3 AHAの抗しわ作用機序

表皮	真皮
表皮突起の延長	真皮の厚さ↑
表皮の厚さ↑	グルコサミノグリカン（ヒアルロン酸）↑
角層剥離↑	elastin↑
剥離酵素の活性化	collagen↑
角層厚さ↓	fibroblastへの直接作用
角層セラミド↑	AHAにより活性化されたkeratino-cyte由来因子のfibroblastへの作用

表4 しわに対する治療法の選択

ボトックス注射：筋肉の動きをとめることによるしわ形成予防
collagen（ヒアルロン酸）注入：深いしわに対する補充
外科的手術（face lift）
小じわに対して
50歳以下：superficial peeling
50歳代：superficial peelingまたは non-ablative laser（light）therapy
60歳以上：non-ablative laser（light）therapy ただし70歳以上では効果が少ない
70歳以上：medium-depth peeling ダウンタイムあり

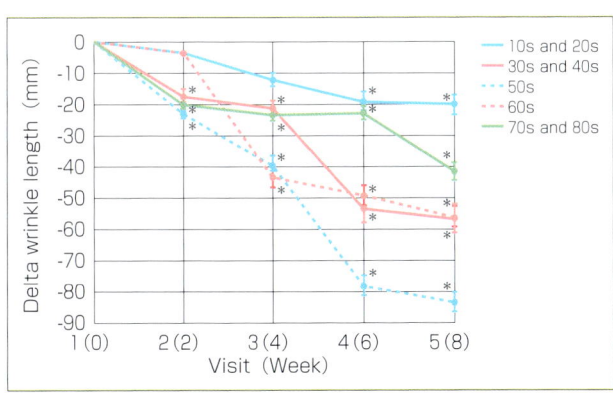

図6 グリコール酸ピーリングによる年代別しわの総長の変化
*$p < 0.05$
(Funasaka Y, et al.：J Dermatol Sci Suppl, 1：53-59, 2001より引用)

施術編

1. EBMに基づく適応疾患・状態

小じわ
サリチル酸（マクロゴール基剤）

薄木晶子（甲南病院皮膚科），船坂陽子（神戸大学皮膚科）

使用薬剤

30％サリチル酸マクロゴール

調整方法：30gのサリチル酸を種々の分子量のマクロゴールの混合製剤70gに溶解し，クリーム状態で使用する．結晶が析出しない条件を確認して使用する．

保存方法：保存容器を断熱シートに包んで，冷蔵庫の最下段で保存する．

保存期間：3ヵ月．

治療方法

1 診療形式
 a. 専門外来（ケミカルピーリング外来）
 b. 自費診療
 c. スタッフ：医師3名，看護師1名，研究助手1名

2 説明の方法・内容
 a. ピーリングの希望者全員に問診票（p.86参照）を渡し記入してもらう（医師，看護師）．
 b. 成人の場合は本人に，未成年者には保護者同伴の上，外来診察室で説明し同意書を得る．
 説明の所要時間：5〜10分（医師）

> **POINT**
> 問診での注意点（問診票にてチェック）
> ①光線過敏の有無
> ②薬剤アレルギーの有無
> ③アトピー性皮膚炎，接触皮膚炎などの既往
> ④膠原病，自己免疫疾患の有無
> ⑤単純ヘルペス，疣贅などのウイルス性疾患の既往
> ⑥最近の顔面皮膚への処置（毛剃り，パック，ナイロンタオルの使用，レチノイドの使用など）
> ⑦抗凝固剤などの内服の有無
> ⑧肥厚性瘢痕またはケロイドの既往

3 治療前
 洗顔後の記録写真を3方向から撮影する．2回目以降の患者は，前回の治療後の経過（紅斑，痂皮形成，色素沈着，落屑の有無）を問診する（医師）．

4 洗顔（指導は研究助手または医師）
 日焼け止めクリームやファンデーション使用時はクレンジングを使用し，その後石鹸などで洗顔し，皮脂を除去する．

5 治療準備（研究助手または医師）
 a. ヘアーバンドやシャワーキャップにて髪の毛が顔にかからないようにする．
 b. ベッドに仰臥位になってもらう．
 c. 首周りをタオルで覆い，冷却時の水だれを防止する．

6 脱脂（医師または研究助手）
 25％エタノール水溶液（ノブ，セルニューシーバームリムーバー®）を脱脂綿に含ませ，ピーリングを施行する部位を丁寧に拭く．

7 ピーリング剤の塗布（医師）
a. ゴム手袋をつけてからピーリング剤を手にとり，温めてなじませた後塗布する．前額から塗布を始め，両頬部→鼻部→下顎部へと塗布を進める．

> **POINT**
> ①前額から塗布を始めることにより，異常反応が生じないかどうかまず前額にて確認できる．
> ②鼻翼部は紅斑が出やすいため少量を塗布する．
> ③眼，口唇粘膜にピーリング剤がつかないように留意する．

b. 塗布後より刺激感を軽減するために扇風機を用い送風する．

8 ピーリング剤の除去と洗顔
ピーリング剤の除去：約5分後に，温水ガーゼによりピーリング剤を除去する．強くこすらないように注意し，丁寧に拭き取る．塗布時の順序と同じで，前額→両頬部→鼻部→下顎部の順に拭き取る．
洗顔：患者自身に水道水で丁寧に洗い流してもらう．

9 冷却（医師または研究助手）
水を含ませて凍らせたガーゼをおいて冷やす（5〜15分）．凍ったままのガーゼを用いるか，水をかけて少しぬるくしたガーゼを用いるかは患者の好みに合わせる．ぬるくなったら適宜交換する．5分間をめどとして疼痛，ほてり感が軽減したら終了する．

10 後処置（医師）
a. 局所に強い浮腫性紅斑を認め，冷却後も疼痛が続く場合はテラ・コートリル®軟膏またはリンデロン®VG軟膏を外用する．
b. 普段と同じ様に日焼け止めクリームを使用後，化粧も可能である．

11 治療プログラム
2〜3週間に1回，計4回の治療にて小じわの改善が認められる．

> **コメント** サリチル酸マクロゴールによるピーリングでは，小じわ以外に皮膚色の明るさときめの改善が認められる．

12 術後のケア
痂皮形成がみられたら，テラ・コートリル®軟膏もしくはリンデロン®VG軟膏を外用し，特に遮光を徹底して色素沈着の予防に努める．

具体的な症例へ

これが私の技―施術編　小じわ　サリチル酸（マクロゴール基剤）

症例1：33歳，女性

　30％サリチル酸マクロゴールの5分間塗布を，2週に1回，計4回施行．小じわは施行前より軽度であったが，眼周囲および頬部で改善がみられた．

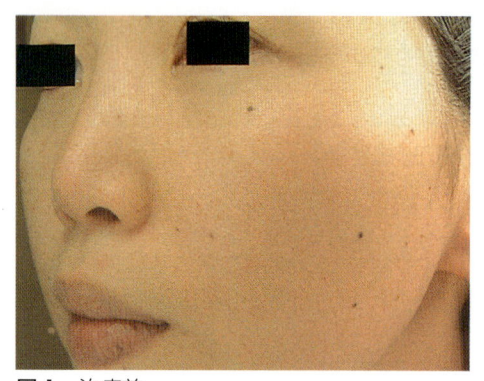

図1　治療前

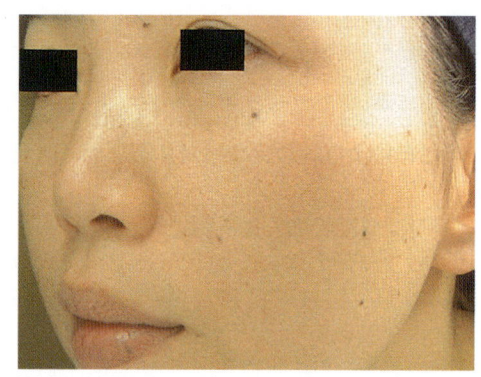

図2　2週に1回計4回，ピーリング施行後

症例2：55歳，女性

　30％サリチル酸マクロゴールの5分間塗布を，2週に1回，計4回施行．眼周囲および頬部の小じわの改善がみられた．

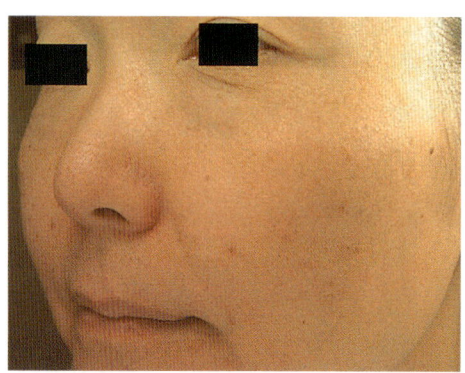

図3　治療前

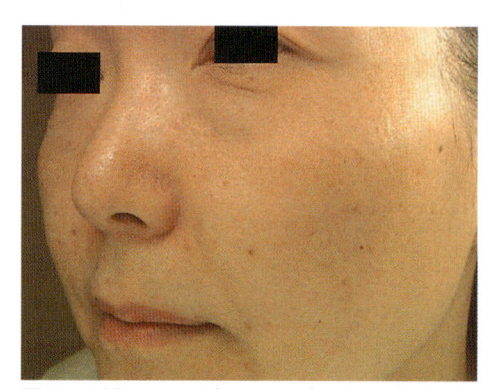

図4　2週に1回計4回，ピーリング施行後

よくある所見・症状

塗布時,塗布後の刺激感,疼痛 ⇒ 塗布時の送風,塗布後の冷却にて対処可能.一般的には疼痛はほとんど認められないか,認められても軽度である.

塗布後の紅斑 ⇒ 塗布後数日間紅斑が続く症例もあるが軽症であることが多く,ステロイド剤の外用を必要とすることも少ない.

---

1) 薄木晶子,船坂陽子,倉田晴子ほか:サリチル酸マクロゴールの rejuvenation 効果―画像解析装置による検討― Aesthetic Dermatol, 14:40-46, 2004.
2) 薄木晶子,船坂陽子:サリチル酸ピーリング:ケミカルピーリング実践マニュアル. MB Derma, 106:63-65, 2005.

施術編

2. 今後EBMの蓄積が期待される適応疾患・状態

毛孔性苔癬

宮崎孝夫（宮崎クリニック）

毛孔性苔癬とケミカルピーリング

　　本症は病理学的には毛包漏斗部辺りまでの過角化を示す疾患である．一般にケミカルピーリングの作用は「化学熱傷により皮膚を剝ぎ，その創傷治癒機転による皮膚の再生」とされている．本症の治療では，この再生の結果，角層のremodelingつまり角化が正常化することを期待した治療である．

　　また本症の場合では，塗布した部位に対して実際に作用させたい（毛孔）面積の占める割合が圧倒的に少ないのも特徴である．治療に際しては，毛孔より塗布液がより浸透しやすくするために，溶液の性状や皮膚の環境などを工夫することが重要である．

使用薬剤

グリコール酸（以下：GA）30〜70％　和光純薬工業株式会社

調整方法：30％ GAを作製する場合，精製水100mLに30gのGAを融解させた溶液にヒドロキシエチルセルロース（ナトロゾール250HR）適量を混合し，わずかに粘稠を示すジェル基剤とする．pHの調整は行っていない．

保存方法：冷暗所保存．3〜4週間で処分し，新しいものと交換する．

> **アドバイス**
> ケミカルピーリング剤の溶液の性状は，通常使用するものより粘稠度を低くした方が毛孔より浸透しやすい印象がある．

治療方法

1 診療形式
a. 通常の外来．特にケミカルピーリング外来は設けていない．
b. スタッフ：医師1名，看護師1名

2 説明の方法・内容
a. ピーリングの希望者全例に**表1**（p.152参照）を渡し，初回診療時までに熟読させる（看護師）．
b. 成人の場合は本人に，未成年者には保護者同伴の上，診察室で**表1**（p.152参照）の理解度の確認．
説明の所要時間：5～10分（医師）
c. 同意書：成人の場合は本人に，未成年者には保護者同伴の上「ケミカルピーリング（スポットピーリング）についての約束と承諾書」（p.152，**表1**参照）を説明し，その理解度を確認した後サインをもらう．

3 ピーリング剤のテスト（医師）
当院では顔面には30% GA，その他の部位には50% GAを病変部の1部分にコインサイズ大塗布し，5分間作用させ，経過を1～2週間程自己観察させる．

4 治療前（医師）
テスト後の経過を問診した後，皮膚の状態を診察し，初回濃度と作用時間を決定する．

5 治療準備（看護師）
a. 髪の毛や衣服が治療の妨げにならないようにする．
b. 室温を高めにする．
c. ホットタオルを3～5分施術部位に当てる．
d. 温めた0.05%グルコン酸クロルヘキシジンを浸した綿ガーゼにて施術部位を拭く．
e. アセトンにて脱脂をする．

6 ピーリング剤の塗布（医師）
脱脂後直ちに軟らかいハケ（図1）を用いピーリング剤を塗布する．

> **POINT**
> ①ピーリング剤塗布時から作用させている間に，皮膚温が下がり起毛筋が収縮しないような環境を作る．
> ②初回はテストに使用した濃度で開始する．強い刺激感や発赤がない限り作用時間は5分にしている．皮膚に疼痛・発赤などの問題がなければ次回より時間を2分30秒ずつ延長する．作用時間が10分以上になる場合には濃度をワンランク上げ，再度5分から開始し，以下同様に行う．ある程度の効果が現れるのを維持量とする．
> ③皮膚面がカーブになっている部位の凹部では，ピーリング剤が溜まりやすいので，均一な厚さになるよう注意して塗布する．

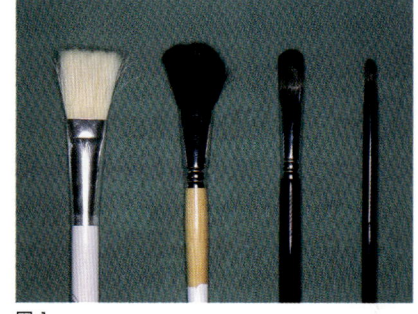

図1

➕ 非常事態の対処法
●ピーリング剤作用中に強い疼痛を訴えたり，強い発赤を認めたり，誤って目的部位以外にピーリング剤が付着した場合には，直ちに2～5%炭酸水素ナトリウム溶液で湿らせたガーゼにて数回拭き取る．その後，水で湿らせたタオルでよく拭き取る．さらに，疼痛・発赤部位にstrongestのステロイドを外用し，冷たいタオルにて冷却する．

7 ピーリング剤の除去（看護師）
2～5%炭酸水素ナトリウム溶液をガーゼに取り施術部に塗布し，その後拭き取る．さらにぬれたタオルで2回拭き取る．

8 冷却（看護師）
冷蔵庫にて冷却したタオルを施術部位に当てる．5～10分おきに2～3回交換する．

> **POINT**
> 全過程において，スタッフのうち誰かがその場を離れず患者の皮膚を注意して観察するのは，ピーリングの施術の基本である．

9 後処置
ステロイドクリームを外用した後，昼間は露出部に遮光剤を塗布する（看護師）．
施術部位の皮膚に異常がないかを確認する（医師）．

10 治療プログラム
a. 基本的に2回目の施術は，2～3週間後に施行する．その後は，3～4週間の間隔を開ける．
b. コンディションのよい状態を維持するのには，1ヵ月に1回の施術が望ましいと説明している．

> **POINT**
> ①標準的な方法で用いている濃度や時間を安易に過信しないようにする．低い濃度より始めて，皮膚の反応を見ながら徐々に濃度を上げたり，時間を延ばしたりすることが重要である．
> ②治療の目標は健常部位と同じ色調と質感にすることではなく，ザラザラ感の緩和，茶褐色調の淡化である．
> ③始めは治療効果が見られなくても，治療を重ねていくうちに徐々に改善傾向を認めることをしばしば経験する．
> ④2～3度の施術で効果が現れても，更なる効果を期待して，突然濃度を上げたり，時間を延ばしたりしないようにする．

11 施術後のケア
遮光剤と保湿効果の強い外用剤の併用を指示する．

> **アドバイス**
> ピーリング剤に対する皮膚の反応は個人個人において，また同一患者でも治療時の皮膚の状態により異なるため，画一したプロトコールを作成するのは困難である．したがって，各施設で基本的なプロトコールを作成し，後は経験により様々な状態に合わせたマニュアルを作るのが望ましい．

具体的な症例へ

症例1：31歳，女性

現病歴

　思春期頃より背部中央，両上腕部に点状の色素斑が生じ，徐々に拡大してきた．数件の皮膚科医にて治療を受けるも改善しないため当院受診となる（図2）．GAによるケミカルピーリングについて説明し，治療をすることになる．

使用薬剤

　50% GAで数ヵ所テストを行い3週間経過を診た結果異常を認めなかったので，35% GAを5分間作用させる治療を開始した．以後，約1ヵ月に1度の割合で50% 7分にまで漸次濃度を上げる．6回施術後にやや褐色調は淡くなり，現在70% 5分の施術を約1ヵ月に1度継続している（図3）．他覚的には際立った効果は見られないが，患者は満足している．

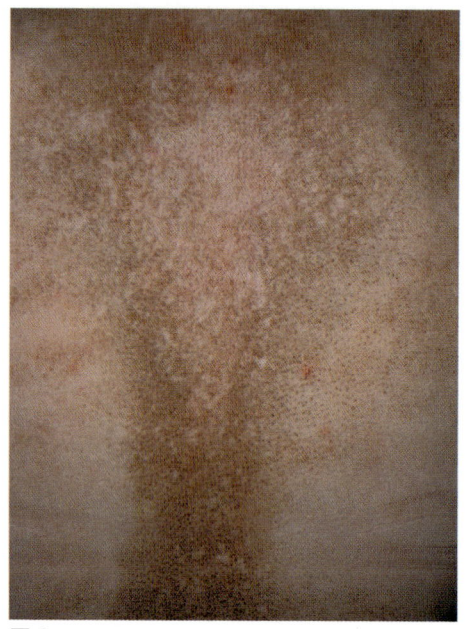

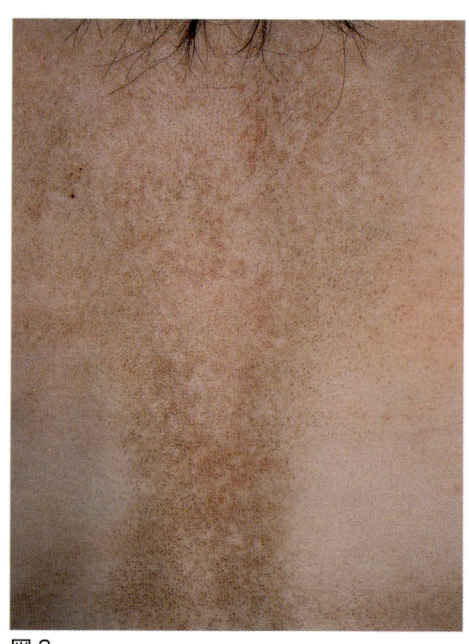

図2

図3

2. 今後 EBM の蓄積が期待される適応疾患・状態

脂漏性角化症

上田説子（上田説子クリニック）

使用薬剤

35％トリクロロ酢酸（以下：TCA）

調整方法：35g の TCA を精製水に溶解し全量を 100mL にする．
器　　具：ガーゼ，氷水，綿棒．
麻　　酔：なし．
保存方法：遮光ビンにて冷暗所に保存する．
保存期間：1ヵ月．

治療方法

1 診療形式
a. 自費診療のみ
b. スタッフ：医師

2 説明の方法・内容
a. 外来診察室にて説明．
b. TCA ピーリングの簡単な内容説明．
　①施術は疼痛があり，数分〜数 10 分持続する．
　② 1 週間はびらんが持続し，その後上皮化する．
　③ 1 ヵ月 1 回，数回の繰り返し処置を要する．

3 治療前
施術前のケア：特になし．

4 治療準備
a. 注意事項
　・コンタクトレンズ除去．
b. 治療準備
　・ヘアーバンドまたはヘアーピンで顔面に髪が落ちてこないようにする．

5 脱脂
固く絞ったアルコール綿球で拭く．

6 ピーリング剤の塗布
ピーリング手順
・アルコール綿球にて脱脂した色素斑に TCA を含ませた綿棒で frost が起こるのを確認するまで数回塗布する．

> **POINT**
> TCA を含ませる綿棒は大きすぎると周囲の皮膚がびらんするため，色素斑に合わせた大きさのものを選ぶ．

> **アドバイス**
> TCA を含ませる綿棒から薬液が落滴しないようにする：落滴した部位の皮膚はびらんする．

7 ピーリング剤の除去と洗顔
a．ピーリング剤の除去
- frost を確認したら精製水に含ませたガーゼにて TCA を拭き取る．ガーゼを数回新しいものと交換する．

b．洗顔
特に必要なし．

8 冷却
特に必要なし．

9 後処置
特に必要なし．

10 治療プログラム
1ヵ月に1回．

11 施術後のケア
a．施術後のケア
①びらんが上皮化するまでその部分の化粧は禁止する．
　浸出液がある場合はガーゼにて保護する．
②上皮化した翌日より紫外線防御は完璧に行うよう指示する．

b．術後経過
①術後1週間以内に上皮化し，約1ヵ月は隆起病変の扁平化および色素病変の減弱化がみられる．
②施術回数を重ねることにより消失する．まれには1回で治癒することもある．

> **アドバイス**
> 肥厚を伴う色素斑にはTCAピーリングより，液体窒素療法の方が効果的である．

具体的な症例へ

症例1：59歳，男性

施術時，ゆるやかにfrostし，2回の施術にて治癒．

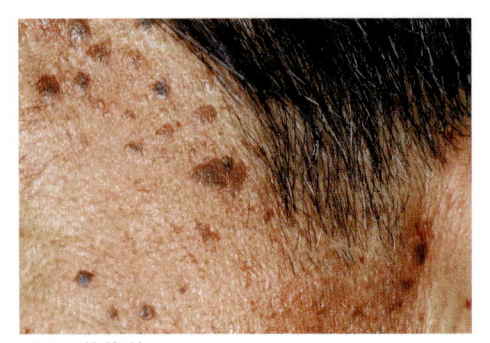

図1　施術前

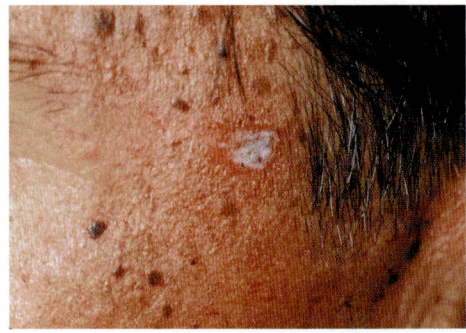

図2　TCA塗布直後（Frosting）

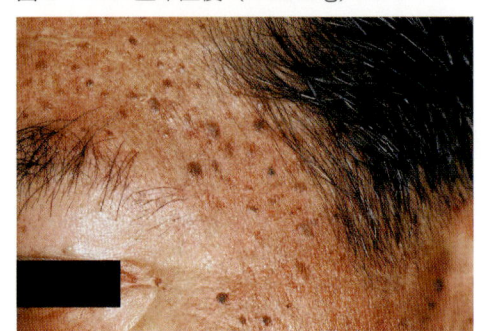

図3　2回施術後

症例2：70歳，男性

肥厚の顕著な色素斑は10回以上の施術が必要である．

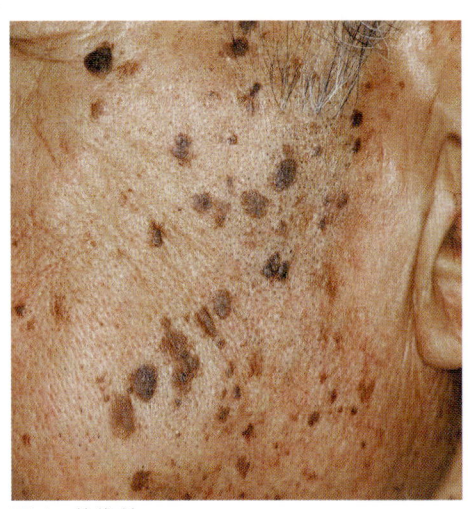

図4　施術前

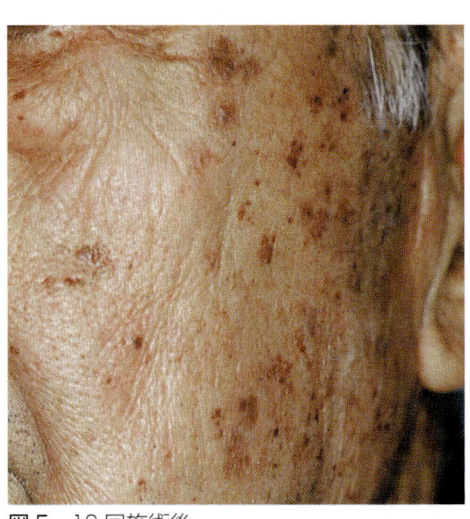

図5　10回施術後

よくある所見

周辺部位も含めて炎症後色素沈着が 6 ヵ月以上持続することもある． → 紫外線防御のみで自然治癒する場合がほとんどである．

ピーリング時，かなりの痛みを伴う． → 精製水ガーゼでピーリング剤を除去した後も続く．しかし，数分〜数 10 分で疼痛は取れる．

施術部がびらんする． → その後，施術部色素斑は治療に向かう．

コメント
- 良性疾患に TCA ピーリングを施術するのは注意を要する（p.73 参照）．
- 現在は良性疾患に TCA ピーリングを施術するのは中止している．

施術編

2. 今後EBMの蓄積が期待される適応疾患・状態

脂漏性角化症

宮崎孝夫（宮崎クリニック）

脂漏性角化症とケミカルピーリング

　脂漏性角化症の治療方法としては，腐食法，冷凍凝固術，電気焼灼，レーザー，外科的切除法などが挙げられる．前4者の整容的な結果については熟練さえすればあまり差はないと思われる．

　ケミカルピーリングは治療方法のうち腐食法に分類される．ケミカルピーリングの作用機序は細胞選択性があるわけではなく，塗布した部位が酸による腐食作用で壊死になり脱落することである．

　ケミカルピーリングに適した本症の臨床的形態は，表面がザラザラとした感じで灰白色調に見え，組織型で過角化を示していると思われる皮疹である．反対に適さないのは，表面が平滑で黒色調が強く，組織学的には表皮肥厚が優位と思われる皮疹であり，薬液が浸透しづらいのか，脱落までに処置回数がかかる．ケミカルピーリングが有用なのは，小さい皮疹が数多く存在する場合，局所麻酔に抵抗がある患者，疼痛の苦手な患者，往診やベッドサイドでの施術時などである．

　ただし，ケミカルピーリングに用いる薬品は「試薬」なので，医師の責任において使用しなければならないというリスクを伴う．したがって，あえてケミカルピーリングを第一選択にすることはなく，液体窒素による治療では健康保険が適応（皮膚腫瘍冷凍凝固摘出術）となっているので，これを第一選択にすることを勧める．

使用薬剤

トリクロロ酢酸（以下：TCA）60〜80%　和光純薬工業株式会社
MCAに比べ刺激感は軽微．小さいサイズの皮疹や盛り上がりの少ない皮疹に用いる．

調整方法：60% TCAの場合，60gのTCAを精製水で溶解し，全量を100mLにする．pHの調整は行っていない．

保存方法：遮光ビンに入れ，冷暗所に保存する．3〜4週間で処分し，新しいものと交換する．

モノクロロ酢酸（以下：MCA）和光純薬工業株式会社
腐食作用が強く刺激感も強い．角化傾向の強い皮疹や大きいサイズの皮疹に用いる．

調整方法：MCA15gに精製水5mLで溶解すると，ほぼ飽和状態となる．ビンの底に結晶が少し残っているような状態でよい．

保存方法：冷蔵庫に保存する．

治療方法

1 診療形式
a. 通常の外来．特にケミカルピーリング外来は設けていない．
b. スタッフ：医師 1 名，看護師 1 名

2 説明の方法・内容
a. 薬品を用いて意図的に化学熱傷を生じさせ，病変部を腐食させる治療であることを理解してもらう．
b. 説明内容　所要時間：5 〜 10 分（医師）
　・一度の治療で脱落しないことが多い（病変によるが，数回は必要）．
　・水疱や潰瘍の生じる場合がある．
　・病変が脱落するまで処置による黒色調変化が目立つことがある．
　・露出部位での施術後色素沈着予防には遮光する必要がある．
　・施術部に一時的あるいは長期間の色素沈着を生じる場合がある．
c. 同意書：特に設けていない．

> **アドバイス**
> 施術部に生じる一時的あるいは長期間の色素沈着については，治療前に十分説明しないと思わぬクレームになることがある．

3 ピーリング剤のテスト（医師）
実際の治療経過について経験してもらうためにテストを受けることを勧める．実際に治療を行う部位の一部，または同様皮疹が数多くあれば，そのうち小さい皮疹数個に塗布する．経過を 2 週間ほど自己観察させる．痂皮が脱落した頃に来院させる．

4 治療前（医師）
治療の同意を得られれば治療を開始する．テストを行った場合にはその経過を問診した後，皮膚の状態を診察し，使用薬剤とその濃度を決定する．場合により治療方法の変更や再度テストする場合もある．

5 治療準備（看護師）
a. 髪の毛や衣服が治療の妨げにならないようにする．
b. 0.05％グルコン酸クロルヘキシジンを浸した綿ガーゼにて施術部位を拭く．
c. アセトンにて脱脂をする．

6 ピーリング剤の塗布（医師）
a. 脱脂後直ちに病変の大きさに応じた綿棒（図1）を用い，ピーリング剤を塗布する．
b. 刺激感の減弱目的で扇風機を用い送風する．
c. 完全に乾燥したことを確認する．

> **P**OINT
> ①健常皮膚にピーリング剤が染み出ないように，病変より少し小さめに塗布するとよい．
> ②綿棒からピーリング剤が滴下しない程度に染みさせる．
> ③病変部に塗布したピーリング剤を十分乾燥させないと，流れ出た薬剤により健常皮膚が，びらん，潰瘍，色素沈着を生じ，クレームになることがある．
> ④眼瞼に近い部位の施術では，眼球保護の目的で精製水に浸した綿ガーゼを両側眼瞼に当てる．

> ✚ 非常事態の対処法
> ●誤って目的部位以外にピーリング剤が付着した場合には，直ちに2〜5％炭酸水素ナトリウム溶液を湿らせたガーゼで拭き取り，strongest のステロイド外用剤を塗布し，冷たいタオルにて冷却する．
> ●眼球に付着した場合には，直ちにホウ酸水または生理食塩水にて眼球の洗浄を行う．非ステロイド性抗炎症点眼薬で1日3〜4回点眼してもらう．症状の強いときは眼科医師に紹介する．

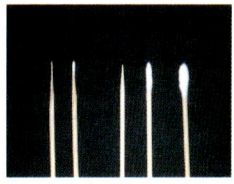

図1 中央が竹串で皮疹の大きさに応じその右2本のように綿花を巻く，数が多く小さい皮疹には左側のように竹串を削ったものに綿花を巻いて使用する．

7 後処置（医師）
ステロイドクリームを外用した後，昼間は遮光剤を塗布する．
メイクアップは各自が普段使用しているものを持参させ使用する．

> **P**OINT
> ①疼痛緩和および炎症波及予防のために塗布範囲にステロイドクリームを1日に2〜3回，2〜4日間外用させる．
> ②全過程において，スタッフのうち誰かがその場を離れず患者の皮膚を注意して観察するのは，ケミカルピーリングの施術の基本である．

8 治療プログラム
2回目以降は，基本的に4〜8週間の間隔を開けて施行する．

9 施術後のケア
露出部位の施術後には遮光剤の使用を指示する．

> アドバイス
> ピーリング剤に対する皮膚の反応は個人個人において，また同一患者でも治療時の皮膚の状態により異なるため，画一したプロトコールを作成するのは困難である．したがって各施設で基本的なプロトコールを作成し，後は経験により様々な状態に合わせたマニュアルを作るのが望ましい．

具体的な症例へ

症例 1：61 歳，男性

　10 年前より顔面に自覚症状のない褐色調皮疹が出現し，徐々に増大，増数してきた．整容面での改善目的で当院受診となった．顔面から頸部にかけて帽針頭大から豌豆大までの扁平な色素斑および扁平に隆起した褐色調丘疹が混在する（図 2）．老人性色素斑，母斑細胞性母斑，単純性黒子，などが混在するが，大部分が脂漏性角化症であると診断した．インフォームド・コンセントの後，80% TCA ケミカルピーリングによる治療を行うことになった．2～4 ヵ月に 1 度の割合で施術を行った．図 3 は治療開始より約 2 年，5 回施術後の状態である．

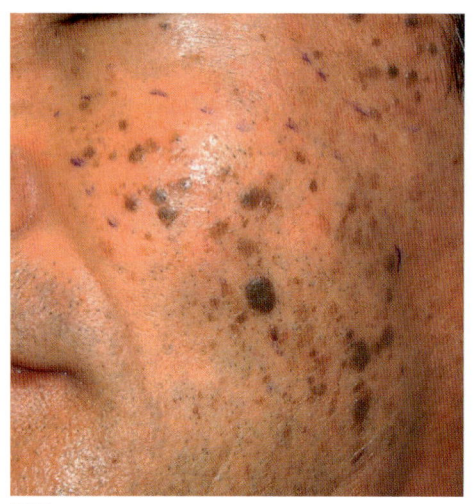

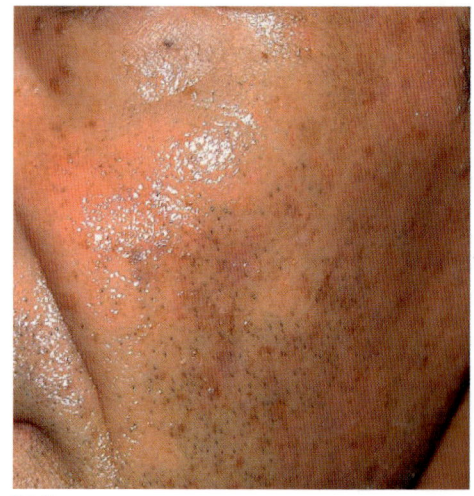

図 2　　　　　　　　　　　図 3

症例2：91歳，男性

症例1とほぼ同様の皮疹で典型的な高齢者の皮膚の状態である（図4）．

整容面での改善目的で当院受診となった．疼痛が少ない治療方法を希望したため，60% TCAによるケミカルピーリングによる治療を選択した．3〜4ヵ月に1度施術を行い，5回経過した状態を示す（図5）．

今後の高齢化社会に伴い，同様の患者の増加が予想される．

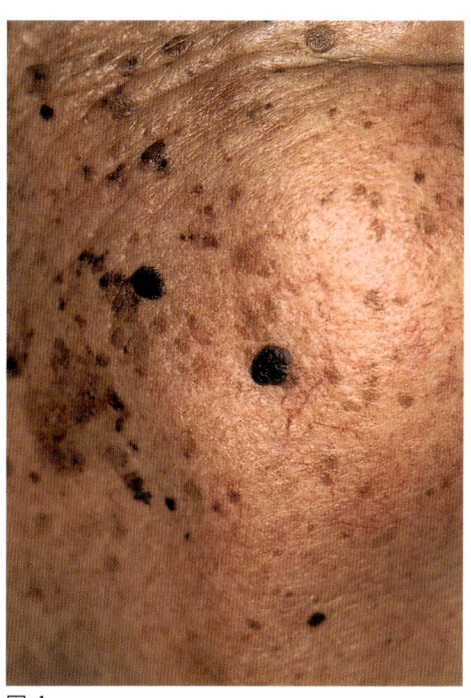

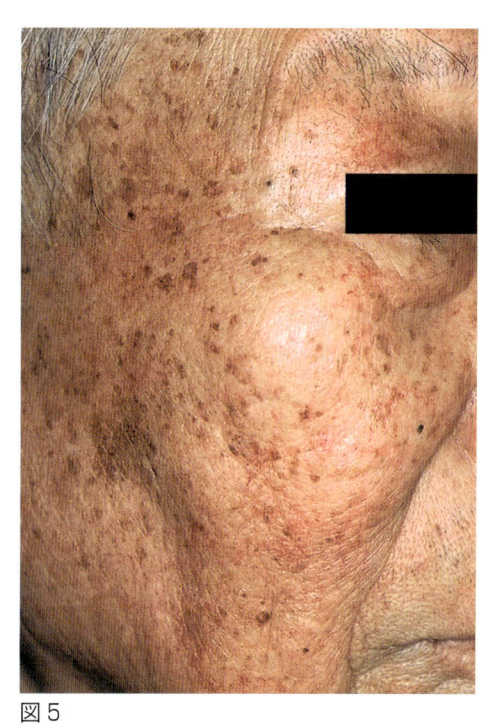

図4

図5

よくある所見・症状

　中央部の皮疹（図6）に対してMCA1回塗布後2ヵ月の状態である（図7）．中央部は脱落しているが，辺縁には皮疹が存在する．取り残しまたは再発の状態と考えた．残存皮疹に対して再度MCAを塗布した．

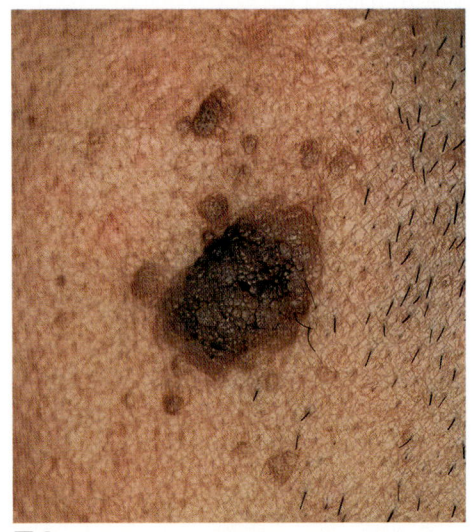

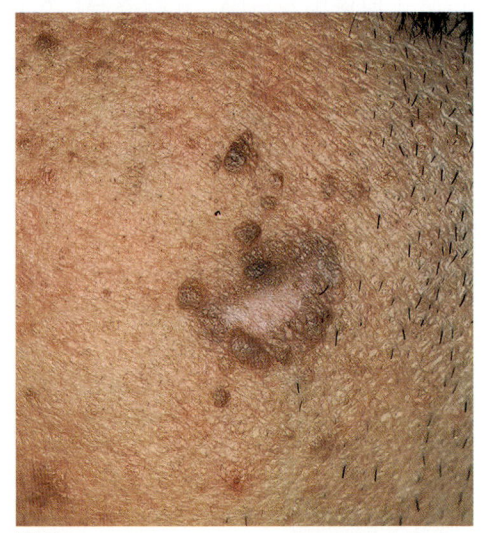

図6

図7

うまくいかなかった症例

　豌豆大より大きく黒色調が強く表面が平滑で，組織学的には表皮肥厚が優位と思われる皮疹である（図8）．80%TCAを塗布するも痂皮形成もないためMCAに変更するが，腐食が少しであり再診時にはほぼ元の状態であった．治療を液体窒素に変更し3回で略治となる．

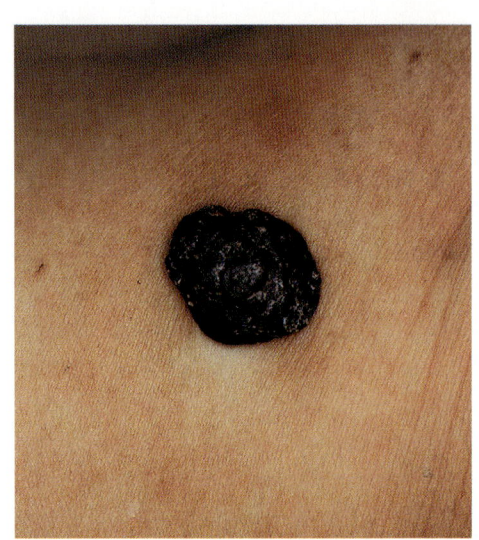

図8

2. 今後EBMの蓄積が期待される適応疾患・状態

日光角化症

上中智香子（和歌山県立医科大学皮膚科）

使用薬剤

60%トリクロロ酢酸（以下：TCA） 和光純薬工業株式会社
調整方法：蒸留水100mLに，TCA 60gを溶解させて作る．
保存方法：冷蔵庫保存．

フェノール
調製方法：日本薬局方無水フェノールを用意する．結晶性の塊のため，湯煎し溶解して使用する．
保存方法：遮光し，室温保存．

治療方法

日光角化症は，以前より，液体窒素やレーザーなどの非観血的治療で治療されることが多い疾患であるが，再発や再燃の可能性も高い．高濃度のTCAやフェノールは，組織の変性を生じさせることにより組織を除去する方法である．正常人皮膚（上腕内側）を使った深達度の組織学的検討より，60% TCAやフェノールでは表皮全層壊死を生じうることより，日光角化症では完治が十分期待されるが，反面，瘢痕を生じやすいという欠点もある．なお，具体的な治療方法は「皮膚癌」の項(p.241)を参照のこと．

治療プログラム

1回目は主にフェノールを使用し，1ヵ月後に再診させる．臨床的に腫瘍が残存している場合は，残存の程度により薬剤を選択し使用する．なお，当科の症例においては平均3回の塗布で完治している．治療後のサンスクリーン剤の外用は必須である．

アドバイス

① 鱗屑の部分は薬剤が浸透しにくい．当科では，前処置として70％グリコール酸（セルニュー®）を塗布してから，角質をメス，ハサミで可能な限り除去後フェノールを使用することにより，よい結果を得ている．
② 瘢痕を生じさせないためには，2回目以降の治療は最低1ヵ月後とする．

前処置
アセトンにより皮膚の余分な皮脂を除去する．
痂皮または角化病変を除去する．

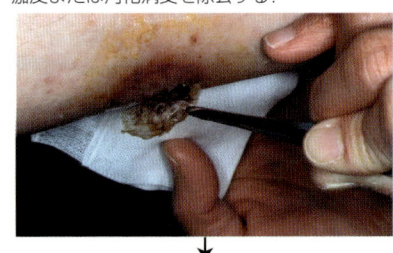

施術
1ヵ月に1回，最大8回まで施術する．
100％フェノールをフロスティングするまで，綿棒にて直接塗布する．

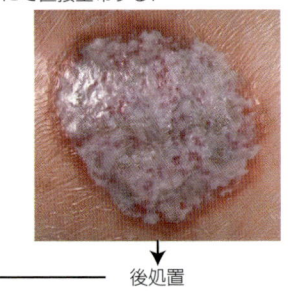

後処置
施術直後に軟膏を塗布する．
すべての患者に遮光の指導をする．

CR
少なくともCR判定後
1年間は経過観察する．

PD
外科的に切除する．

CR（complete response），PD（progressive disease）

具体的な症例へ

症例1：72歳，男性

主　訴

右耳介後部の鱗屑を伴う紅斑（図1）．

経　過

フェノール3回外用した．治療3年後，耳介の変形を残さずに治癒し再発も認めない（図2）．

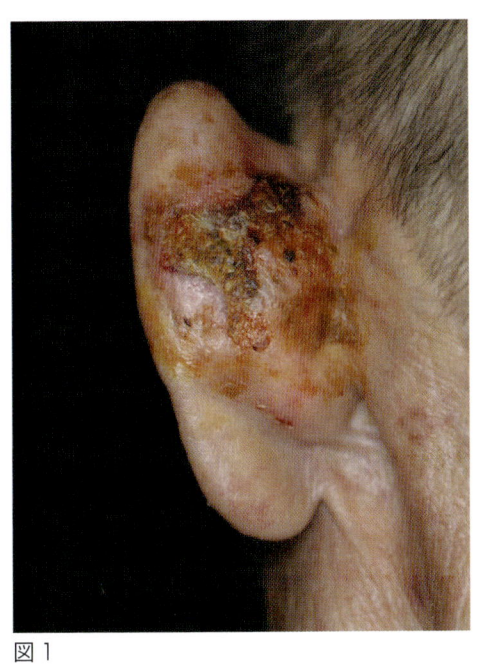

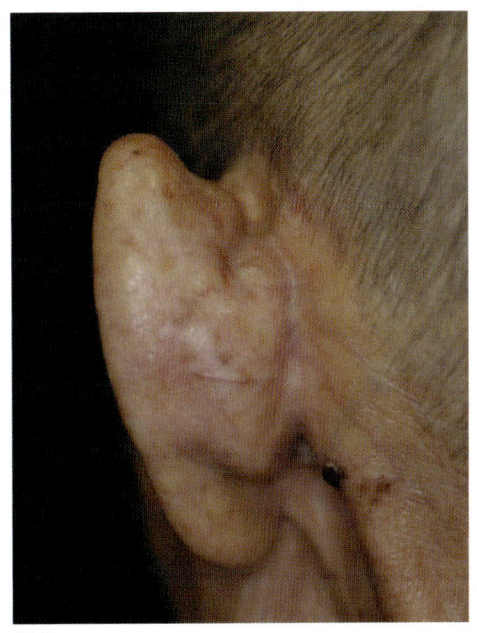

図1

図2

症例2：79歳，女性

主訴
左下顎部の潰瘍・鱗屑を伴う紅斑（図3）．

経過
60％ TCA 2回外用した．外用2年後，皮疹は消失するも，肥厚性瘢痕を認める（図4）．

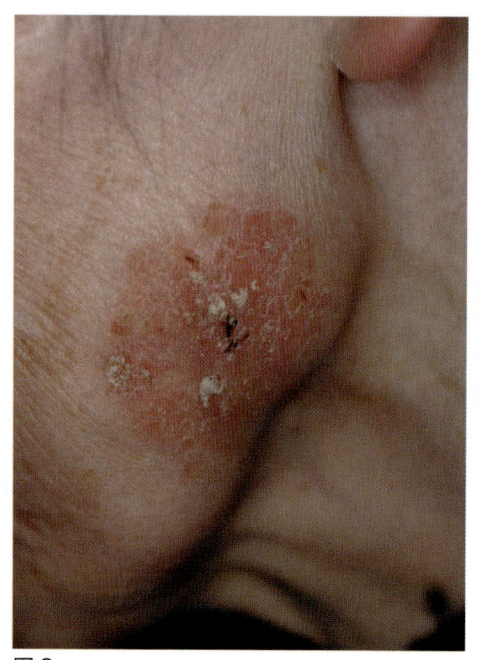

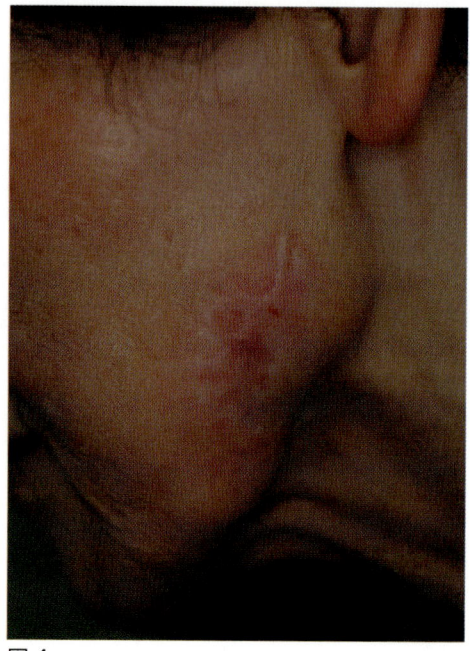

図3

図4

コメント 角化した部位は薬剤が浸透しにくいため難治であるが，潰瘍部は浸透しやすいため瘢痕を生じやすい．日光角化症では，紅斑，鱗屑，潰瘍など多彩な臨床を示すため，瘢痕を最小限にしながら治癒させるには，試薬の濃度や治療間隔などに，細やかな配慮が必要と考える．

1) 古川福実，松永佳世子，秋田浩孝ほか：日本皮膚科学会ケミカルピーリングガイドライン（改訂第3版）．日皮会誌，118：347-355，2008．
2) 山本有紀，古川福実：ケミカルピーリングによる皮膚癌の治療．日皮会誌，114：2155-2158，2004．
3) 山本有紀：ケミカルピーリング・腫瘍性病変．皮膚科の臨床，44：1213-1218，2002．
4) 伊藤嘉恭，石橋 明，赤木 敦ほか：日光角化症に対するChemical peelingの経験．日皮会誌，109：619-625，1999．
5) Kaminaka C, Yamamoto Y, Yonei N, et al.: Phenol peels as a novel therapeutic approach for actinic keratosis and Bowen disease: prospective pilot trial with assessment of clinical, histologic, and immunohistochemical correlations. J Am Acad Dermatol, 60: 615-625, 2009.

施術編

2. 今後EBMの蓄積が期待される適応疾患・状態

魚鱗癬

船坂陽子（神戸大学皮膚科）

使用薬剤

35〜70%（w/v）のグリコール酸（以下：GA）

ノブ　常盤薬品工業

製品名：セルニュー GA35, 50, 70

製造方法：（GA35の場合）グリコール酸35gと増粘剤を精製水に溶解し全量を100mLとする．pHは未調整で，各濃度ではpH（35%：1.2, 50%：0.9, 70%：0.5）

保存方法：外来棚（常温，保存可能期間は開封しなければ3年）．

ネオストラータ®

製品名：Skin Rejuvenation System
GAが表示%となるよう，例えば35%であれば35gに対し，基剤（水をベースにエタノール，nonoxynol-11, プロピレングリコール含む）にて溶解し，全量100mLとしている．pH未調整．

保存方法：外来棚（常温，保存可能期間は開封しなければ3年）．

治療方法

1 診療形式
 a. 専門外来（ケミカルピーリング外来）
 b. 自費診療
 c. スタッフ：医師3名，看護師1名，研究助手1名

2 説明の方法・内容
 a. ケミカルピーリングの希望者全員に問診票（p.86参照）を渡し，記入してもらう（医師，看護師）．
 b. 成人の場合は本人に，未成年者には保護者同伴の上，外来診察室で説明し，同意書を得る．
 説明の所要時間：5～10分（医師）

> **POINT**
> 必須の注意項目は，①光線過敏の有無，②アトピー性皮膚炎，接触皮膚炎などの既往，③ヘルペスなどのウイルス性疾患の既往，④最近の当該皮膚への処置（毛剃り，ナイロンタオルの使用，レチノイドの使用）．②と④はピーリングの条件決定の考慮事項となり，①と③はフォローアップの必須情報である．

3 治療前
記録写真を撮影する．2回目以降の患者は，前回の治療後の経過（紅斑，痂皮形成，色素沈着，落屑の有無）を問診する（医師）．

4 治療準備（研究助手または医師）
中和剤や冷却時の水だれ防止のため，防水シートを敷く．

5 脱脂（医師または研究助手）
25％エタノール水溶液（ノブ，セルニューシーバムリムーバー®）を脱脂綿に含ませ，ピーリングを施行する部位を丁寧に拭く．

6 GAの塗布（医師）
 a. 脱脂後ピーリング剤をハケで塗布する．四肢，特に伸側を治療する場合が多いが，屈側と伸側では皮膚の厚みや反応が異なるので，注意深く観察しながら，屈側に比し伸側では液量を多めに塗布するか，反応時間を長くする．
 b. 刺激感の減弱目的で扇風機を用い送風する．

> **POINT**
> アトピー性皮膚炎など，角層の破壊が疑われる状態の時は，35％を塗布し，5分くらいから赤色反応などが生じないか，注意深く観察する．角層の破壊が特にないようであれば，50％10分から徐々に時間を長くし，50％30分治療とする．それでも落屑が少ないようであれば，70％濃度を用いる．

> **POINT**
> 塗布後，中和に至るまでは，異常な紅斑反応が生じていないか，注意深く観察する．また，ピーリング中患者にとって強く刺激を感じる部位がないか聞く．この過程が最も重要である．

7 GA の除去と洗顔
弱アルカリの 2% 炭酸水素ナトリウム液，pH8.8（ノブ，セルニューフィニッシュミスト®）をスプレーにて紅斑反応の強い部位から噴霧し，中和反応による白い泡がみられなくなるまで，十分に中和する．中和液はガーゼで吸うようにし，擦らない（医師）．

8 冷却（医師または研究助手）
希望者には水を含ませて凍らせたガーゼをおいて，冷却するが，顔面と異なり，四肢では中和後，刺激感を訴える患者は少ないので，省略して構わない．

9 後処置（医師）
局所に強い浮腫性紅斑が生じ，冷却後も疼痛が生じていたら，テラコートリル®軟膏もしくはリンデロン®VG 軟膏を外用し，翌日来院してもらう．

10 治療プログラム
2〜3 週間に 1 回，3〜4 回治療にて，改善が得られる．

11 施術後のケア
a. 遮光に努める．特にピーリング施行後 2 ヵ月は十分な遮光が必要である．
b. 乾燥肌では，ピーリング中は保湿剤によるケアが必要となる．掻破しないよう注意する．

具体的な症例へ

症例1：49歳，女性

魚鱗癬を合併したアトピー性皮膚炎

図1：下腿にび漫性の色素沈着と粃糠様ないし葉状の落屑を認める．
図2：50％グリコール酸20〜30分によるケミカルピーリングの5回治療により，落屑と色素沈着の軽快がみられる．

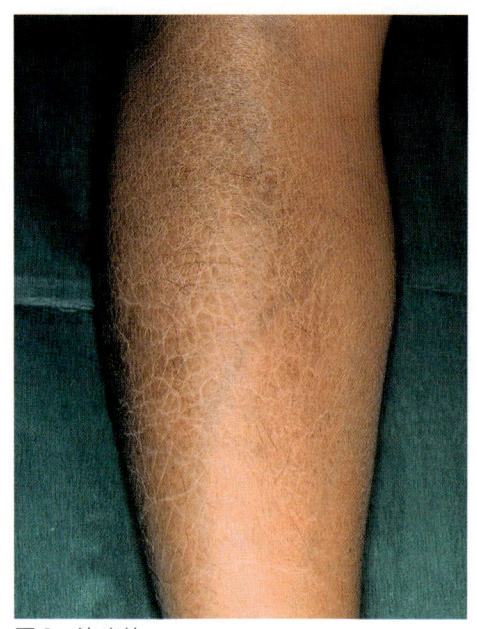

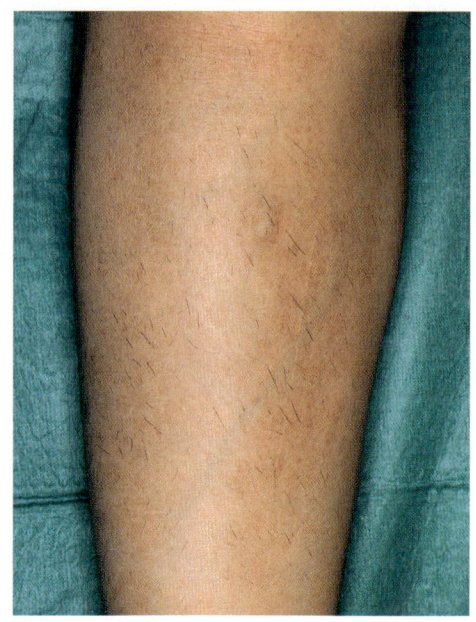

図1　治療前

図2　4ヵ月後

（船坂陽子：全身の色素沈着をみたら，皮膚科診療プラクティス13巻，発疹から病気がみえる，小野友道ほか編，p.170-172，文光堂，2002より引用）

2. 今後 EBM の蓄積が期待される適応疾患・状態

施術編

魚鱗癬

上田説子（上田説子クリニック）

使用薬剤

30%サリチル酸マクロゴール

調整方法：30g サリチル酸を種々の分子量のマクロゴールの混合製剤 70g に溶解し，クリーム状態で使用する．その際，結晶が決して析出しない条件を確認して使用する．
薬　　剤：30%サリチル酸マクロゴール，ワセリン．
器　　具：ガーゼ，氷水，ゴム手袋，軟膏ベラ．
保存方法：保存容器を断熱シートに包んで，冷蔵庫の最下段にて保存する．
保存期間：3ヵ月．

治療方法

1 診療形式
- a. 無料（治療法が確立していないため）
- b. スタッフ：医師，看護師，看護学生

2 説明の方法・内容
- a. 外来診察室にて説明．
- b. サリチル酸マクロゴールピーリングの簡単な内容説明．
  副作用がほとんどないため，同意書も現在はなし．
  ①安全性（基礎編 p.73 参照）
  ②他剤との相違点（基礎編 p.73 参照）
  ③効果の理論的裏付け（基礎編 p.73 参照）
- c. 他剤副作用経験者では特に不安を持っており，上記の点について丁寧な説明を要することが多い．

3 脱脂
なし．

4 ピーリング剤の塗布
ピーリング手順（p.120, 121 参照）
  ①ピーリング剤塗布：病変部位（医師）
  ・ゴム手袋をして，ピーリング剤を手のひら上でよく温め，順次塗布する．
  ② 10 分間放置（看護師または看護学生）
  ・ザラザラした部分は数回重ね塗りする．

> **POINT**
> 鱗屑上に塗布しても発赤，紅斑，出血が生じることはない

5 ピーリング剤の除去と洗浄
- a. ピーリング剤の除去（p.121 参照）
  ピーリング剤拭き取り：（医師）
  ・氷水で湿らせたガーゼを使用し，また，擦らないように取り残しがないように注意して拭き取る．
  ・ガーゼはかえた方がピーリング剤がよく除去できる．
- b. 洗浄
  患者自身による洗浄：水道水で丁寧に洗い流してもらう．
  ・洗い残しがないように注意する．

6 冷却
氷水冷却：氷水ガーゼにて冷却5分間（看護師または看護学生）
　①氷水に浸したガーゼを絞る．
　②病変部にのせる．
　③30秒毎にかえる．

7 後処置（医師）
ビタミンCローションを塗布する．

8 治療プログラム
1ヵ月に1回．
　・1回でも皮膚のtextureの変化は自覚できる．
　・3回治療後には鱗屑が消失したことを自覚する．

9 施術後のケア
a．施術後のケア
　①術後紫外線に当たることを禁止する．
　②翌日より紫外線防御（紫外線散乱剤を使用したファンデーションまたはクリームが望ましい）は完璧に行うよう指示する．
　③筆者の場合は，角層剥離状態でのビタミンC浸透によるメラニン生成抑制および膠原線維増生効果を期待して，ピーリング直後から3日間ビタミンCを塗布させる．
b．術後経過
　・術直後より皮膚は滑らかになり約1ヵ月持続する．

具体的な症例へ

症例 1 : 18歳, 男性

ピーリング施術右下肢は皮膚が黄色調からピンクになっている.
鱗屑は消失し, texture も改善している（図1）.
対照左側の鱗状の鱗屑はピーリング施術右下肢では消失している（図2）.

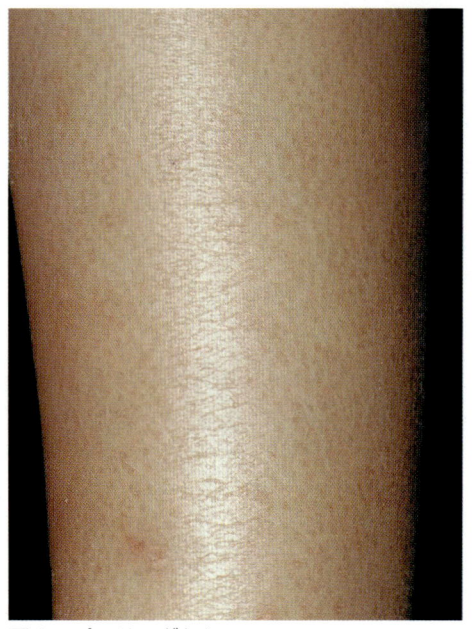

図1 ピーリングなし

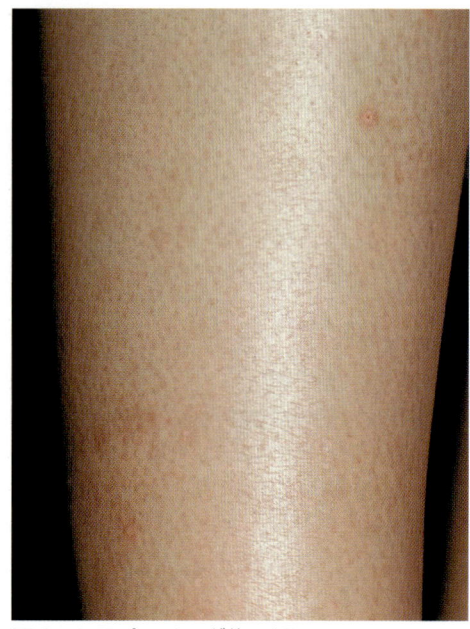

図2 1回ピーリング後1週

症例 2 : 1歳, 男児

左下肢のみのハーフサイド施術後長期観察例. 施術1ヵ月では著変なく, 4回（1回/2週）施術後14ヵ月には施術側に顕著な効果がみられた.
対照左側の鱗状の鱗屑は消失し, texture も改善している（図3, 4）

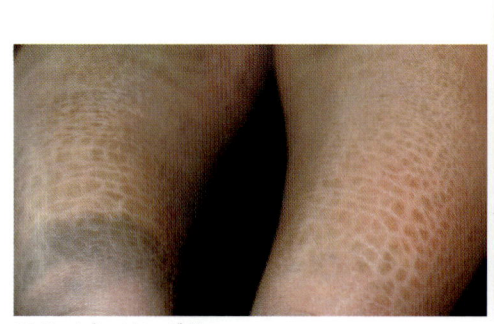

図3 ピーリング前

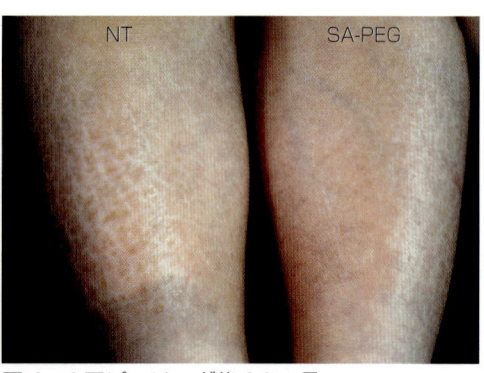

図4 4回ピーリング後14ヵ月

よくある所見・症状

ピーリング中，
まれにみられる訴え
⬇
・ポワーッと暖かい感じがする．
・微かにチカチカした感じがする．

ピーリング剤除去時，
まれにみられる訴え
⬇
・ピリピリした感じがする．これはその後行う洗顔でヒリヒリ感が取れるまで必ず丁寧に流水洗顔する．

⬇

上記所見は冷却開始時，ほとんど症状が取れるはずである．

2. 今後EBMの蓄積が期待される適応疾患・状態

施術編

疣贅

宮崎孝夫（宮崎クリニック）

疣贅とケミカルピーリング

　疣贅の治療で最も多く行われているのは液体窒素綿球法（以下：LN_2）であろう．ただし，幼小児や痛みに弱い人では，痛みに耐え難い場合がある．ケミカルピーリングでは，ほんの一瞬綿棒が病変部に付着する間だけ動かなければ治療することができる．したがって，当院では幼小児や痛みに弱い人にはケミカルピーリングをファーストチョイスにしている．

　その他の適応は，サイズが小さく数の多いタイプの疣贅である．LN_2での治療により，皮疹が小さくなったり角化傾向が弱くなった場合にも有用である．

　利点としては安価，簡便であることが挙げられる．欠点は，鼻腔入口部や口唇部などの病変の治療では，匂いと酸味のために適さないことである．

使用薬剤

モノクロロ酢酸（以下：MCA）和光純薬工業株式会社

調整方法：MCA15gに精製水5mLで溶解すると，ほぼ飽和状態となる．ビンの底に結晶が少し残っているような状態でよい．

保存方法：冷蔵庫に保存する．3～4週間で処分し，新しいものと交換する．

トリクロロ酢酸（以下：TCA）60～80%　和光純薬工業株式会社

MCAに比べ刺激感は軽微．小さいサイズの皮疹や盛り上がりの少ない皮疹に用いる．

調整方法：60% TCAの場合，60gのTCAを精製水で溶解し，全量を100mLにする．pHの調整は行っていない．

保存方法：遮光ビンに入れ，冷暗所に保存する．3～4週間で処分し，新しいものと交換する．

治療方法

1 診療形式
a. 通常の外来．特にケミカルピーリング外来は設けていない．
b. スタッフ：医師1名，看護師1名

2 説明の方法・内容
a. 薬品を用いて病変部を化学熱傷により腐食させる治療であることを理解してもらう．
b. 説明内容　所要時間：5〜10分（医師）
・一度の治療で脱落しないことが多い
（病変によるが，数回は必要）．
・水疱や潰瘍の生じる場合がある．
・病変が脱落するまで黒色調変化が目立つことがある．
・露出部位での施術後色素沈着予防には遮光する必要がある．
c. 同意書：特に設けていないが，当院作成の「イボ治療について」という固定文を患者に渡し，説明することで代用している．

> **アドバイス**
> 手掌足底以外の部位では，一時的あるいは長期間の色素沈着を生じる場合がある．治療前にこの色素沈着を十分説明しないと，思わぬクレームになることがある．

3 ピーリング剤のテスト（医師）
通常テストは行わない．上記説明にて治療に対する不安のある患者（または保護者）には1〜2個の病変にピーリング剤を塗布し，経過を自己観察させた後，同意を得てから全体の治療を開始する．

4 治療前（医師）
治療の同意を得られれば治療を開始する．テストを行った場合にはその経過を問診した後，皮膚の状態を診察し，使用薬剤とその濃度を決定する．場合により治療方法の変更や再度テストする場合もある．

5 治療準備（看護師）
a. 髪の毛や衣服が治療の妨げにならないようにする．
b. 0.05％グルコン酸クロルヘキシジンを浸した綿ガーゼにて施術部位を拭く．
c. アセトンにて脱脂をする．

6 ピーリング剤の塗布（医師）
a. 脱脂後直ちに病変の大きさに応じた綿棒（図1）を用い，ピーリング剤を塗布する．
b. 塗布薬による刺激感の減弱目的で扇風機を用い送風する．
c. 完全に乾燥したことを確認する．

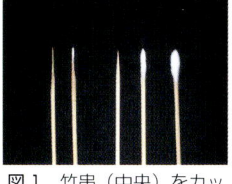

図1 竹串（中央）をカッターナイフで削り（左側）綿花を巻く．右側2本は削らないで綿花を巻いたもの．皮疹の大きさに応じて使用する．

POINT
①ピーリング剤は綿棒から滴下しない程度に染みさせる．
②疣贅表面の灰白調が不明瞭になる程度に染み込ませるように塗布する（図2）．
③眼瞼に近い部位の施術では，眼瞼皮膚を眼球より遠ざけるように引っ張って塗布し，その状態でよく乾燥させる．

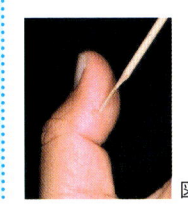

図2

アドバイス
健常皮膚にピーリング剤が付着すると，びらん，潰瘍，色素沈着を生じ，クレームになることがあるので注意して塗布することや，液体が流れないよう，よく乾燥させるのが重要である．

✚ 非常事態の対処法
● 誤って目的部位以外にピーリング剤が付着した場合には，直ちに2～5％炭酸水素ナトリウム溶液を湿らせたガーゼで拭き取り，strongest のステロイド外用剤を塗布し，冷たいタオルにて冷却する．
● 眼球に付着した場合には，直ちにホウ酸水または生理食塩水にて眼球の洗浄を行う．非ステロイド性抗炎症点眼薬で1日3～4回点眼してもらう．症状の強いときは眼科医師に紹介する．

7 冷却（看護師）
疼痛緩和および消炎の目的で，冷蔵庫にて冷却したタオルを施術部位に当てる．必要に応じ5～10分おきに2～3回交換する．

8 後処置（医師）
施術部位の皮膚に異常がないかを確認する以外，特に処置はない．

9 治療プログラム
a. 一般的に塗布後1～3週間で皮疹は壊死になり脱落する．その時期に再診の上残存する部位には再度施術を行う．その後も同様に行う．
b. 施術間隔は1ヵ月以上開けないようにすることが望ましいと説明している．

アドバイス
再診時に，痂皮が脱落した後の皮膚の赤色調の持続期間に関して質問を受けることが多い．当院では2～3ヵ月は持続すると答えている．

10 施術後のケア
色素沈着が気になる患者には，必ず遮光剤を使用させる．

アドバイス
ピーリング剤に対する皮膚の反応は個人個人において，また同一患者でも治療時の皮膚の状態により異なるため，画一したプロトコールを作成するのは困難である．したがって各施設で基本的なプロトコールを作成し，後は経験により様々な状態に合わせたマニュアルを作るのが望ましい．

具体的な症例へ

症例1：33歳，女性

　10年前頃より左足底に皮疹が生じ増数してきた．8年前よりLN_2にて約2年間の治療を開始するも再発を繰り返す．以後，LN_2（1〜2回/月　計113回），塩酸ブレオマイシンの局所注射（1回/月　計4回），CO_2レーザー6回，電気メスによる焼灼3回，などに加え5FU軟膏®外用，スピール膏®貼付などの併用を行うも完治しない（図3）．

　2年前よりMCAによる治療（2回/月　計31回）に変更したところ，14回施術後に内側末梢部の皮疹が消失し，23回施術後に外側末梢部が，続いて外側中枢部が消失，残存した内側中枢部も31回の施術で消失し治癒となる．その6ヵ月後にも再発は見られない（図4）．MCAは試してみる価値のある治療方法と思われた一例である．

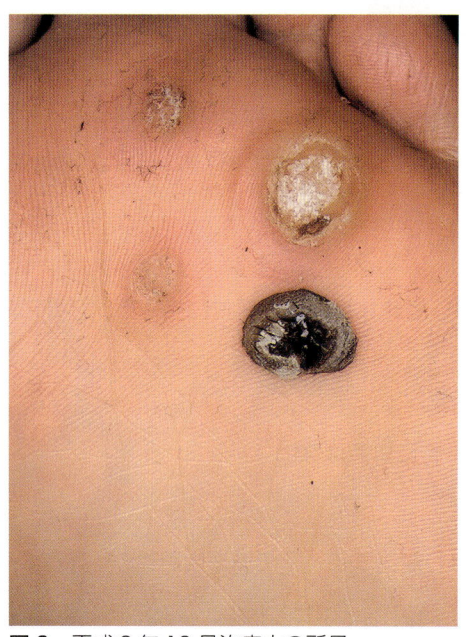

図3　平成8年12月治療中の所見
　　外側中枢部は塩酸ブレオマイシン，他はLN_2にて治療中

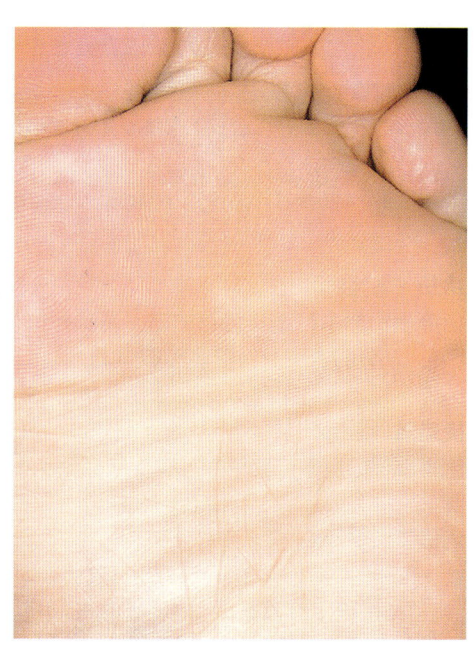

図4　平成14年10月現症

症例2：8ヵ月，女児

2ヵ月前より外陰部に皮疹が生じ，市販薬（ステロイド含有）を外用するも増数する．近医にてLN$_2$による治療を2回受ける（図5）が疼痛の少ない治療を希望して来院した．

60% TCAによる治療を開始する．計5回施術後で略治の状態を図6に示す．60% TCAによる治療が有用と思われた一例である．

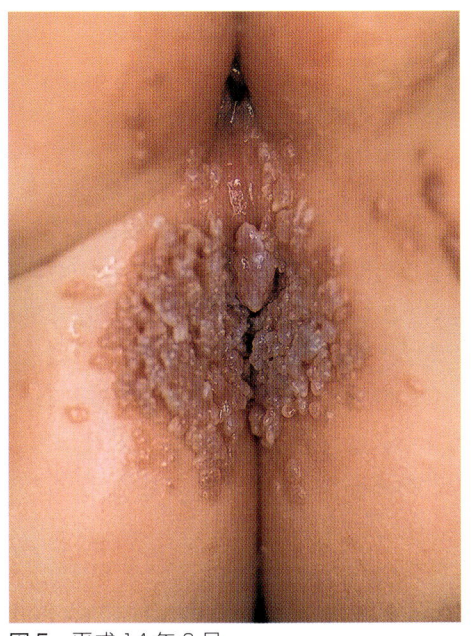

図5　平成14年6月

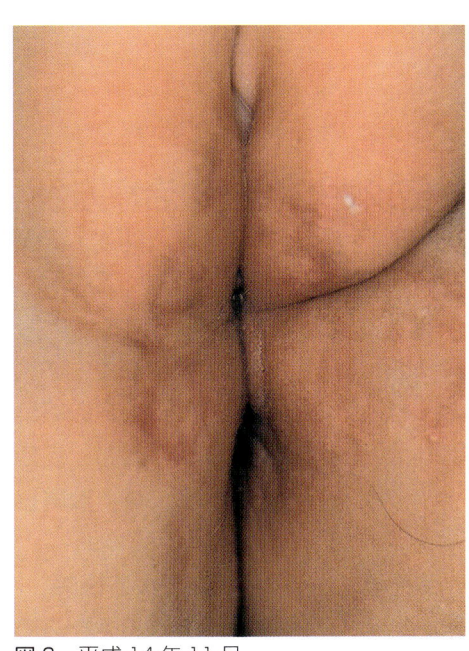

図6　平成14年11月

施術編

2. 今後EBMの蓄積が期待される適応疾患・状態

伝染性軟属腫

宮崎孝夫（宮崎クリニック）

伝染性軟属腫の治療方針

当院では，来院した患者（多くの場合母親）に，以下の3種の治療方法について説明し，いずれかを選択させる方針をとっている．

■ 放　置

本症は抗体が産生されれば，約1〜2年で治癒する疾患である．したがって他人への感染など社会的問題がなければ特に治療する必要はない．ただし，皮疹は増数すること，大きい皮疹や二次感染を生じた場合には，放置しておくと将来白っぽい瘢痕になることを説明する．

■ トラコーマセッシによる摘除

感染源である現存の皮疹を早急になくすという意味では有効な方法である．欠点は疼痛を伴うことであるが，局所麻酔テープを処置約1時間前に貼付しておくと，疼痛は緩和される．ただし，相当手間がかかる．

■ 腐食法あるいはケミカルピーリング

「ひきちぎってまで取りたくない」が「そのまま放置しておくのも…」といった場合に有用な治療方法であり，本法を希望する場合が多い．疼痛は軽微だが，瘙痒を伴う．皮疹の数にもよるが，数回の施術が必要になる．

使用薬剤

トリクロロ酢酸（以下：TCA）60～80%　和光純薬工業株式会社

特　　徴：この濃度では以下2者と比較して腐食作用は最も弱い．顔面や皮膚の薄い部位，また小さい皮疹に用いる．

調整方法：60% TCAの場合，60gのTCAを精製水で溶解し，全量を100mLにする．pHの調整は行っていない．

保存方法：遮光ビンに入れ，冷暗所に保存する．3～4週間で処分し，新しいものと交換する．

モノクロロ酢酸（以下：MCA）和光純薬工業株式会社

特　　徴：腐食作用が強いため塗布時の刺激感は最も強い．背部や臀部などの皮膚の厚い部位や疼痛に耐えられる場合に用いる．

調整方法：MCA15gに精製水5mLで溶解すると，ほぼ飽和状態となる．ビンの底に結晶が少し残っているような状態でよい．

保存方法：冷蔵庫に保存する．

硝酸銀（$AgNO_3$）メルクホエイ株式会社

特　　徴：腐食作用は強いが塗布時の刺激感は少ないので，当院では第一選択の薬剤である．塗布部の黒色調が2週間ほど続くのが欠点．

調整方法：蒸留水6mLに$AgNO_3$を加え溶解し，さらに小麦粉1～2.5gを加えてペースト状にする．

保存方法：遮光し，乾燥しないように注意する．3～4週間で処分し，新しいものと交換する．

治療方法

1 診療形式
a. 通常の外来．特殊外来は設けていないが，治療に要する時間が長くなることが予想される児童には，来院時間を診療の空き時間に指定することがある．
b. 保険適応の有無：保険診療「軟属腫摘除」に準じる．
c. スタッフ：医師1名，看護師1名

2 説明の方法・内容
a. 薬品を用いて病変部を化学熱傷により腐食させる治療であることを理解してもらう．
b. 説明内容　所要時間：5～10分（医師）
・病変が脱落するまで茶色～黒色調が強く目立つようになる．
・瘙痒は必発する．
・ステロイド含有軟膏は皮疹を増数させるので，瘙痒が強くても使用を禁止する．
・一度の治療で脱落しないことがある．
・処置した部位の色素沈着予防に遮光する必要がある．
c. 同意書：特に設けていないが冒頭の3通りの治療方法をすべて説明し，治療方法を選択してもらう．

3 ピーリング剤のテスト（医師）
通常はテストを行わない．治療に対する不安が患者にある場合には，代表的な皮疹数個に薬剤を塗布し，その経過を2週間ほど自己観察させ，患者側に治療を受ける意志の有無を問う．

> **アドバイス**
> 病変が痂皮になり，脱落するまでの期間は施術前の皮膚よりも醜状に見える（特に$AgNO_3$，図2）ため，テスト時や実際の施術範囲を決める際にはこの醜状を十分説明しないと，思わぬクレームになることがある．

4 治療前（医師）
テストを行った場合には，その経過を問診した後，皮膚の状態を診察し，使用薬剤を決定する．
場合により治療方法の変更や再度テストすることもある．

5 治療準備（看護師）
a. 髪の毛や衣服が治療の妨げにならないようにする．
b. 0.05％グルコン酸クロルヘキシジンを浸した綿ガーゼにて施術部位を拭く．
c. 薬液が直接ベッドに付着しないように防水シーツなどを敷いた上に患者を寝かせる．

6 薬剤の塗布（医師）

a. 竹串を細く削り綿を薄く巻いた綿棒（図1）を用い，薬剤を塗布する．
b. 刺激感の減弱目的で扇風機や団扇を用い送風する．
c. 完全に乾燥させる．

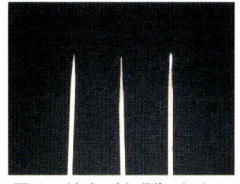

図1 竹串（左側）をカッターナイフで削り（中央）綿花を巻く（右側）

> **POINT**
> ①病変より少し小さめに塗布すると，健常皮膚に薬剤が染み出ない．
> ②全過程において，スタッフのうち誰かがその場を離れず，患者の皮膚を注意して観察するのはケミカルピーリングの施術の基本である．
> ③薬剤が乾燥するまでに動きまわる児童への治療は，少しずつ乾燥させながら塗布しなければ，健常皮膚に薬剤が付着して，クレームになることがある．

> **✚ 非常事態の対処法**
> ● 誤って目的部位以外に薬剤が付着した場合には，直ちに2〜5%炭酸水素ナトリウム溶液（$AgNO_3$の場合にはヨードチンキ）で湿らせたガーゼで拭き取り，strongestのステロイド外用剤を塗布し，冷たいタオルにて冷却する．
> ● 眼球に付着した場合には，直ちにホウ酸水または生理食塩水にて眼球の洗浄を行う．非ステロイド性抗炎症点眼薬で1日3〜4回点眼してもらう．症状の強いときは眼科医師に紹介する．

7 冷却（看護師）

施術部位が広い場合や疼痛の強い場合には，冷蔵庫にて冷却したタオルを施術部位に当てる．
必要に応じ5〜10分おきに2〜3回交換する．

8 後処置（医師）

施術部位の皮膚に異常がないかを確認する．
さらに薬剤が作用した健常皮膚には遮光剤を塗布する．

> **アドバイス**
> 治療とは直接関係ないが，$AgNO_3$が付着したベッド，シーツなどは15〜30%アンモニア水で，施術者の手は希ヨードチンキで拭き取り，よく水洗いすることにより黒褐色調は淡くなる．

9 治療プログラム

一般的に塗布後2〜3週間で皮疹の一部または全体が壊死になり脱落する．残存する部位への再施術は3〜4週間後に行う．新生皮疹は見つけ次第治療する．

> **アドバイス**
> 病変脱落後の赤色調皮膚の持続期間に関しての質問を再診時に受けることが多い．当院では2〜3ヵ月は持続すると答えている．

10 施術後のケア

露出部では色素沈着予防に遮光剤の使用を指示する．

> **アドバイス**
> ピーリング剤に対する皮膚の反応は個人個人において，また同一患者でも治療時の皮膚の状態により異なるため，画一したプロトコールを作成することが困難である．したがって各施設で基本的なプロトコールを作成し，後は経験により様々な状態に合わせたマニュアルを作るのが望ましい．

具体的な症例へ

症例1：5歳，女児

　初診の4ヵ月前より左陰股部を中心に半米粒大までの丘疹が生じ，さらに，顔面，背部，左上肢にまで拡大，漸次増数増大してきた．トラコーマセッシにての摘除は拒否，かといって「このまま放置していて増えてくるのも困る」ということで顔面には60％TCA，その他はAgNO₃による治療を行うことになった．

　初診の2日後，AgNO₃処置部の黒色調変化と瘙痒のため来院（**図2**）．

　この変化については施術前に十分説明していても，心配して来院することがよくある．尿素含有軟膏（ステロイドを含まない外用剤がよい）を処方し瘙痒部に外用，黒色調変化がなくなる頃に来院の指示をした．

　施術後1週間目に再診（**図3**）残存皮疹に再度60％ TCAとAgNO₃を塗布した．以降は2週間おきに来院することを指示し，7回目に略治となった．

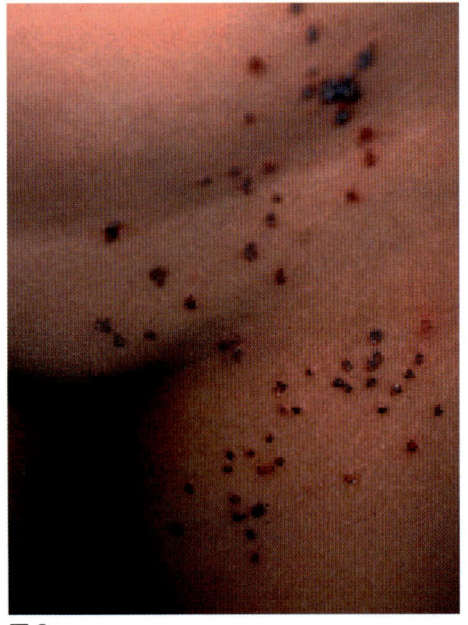

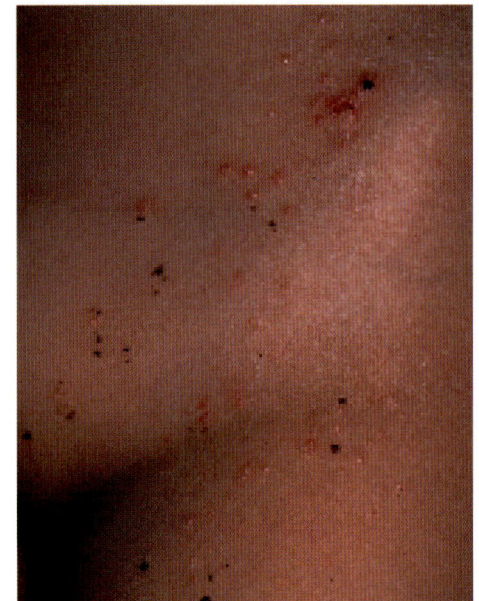

図2　　　　　　　　　　　図3

2. 今後EBMの蓄積が期待される適応疾患・状態

アクロコルドン

宮崎孝夫（宮崎クリニック）

アクロコルドンとケミカルピーリング

　　　アクロコルドンという呼称には，疾患として脂漏性角化症や軟性線維腫がある．また，よく似た臨床形態を示すものには皮角があり，これに含まれる疾患には，毛孔腫，尋常性疣贅，ケラトアカントーマ，皮膚付属器腫瘍，老人性角化腫，有棘細胞癌などがある．実際の診療では，これらの疾患が混在している場合が多い．これらには，悪性の疾患も含まれるので治療前には慎重に鑑別し，治療後も慎重に経過を診ることが重要である．

　　　当院での当疾患に対する治療の第一選択は，茎の細いのはハサミで一気に切り取る方法で，広茎性やドーム状のは炭酸ガスレーザーである．ケミカルピーリングは第二選択で，その適応は第一選択の治療を拒否した場合である．

使用薬剤

トリクロロ酢酸（以下：TCA）60～80%　和光純薬工業株式会社
調整方法：60% TCAの場合，60gのTCAを精製水で溶解し，全量を100mLにする．pHの調整は行っていない．
保存方法：遮光ビンに入れ，冷暗所に保存する．3～4週間で処分し，新しいものと交換する．

治療方法

1 診療形式
a. 通常の外来．特にケミカルピーリング外来は設けていない．
b. スタッフ：医師 1 名，看護師 1 名

2 説明の方法・内容
a. 薬品を用いて病変部を化学熱傷により腐食させる治療であることを理解してもらう．
b. 説明内容　所要時間：5 ～ 10 分（医師）
　・病変が脱落するまでの間，茶色～黒色調が目立つようになる．
　・一度の治療で脱落しないことがある．
　・処置した部位の色素沈着予防に遮光する必要がある．
c. 同意書：特に設けていないが，a.b. に加え前出第一選択の治療つまり代替治療との違いを説明し，口頭にて同意をとる．

3 ピーリング剤のテスト（医師）
代表的な皮疹数個にピーリング剤を塗布し，その経過を 2 ～ 3 週間ほど自己観察させる．治療中の病変部の様子，治療効果を患者自身が自覚できるので，当院では全例テストを行うようにしている．

> **アドバイス**
> 病変が痂皮になり，脱落するまでの期間（7 ～ 14 日）は施術前の皮膚よりも醜状に見えるため，テスト時や実際の施術範囲を決める際には，この醜状を十分説明しないと思わぬクレームになることがある．

4 治療前（医師）
テスト後の経過を問診した後，皮膚の状態を診察し，使用薬剤とその濃度を決定する．場合により再度テストを行ったり，治療方法を変更することもある．

5 治療準備（看護師）
a. 髪の毛や衣服が治療の妨げにならないようにする．
b. 0.05％ グルコン酸クロルヘキシジンを浸した綿ガーゼにて施術部位を拭く．
c. アセトンにて脱脂をする．

6 ピーリング剤の塗布（医師）
　a. 脱脂後直ちに竹串を細く削り綿を薄く巻いた綿棒（図1）を用い，ピーリング剤を塗布する．
　b. 塗布薬による刺激感の減弱目的で扇風機を用い送風する．

> **POINT**
> 健常皮膚にピーリング剤が染み出ないように病変より少し小さめに塗布する方がよい．

> ✚ **非常事態の対処法**
> ● 誤って目的部位以外にピーリング剤が付着した場合には，直ちに2～5％炭酸水素ナトリウム溶液で湿らせたガーゼで拭き取り，strongestステロイド外用剤を塗布し，冷たいタオルにて冷却する．
> ● 眼球に付着した場合には，直ちにホウ酸水または生理食塩水にて眼球の洗浄を行う．非ステロイド性抗炎症点眼薬で1日3～4回の点眼を指示する．症状の強いときは眼科医師に紹介する．

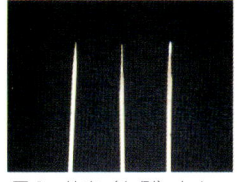

図1　竹串（左側）をカッターナイフで削り（中央）綿花を巻く（右側）

7 冷却（看護師）
施術範囲が広い場合や疼痛を強く訴える患者には，冷蔵庫にて冷却したタオルを施術部位に当てる．必要に応じ5～10分おきに2～3回交換する．

8 後処置（医師）
　a. 施術部位の皮膚に異常がないかを確認する．
　b. 疼痛の強い部位や健常皮膚にピーリング剤が作用した部位には，strongestのステロイド外用剤を塗布する．さらに，露出部の病変やピーリング剤が作用した健常皮膚には，遮光剤を塗布する．

9 治療プログラム
一般的に塗布後2～3週間で皮疹の一部または全体が壊死になり脱落する．残存する部位への再施術は3～4週間後に行う．

> **アドバイス**
> 再診時に，病変脱落後の赤色調皮膚の持続期間に関しての質問を受けることが多い．当院では2～3ヵ月は持続すると答えている．

10 施術後のケア
露出部の施術部位には2～3ヵ月間必ず遮光剤を使用させる．

> **アドバイス**
> ピーリング剤に対する皮膚の反応は個人個人において，また同一患者でも治療時の皮膚の状態により異なるため，画一したプロトコールを作成することが困難である．したがって，各施設で基本的なプロトコールを作成し，後は経験により様々な状態に合わせたマニュアルを作るのが望ましい．

具体的な症例へ

症例1：30歳，女性

　数年前から頸部に粟粒大までの褐色調丘疹が徐々に増数してきた．ハサミで切り取るにはサイズが小さく，CO_2 レーザーでは疼痛が強く，また局所麻酔を拒否するため，60％のTCAによる施術を開始することになった．3個テストを行い経過観察を2週間行った後，全体の治療を開始した．

　施術10日後に施術部の黒褐色調変化に驚き来院する（図2）．施術前の説明でこの変化を予想をしていても，施術部の数が多くなると心配するようだ．4回施術後に略治となり，その3ヵ月後には炎症後の色素沈着も淡くなった（図3）．

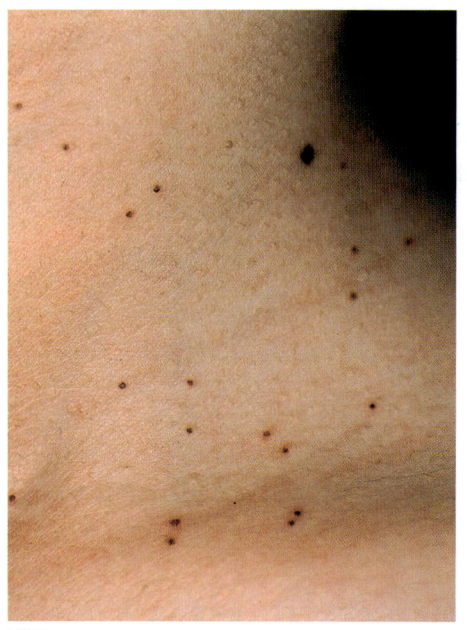

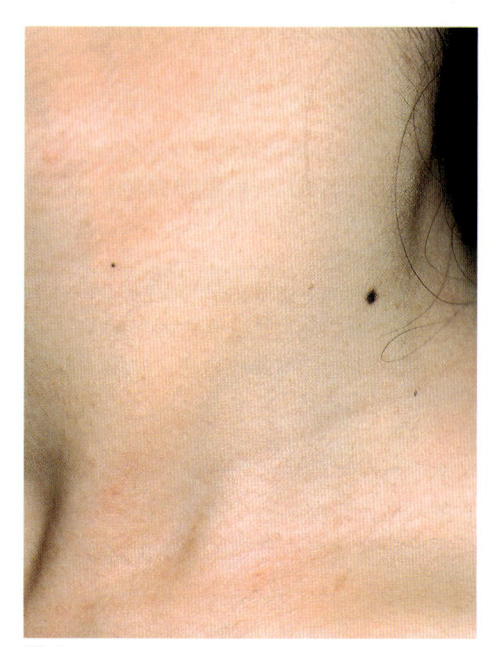

図2

図3

2. 今後EBMの蓄積が期待される適応疾患・状態

施術編

脂 漏

上田説子（上田説子クリニック）

使用薬剤

30％サリチル酸マクロゴール

調整方法：30gサリチル酸を種々の分子量のマクロゴールの混合製剤70gに溶解し，クリーム状態で使用する．その際，結晶が決して析出しない条件を確認して使用する．

薬　　剤：30％サリチル酸マクロゴール，ワセリン．

器　　具：ガーゼ，氷水，ゴム手袋，軟膏ベラ．

保存方法：保存容器を断熱シートに包んで，冷蔵庫の最下段にて保存する．

保存期間：3ヵ月．

治療方法

1 診療形式
a. 自費診療のみ　b. スタッフ：医師，看護師，看護学生

2 説明の方法・内容
a. 自活している人のみ（学生は不可：自費診療のため）．
　１回：顔面（１万円）
b. 外来診察室にて説明．
c. サリチル酸マクロゴールピーリングの簡単な内容説明．
　副作用がほとんどないため，同意書も現在はなし．
　①安全性（基礎編 p.73 参照）
　②他剤との相違点（基礎編 p.73 参照）
　③効果の理論的裏付け（基礎編 p.73 参照）
d. 他剤副作用経験者では特に不安を持っており，上記の点について丁寧な説明を要することが多い．

3 治療前
施術前のケア：パッチテスト
・ピーリング後使用する化粧品がパッチテスト陰性，使用テスト陰性であることを確かめておく．
・同時に紫外線吸収剤を含まないファンデーションもパッチテストにて検査し，ピーリング後使用する．

4 洗顔
洗顔方法：一般的洗顔法
　①化粧をクレンジングで落とす　②石鹸洗顔　③流水で丁寧にすすぐ（5 分間）

5 治療準備
a. 注意事項
　①コンタクトレンズ除去　②ラテックスアレルギーのチェック
b. 治療準備
　①ヘアーバンドで顔面に髪が落ちてこないようにする．
　②手術用帽子をかぶせ，頭髪へのピーリング剤落滴を防止する．
　③首周りにタオルをかけ，頸部・胸部へのピーリング剤落滴を防止する．
　④ベッドに仰臥位に休ませる．

6 脱脂
なし．

7 ピーリング剤の塗布
ピーリング手順（p.120, 121 参照）
　①ワセリン塗布：眼囲，口囲（医師）
　・ピーリング剤が入らないように，ワセリンで保護する．
　・特に眼角，口角は丁寧に塗布する．

7
　②ピーリング剤塗布：額→鼻背・鼻翼→頬部→顎（医師）
　・ゴム手袋をして，ピーリング剤を手のひら上でよく温め，額から順次塗布する．
　・鼻翼の鼻唇溝との境界部は少量塗布：紅斑が出やすい．
　・上眼瞼，上口唇～鼻翼間は塗布しない：眼，口への流入防止．
　③5分間放置（看護師または看護学生）
　・脂漏部位には数回重ね塗りする．

8 ピーリング剤の除去と洗顔
　a．ピーリング剤の除去（p.121参照）
　　ピーリング剤拭き取り：額→鼻背・鼻翼→頬部→顎（医師）
　　・氷水で湿らせたガーゼを使用し，また，擦らないように取り残しがないように注意して拭き取る．
　　・額，鼻など各部位別にガーゼはかえた方がピーリング剤がよく除去できる．
　　・最後に眼囲，口囲のワセリンを外側に向かって拭き取る．
　b．洗顔
　　患者自身による洗顔：水道水で丁寧に洗い流してもらう．
　　・髪の生え際，下顎部は洗い残しがないように注意する．

9 冷却
　氷水冷却：氷水ガーゼにて冷却5分間（看護師または看護学生）
　　①氷水に浸したガーゼを絞る　②顔面にのせる　③30秒毎にかえる

10 後処置（医師）
　ビタミンCローションを塗布する．

11 治療プログラム
　1ヵ月に1回．
　　・1回でも皮膚のtextureの変化は自覚できる．
　　・術直後より紅斑，鱗屑はほとんど見られない．

12 施術後のケア
　a．施術後のケア
　　①術後12時間の化粧は禁止する．紫外線に当たることも禁止する．
　　②翌日より紫外線防御（紫外線散乱剤を使用したファンデーションまたはクリームが望ましい）は完璧に行うよう指示する．
　　③筆者の場合は，角層剥離状態でのビタミンC浸透によるメラニン生成抑制および膠原線維増生効果を期待して，ピーリング直後から3日間ビタミンCを塗布させる．
　b．術後経過
　　①術直後より皮膚は滑らかになり約1ヵ月持続する．
　　②ピーリング翌日より平常通り化粧可能である（紅斑・落屑はほとんどないので，カサカサすることはない．まれに術後1週間ぐらい軽度の毛包炎が起こることがある）．

具体的な症例へ

症例1：23歳，男性

ピーリングのみで経過を見た症例（1回治療後1週目）．
紅斑，落屑は減少し，皮脂の分泌もスムーズになる．
鼻翼，鼻尖部の毛孔閉塞が除去されている．

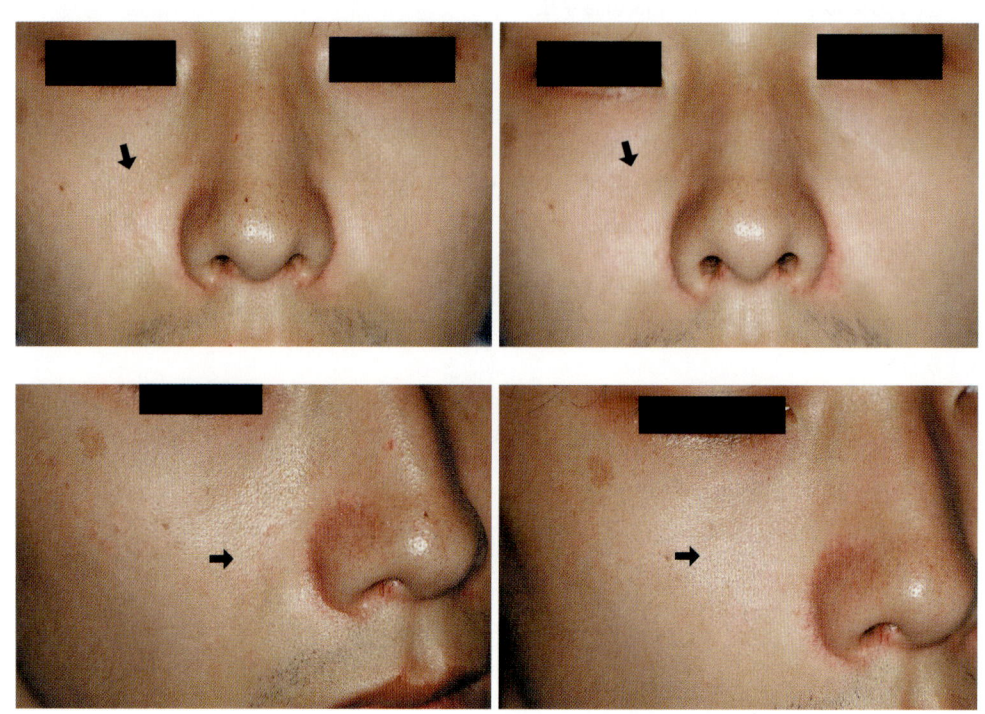

図1　治療前

図2　1回治療後1週目

よくある所見・症状

ピーリング中，
まれにみられる訴え

⬇

・ポワーッと暖かい感じがする．
・微かにチカチカした感じがする．

ピーリング剤除去時，
まれにみられる訴え

⬇

・ピリピリした感じがする．これはその後行う洗顔でヒリヒリ感が取れるまで必ず丁寧に流水洗顔する．

⬇

上記所見は冷却開始時，ほとんど症状が取れるはずである．

うまくいかなかった症例

ピーリング中，またはピーリング剤除去時ピリピリ感の残存している症例では，ピーリング直後紅斑が生じた症例がある．

⬇

・これは未調整のサリチル酸マクロゴール中のサリチル酸の析出によることが多い．
・掻破部位において，まれにこの状態が生じる．

転　帰

⬇

・2，3日で紅斑，落屑は治癒し，色素沈着も起こらない．
・直後にその部位のみステロイド塗布した症例では翌日紅斑は，消失していた．

これが私の技―施術編　脂漏

施術編

2. 今後EBMの蓄積が期待される適応疾患・状態

その他 皮膚癌 ボーエン病，基底細胞癌

上中智香子（和歌山県立医科大学皮膚科）

ケミカルピーリングによる皮膚癌の治療

　　　　高齢化社会に伴って，皮膚癌の患者は増加傾向にあり，それとともに入院や手術を拒否する患者が多くみられるようになった．当科では，様々な理由で手術できない患者の治療方法の1つとして，高濃度のTCA（trichloroacetic acid）やフェノールを用いたケミカルピーリング治療を行っている．この治療法は，1ヵ月に一度の外来通院という簡便さよりQOLを高める治療として有用ではあるが，他の保存的治療と同様に確立した方法でないため，注意深い経過観察が必要と考える．

■深達度の組織学的検討

　正常人皮膚（上腕内側）に，TCAとフェノールを単純塗布し，組織学的に検討した．

- 2日後：40％，60％TCAでは表皮全層壊死．フェノールでは真皮上層に至る壊死を認める．
- 7日後：40％TCAでは再上皮化．60％TCAやフェノールでは再上皮化は認めない．
- まとめ：TCAは使用する濃度に比例して表皮や真皮浅層の細胞の壊死を誘導した．またフェノールはTCAと組織障害の機序が異なり，短時間に深く浸透し，真皮血管内皮細胞の変性を誘導した．

使用薬剤

60％トリクロロ酢酸（以下：TCA）　和光純薬工業株式会社
調製方法：蒸留水100mLに，TCA 60gを溶解させて作る．
保存方法：冷蔵庫保存．

フェノール
無水フェノール（薬局方）を使用．

治療方法

1 診療形式

和歌山県立医科大学倫理委員会に本治療法を申請し許可を得た.
a. 専門外来（ケミカルピーリング外来：腫瘍）
b. 保険適応の有無：2002年5月より自費診療．但し日光角化症以外の腫瘍は料金を取らずに有効性を確認する目的で行っている．

2 説明の方法・内容

a. 本人および同伴者（主に親族）に病気の説明をする．皮膚癌であることやその性状，予後などについて詳しく説明する．
b. 診断は生検所見と臨床写真やダーマスコピーに基づき，必要があれば初診1週間以内に教室員全員の検討会にかける．
c. まず，標準的な治療法を説明をする．外科的治療の同意が得られない場合や，ケミカルピーリング治療で完治可能であると考える症例に対し，非観血的治療法の1つとしてのケミカルピーリングを説明．説明の所要時間：20～30分
d. 同意書：(p.144 表1参照)

> **POINT**
> ケミカルピーリング治療で完治可能と考える病態として，表皮内癌であることは必須．したがって，基底細胞癌の場合は表在性が適応と考える．治療回数は当科の経験では，日光角化症は3～5回，基底細胞癌では約7回，ボーエン病では約4～8回の治療が必要と考える (p.207「日光角化症」の項参照)．

> **アドバイス**
> 患者への説明
> ①治療は長期に及ぶ（治療後も，経過観察期間が必要）
> ②治療効果判定のため，適宜，皮膚生検が必要
> ③治療効果を認めないと判断した場合は，治療法を変更

> **アドバイス**
> 外科的治療が困難であると考える部位（例えば耳介部），多発例，手術痕に問題が生じると考え得る場合は高齢者以外にも行っている．

3 脱脂

エタノールを使用.

4 塗布

脱脂後，すぐに塗布する.

> **アドバイス**
> フェノールは，心，肝，腎毒性があるため，広範囲に治療が必要な場合は，60％TCAを使用している．特に高齢者には注意を要し，心電図などのモニター下で行う必要もある．また塗布面積は限局した領域の数ヵ所で行い，顔面の半分以上を超えないように注意している．

> **POINT**
> 部位により綿球，綿棒，爪楊枝などを用い，単純塗布を原法としているが，症例により重ね塗りなどの工夫をしている．

5 冷却

痛みがなくなるまで冷却する．

6 後処置

痛みが続く場合，発赤が残存する場合はステロイド剤を外用し，創面をガーゼで保護する．

7 治療プログラム

a. 1ヵ月毎に外来受診を原則とする．
b. 治療効果の判定のための皮膚の生検を，適宜施行する．
c. 組織学的にも腫瘍細胞が消失後は，6ヵ月毎の通院にて経過観察をする．
d. 治療効果が無効の場合は，すみやかに治療方法を変更する．

8 施術後のケア

翌日よりシャワー可．痂皮を無理に剥がさないよう指導する．サンスクリーン剤の外用等の紫外線予防は必須である．

具体的な症例へ

ボーエン病

症例1：65歳，女性

大腿後面のボーエン病（**図1**）．
フェノール3回外用後3年経過（**図2**），炎症後色素沈着は残存しているが，組織学的にも腫瘍細胞は認めない．

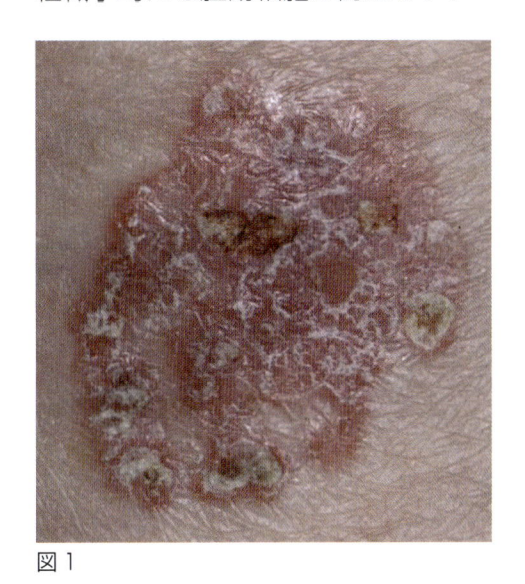

図1

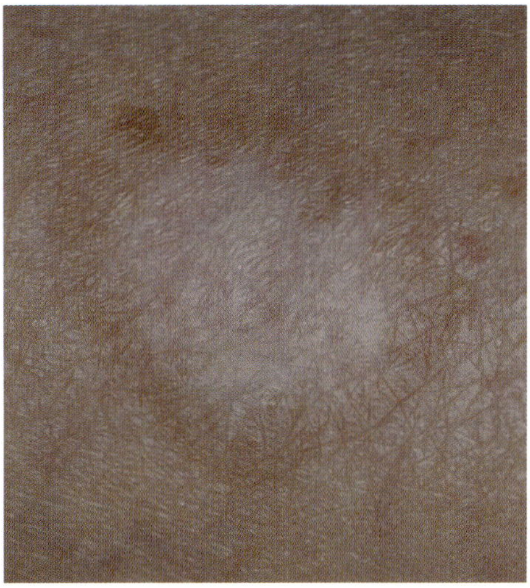

図2

症例2：69歳，男性

両手背の多発するボーエン病（**図3**）．
フェノール8回外用後，腫瘍範囲の縮小を認めたことより，大きい局面は外科的切除を追加した．現在も点状に残存する病変に対し治療を継続している（**図4**）．図3の印部位が外科的切除を追加した部位である．

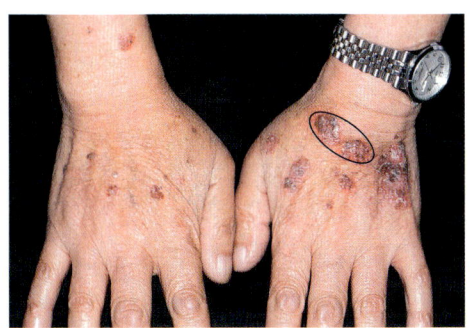

図3

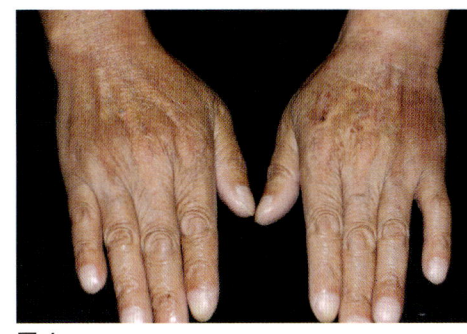

図4

基底細胞癌

症例3：76歳，女性

背部の多発する表在性基底細胞癌（図5）．
60% TCAとフェノール3回外用2年後，組織学的に腫瘍細胞は認めない（図6）．

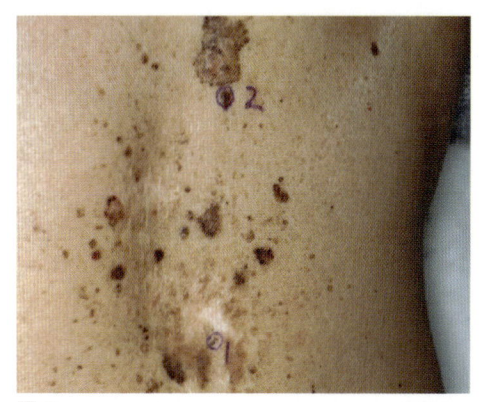

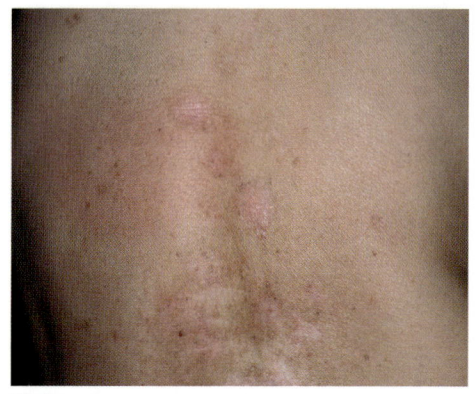

図5

図6

1) 古川福実，松永佳世子，秋田浩孝ほか：日本皮膚科学会ケミカルピーリングガイドライン（改訂第3版）．日皮会誌，118：347-355, 2008.
2) 山本有紀，古川福実：ケミカルピーリングによる皮膚癌の治療．日皮会誌，114：2155-2158, 2004.
3) 山本有紀：ケミカルピーリング・腫瘍性病変．皮膚科の臨床，44：1213-1218, 2002.
4) 山本有紀：ケミカルピーリング．美容皮膚科学，宮地良樹他編，p.224-228, 南山堂，2005.
5) Yamamoto Y, Ueda K, Furukawa F, et al. : Characterization of monoclonal anti-human skin basal cell antibody 3B4-6 and its immunoreactivity to the skin peeled with phenol or trichloroacetic acid (TCA). Aesthet Dermatol, 12：70-76, 2002.
6) Kaminaka C, Yamamoto Y, Furukawa F : Nevoid basal cell carcinoma syndrome (NBCCS) successfully treated with trichloroacetic acid (TCA) and phenol peeling. J Dermatol, 34：841-843, 2007.
7) Kaminaka C, Yamamoto Y, Yonei N, et al. : Phenol peels as a novel therapeutic approach for actinic keratosis and Bowen disease : prospective pilot trial with assessment of clinical, histologic, and immunohistochemical correlations. J Am Acad Dermatol, 60：615-625, 2009.

施術編

2. 今後EBMの蓄積が期待される適応疾患・状態

その他 眼瞼黄色腫

上田説子（上田説子クリニック）

使用薬剤

35％トリクロロ酢酸（以下：TCA）

- 調整方法：35gのTCAを精製水に溶解し全量を100mLにする．
- 器　　具：ガーゼ，氷水，綿棒．
- 麻　　酔：なし．
- 保存方法：遮光ビンにて冷暗所に保存する．
- 保存期間：1ヵ月．

治療方法

1 診療方式
　a. 自費診療のみ
　b. スタッフ：医師

2 説明の方法・内容
　a. 外来診察室にて説明．
　b. TCA ピーリングの簡単な内容説明．
　　①施術は疼痛があり，数分～数 10 分持続する．
　　②1 週間はびらんが持続し，その後上皮化する．
　　③1 ヵ月に 1 回，数回の繰り返しの処置を要する．

3 治療前
　施術前のケア：特になし．

4 治療準備
　a. 注意事項
　　・コンタクトレンズ除去．
　b. 治療準備
　　・ヘアーバンドまたはヘアーピンで顔面に髪が落ちてこないようにする．

5 脱脂
　固く絞ったアルコール綿球で拭く．

6 ピーリング剤の塗布
　ピーリング手順
　　・アルコール綿球にて脱脂した色素斑に TCA を含ませた綿棒で，frost が起こるのを確認するまで数回塗布する．

> **POINT**
> TCA を含ませる綿棒は大きすぎると周囲の皮膚がびらんするため，色素斑に合わせた大きさのものを選ぶ．

> **アドバイス**
> TCA を含ませる綿棒から薬液が落滴しないようにする：落滴した部位の皮膚はびらんする．

7 ピーリング剤の除去と洗顔
　a．ピーリング剤の除去
　　・frost を確認したら精製水に含ませたガーゼにて TCA を拭き取る．ガーゼを数回新しいものと交換する．
　b．洗顔
　　・特に必要なし．

8 冷却
　特に必要なし．

9 後処置
　特に必要なし．

10 治療プログラム
　1ヵ月に1回．

11 施術後のケア
　a．施術後のケア
　　①びらんが上皮化するまでその部分の化粧は禁止する．浸出液がある場合はガーゼにて保護する．
　　②上皮化した翌日より，紫外線防御は完璧に行うよう指示する．
　b．術後経過
　　①術後1週間以内に上皮化し，約1ヵ月は隆起病変の扁平化および色素病変の減弱化がみられる．
　　②施術回数を重ねることにより消失する．まれに1回で治癒することもある．

具 体 的 な 症 例 へ

これが私の技―施術編

眼瞼黄色腫

症例1：47歳，女性

3回の施術にてほぼ治癒．

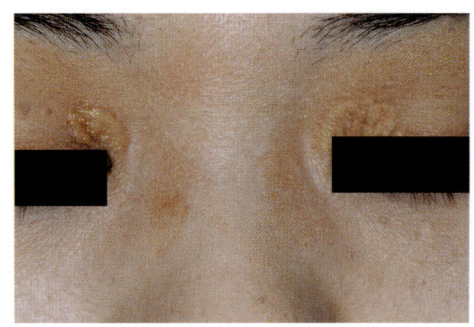

図1 施術前

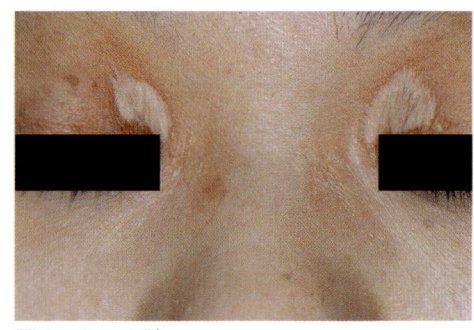

図2 Frost時

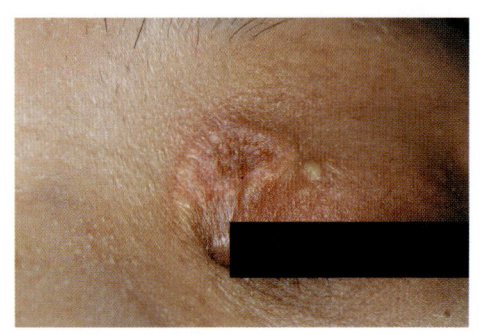

図3 びらん上皮化

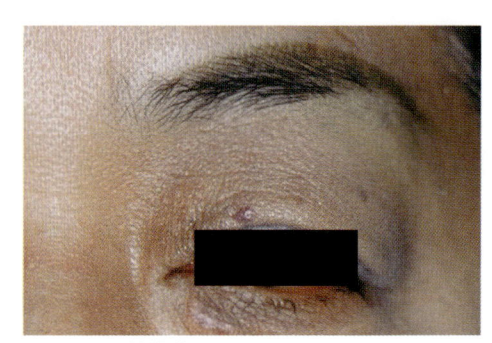

図4 3回施術後2ヵ月

症例2：55歳，女性

4回施術にてほぼ治癒．

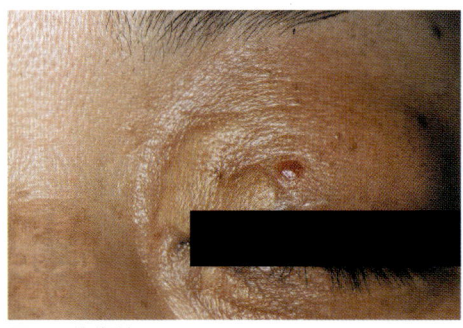

図5 施術前

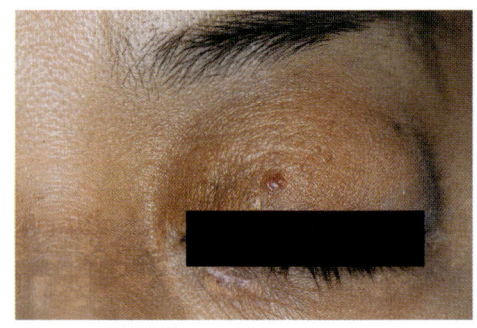

図6 4回施術後2ヵ月

よくある所見

ピーリング時，かなりの痛みを伴う． ➡ これは精製水ガーゼでピーリング剤を除去した後も続く．しかし，数分～数10分で疼痛は取れる．

施術部がびらんする． ➡ その後，施術部黄色腫は扁平になり軽快する．

コメント
・良性疾患にTCAピーリングを施術するのは注意を要する（p.73参照）．

施術編

2. 今後EBMの蓄積が期待される適応疾患・状態

その他 酒皶

上田説子（上田説子クリニック）

使用薬剤

30%サリチル酸マクロゴール

調整方法：30gサリチル酸を種々の分子量のマクロゴールの混合製剤70gに溶解し，クリーム状態で使用する．その際，結晶が決して析出しない条件を確認して使用する．

薬　　剤：30%サリチル酸マクロゴール，ワセリン．

器　　具：ガーゼ，氷水，ゴム手袋，軟膏ベラ．

保存方法：保存容器を断熱シートに包んで，冷蔵庫の最下段にて保存する．

保存期間：3ヵ月．

治療方法

1 診療方式
a. 自費診療のみ　b. スタッフ：医師，看護師，看護学生

2 説明の方法・内容
a. 自活している人のみ（学生は不可：自費診療のため）．
　　1回：顔面（1万円）．
b. 外来診察室にて説明．
c. サリチル酸マクロゴールピーリングの簡単な内容説明．
　副作用がほとんどないため，同意書も現在はなし．
　①安全性（基礎編 p.73 参照）
　②他剤との相違点（基礎編 p.73 参照）
　③効果の理論的裏付け（基礎編 p.73 参照）
d. 他剤副作用経験者では特に不安を持っており，上記の点について丁寧な説明を要することが多い．

3 治療前
施術前のケア：パッチテスト．
　・ピーリング後使用する化粧品がパッチテスト陰性，使用テスト陰性であることを確かめておく．
　・同時に紫外線吸収剤を含まないファンデーションもパッチテストにて検査し，ピーリング後使用する．

4 洗顔
洗顔方法：にきび患者に指示する一般的洗顔法．
　①化粧をクレンジングで落とす　②石鹸洗顔　③流水で丁寧にすすぐ（5分間）

5 治療準備
a. 注意事項
　①コンタクトレンズ除去　②ラテックスアレルギーのチェック
b. 治療準備
　①ヘアーバンドで顔面に髪が落ちてこないようにする．
　②手術用帽子をかぶせ，頭髪へのピーリング剤落滴を防止する．
　③首周りにタオルをかけ，頸部・胸部へのピーリング剤落滴を防止する．
　④ベッドに仰臥位に休ませる．

6 脱脂
なし．

7 ピーリング剤の塗布
ピーリング手順（p.120, 121 参照）
　①ワセリン塗布：眼囲，口囲（医師）
　・ピーリング剤が入らないように，ワセリンで保護する．
　・特に眼角，口角は丁寧に塗布する．

7
②ピーリング剤塗布：額→鼻背・鼻翼→頬部→顎（医師）
- ゴム手袋をして，ピーリング剤を手のひら上でよく温め，額から順次塗布する．
- 鼻翼の鼻唇溝との境界部は少量塗布：紅斑が出やすい．
- 上眼瞼，上口唇〜鼻翼間は塗布しない：眼，口への流入防止．

③5分間放置（看護師または看護学生）
- にきびまたはザラザラした部分は数回重ね塗りする．

> **POINT**
> 紅斑，膿疱，丘疹の上に塗布しても発赤，紅斑，出血が生じることはない．

8 ピーリング剤の除去と洗顔
a．ピーリング剤の除去（p.121参照）
ピーリング剤拭き取り：額→鼻背・鼻翼→頬部→顎（医師）
- 氷水で湿らせたガーゼを使用し，また，擦らないように取り残しがないように注意して拭き取る．
- 額，鼻など各部位別にガーゼはかえた方がピーリング剤がよく除去できる．
- 最後に眼囲，口囲のワセリンを外側に向かって拭き取る．

b．洗顔
患者自身による洗顔：水道水で丁寧に洗い流してもらう．
- 髪の生え際，下顎部は洗い残しがないように注意する．

9 冷却
氷水冷却：氷水ガーゼにて冷却5分間（看護師または看護学生）
①氷水に浸したガーゼを絞る　②顔面にのせる　③30秒毎にかえる

10 後処置（医師）
ビタミンCローションを塗布する．

11 治療プログラム
1ヵ月に1回．
- 1回でも皮膚のtextureの変化は自覚できる．
- 3回治療後には顔面紅潮が消失する．

12 施術後のケア
a．施術後のケア
①術後12時間の化粧は禁止する．紫外線に当たることも禁止する．
②翌日より紫外線防御（紫外線散乱剤を使用したファンデーションまたはクリームが望ましい）は完璧に行うよう指示する．
③筆者の場合は，角層剥離状態でのビタミンC浸透によるメラニン生成抑制および膠原線維増生効果を期待して，ピーリング直後から3日間ビタミンCを塗布させる．

b．術後経過
①術直後より皮膚は滑らかになり約1ヵ月持続する．
②ピーリング翌日より平常通り化粧可能である（紅斑・落屑はほとんどないので，カサカサすることはない．まれに術後1週間ぐらい軽度の毛包炎が起こることがある）．

具体的な症例へ

症例1：21歳，男性

図1：治療前
図2：3回治療後4週
　顔面紅潮は消失．
　ピーリングしていない耳介部の紅潮は持続している．
　毛孔の縮小がみられる．

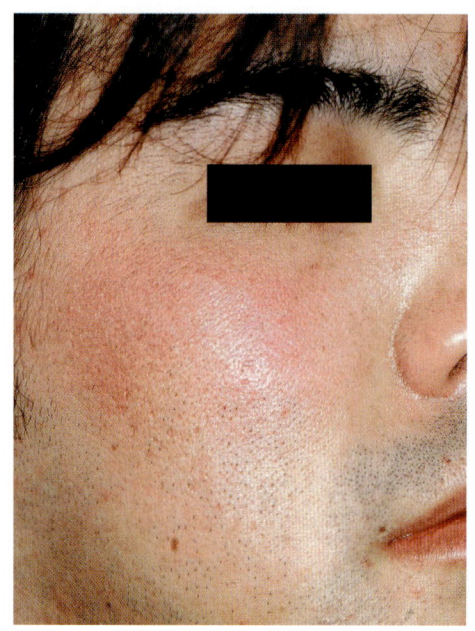

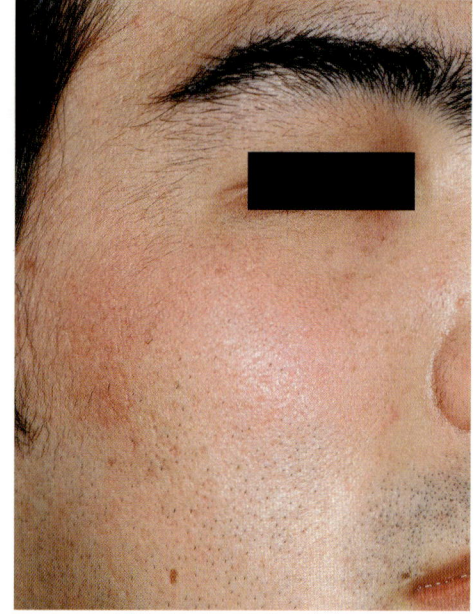

図1

図2

症例 2：23歳，女性

図3：治療前
図4：2回治療後2週
図5：3回治療後2週

　丘疹・膿疱は減少し，顔面紅潮は完全に消失．

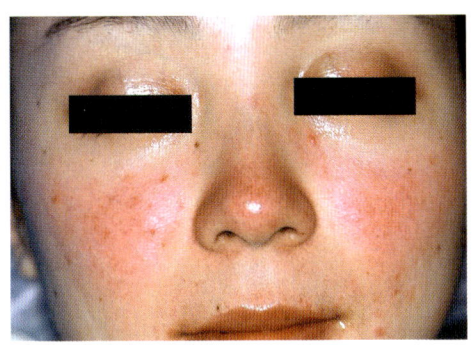

図3

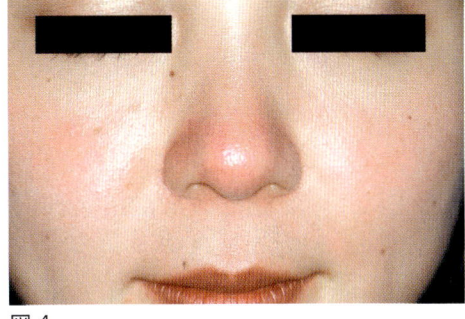

図4

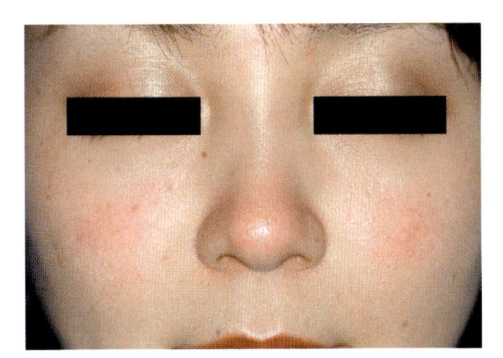

図5

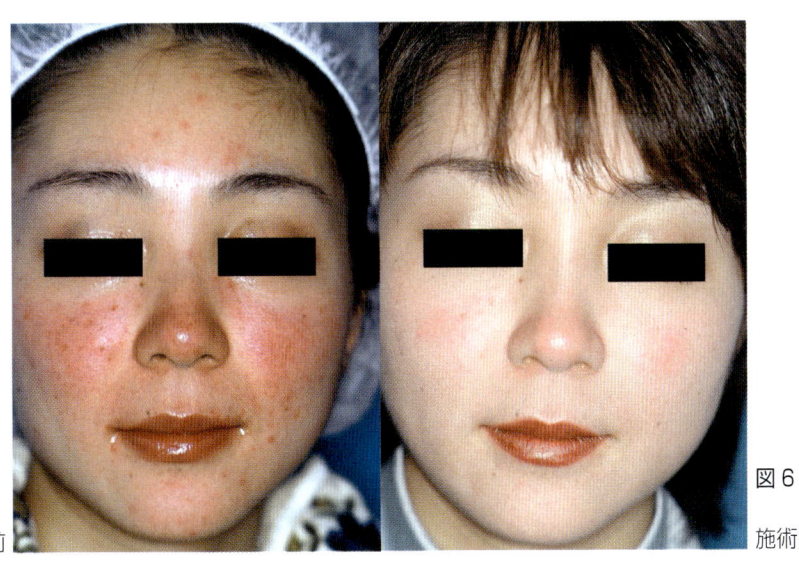

施術前　　　　　　　　　施術後　　図6

よくある所見・症状

ピーリング中，まれにみられる訴え	ピーリング剤除去時，まれにみられる訴え
・ポワーッと暖かい感じがする． ・微かにチカチカした感じがする．	・ピリピリした感じがする．これはその後行う洗顔でヒリヒリ感が取れるまで必ず丁寧に流水洗顔する．

⬇

上記所見は冷却開始時，ほとんど症状が取れるはずである．

うまくいかなかった症例

ピーリング中，またはピーリング剤除去時ピリピリ感の残存している症例では，ピーリング直後紅斑が生じた症例がある．

⬇

これは未調整のサリチル酸マクロゴール中のサリチル酸の析出によることが多い．

転 帰

⬇

2,3日で紅斑，落屑は治癒し，色素沈着も起こらない．

施術編

2. 今後EBMの蓄積が期待される適応疾患・状態

その他 アトピー性皮膚炎

須賀　康（順天堂大学浦安病院皮膚科）

アトピー性皮膚炎患者へのサリチル酸マクロゴールピーリングの試み

1. アトピー性皮膚炎を有するざ瘡患者に対しての使用

　アトピー性皮膚炎（AD）を有するざ瘡患者にケミカルピーリングを施術した場合，たとえ軽症例であっても，強い刺激感を訴えたり，オーバーピーリングをしてしまう恐れもある．これは，AD患者が表皮のバリア機能障害を合併しているためである．このような場合，無論無理な導入は禁物であるが，サリチル酸マクロゴールによるケミカルピーリングが比較的安全に施術できる印象をもっている．これは角層のみに作用し，それ以下の層には浸透がほとんどないという選択性をもったピーリング剤である[1]ことによると思われる．

2. 苔癬化したアトピー性皮膚炎の皮疹に対しての使用

　苔癬化したアトピー性皮膚炎の病巣では，乾燥肌によってバリア機能不全や痒み神経（C神経終末）の表皮内への伸長が生じるため，激しい痒みが誘発され，掻破によって湿疹が増悪する性質がある．これらの症状をコントロールする基本は，ステロイド剤や保湿剤の外用，抗ヒスタミン・抗アレルギー剤の内服が重要である．一方，サリチル酸マクロゴールによるケミカルピーリングは，ADを根本から治療する訳ではないが，積極的に皮表の乾燥した鱗屑を剥離して，ターンオーバーを高めることにより，過角化や強い痒みなどを改善させる補助的手段として期待できる．従来からサリチル酸ワセリンなどとして使用されてきたサリチル酸ではあるが，30%という高濃度のSA-PEGを角層に反応させた場合，表皮のリモデリングを誘導し，過角化の改善以外にも，強い瘙痒感の抑制効果があっ

たため，ADの苔癬化した皮疹のオプション療法として試みてもよい治療方法であると考えられた．

使用薬剤
30%サリチル酸マクロゴール

調整方法：30g サリチル酸を種々の分子量のマクロゴールの混合製剤70g に溶解し，クリーム状態で使用する．その際，結晶が決して析出しない条件を確認して使用する．
薬　　剤：30%サリチル酸マクロゴール，ワセリン．
器　　具：ガーゼ，氷水，ゴム手袋，軟膏ベラ．
保存方法：保存容器を断熱シートに包んで，冷蔵庫の最下段にて保存する．
保存期間：3カ月．

　ADでは，非ステロイド外用剤の使用により接触皮膚炎をしばしば経験するが，サリチル酸は接触皮膚炎を生じにくいと言われている[2]．

治療方法

1 診療方式
- a. 特殊外来（臨床研究として）
- b. 無料
- c. スタッフ：医師，看護師

> **POINT**
> ピーリングはあくまでもにきびの改善や皮表の鱗屑を取り除く目的のためのものであり，AD に対する治療効果は十分なエビデンスがなく，必ずしも満足のいく効果が得られる訳ではないことを同意の上で施術している．不適切な治療や生活習慣が原因となっていると思われる症例は除外している．

> **POINT**
> 治療法が確立していないため無料としている．また，同日にアトピー性皮膚炎の病名で自費診療によるピーリングと保険診療に基づく処方，処置を行うことは，混合診療になるので禁止されている．

2 洗顔
あらかじめ受診前に前室にて洗顔してメイクを落としてもらう．

3 治療準備
術前には手術用帽子をかぶってもらい，首にはタオル，両目と口の周囲をワセリンで保護．

4 ピーリング剤の塗布
ピーリング剤を手の上で暖めながら塗布，伸展し，1〜5 分間経過を観察．

> **POINT**
> 特に初回は刺激感が強い場合もあるので，片側の頬部をテストスポットとして使用して，施術に問題がないと判断されれば全体的に行う．この時点で刺激感が非常に強いようであれば，中止するかより短時間でのスタートが望ましい．施術中はその場を離れず，患者皮膚と自覚症状の観察を怠らないようにする．突然に疼痛が強くなった場合など非常事態を想定して，いつでも診察台横のシンクで洗顔をしてもらえるように配慮している．

5 ピーリング剤の除去と洗顔
- a. ぬれたガーゼでピーリング剤をよく拭き取り，施術室内のシンクで患者さん自身に洗顔を指示．
- b. 十分に洗顔されたことを確認して診察を終了．

6 冷却
診察後は前室で冷水タオルを使って患者さん自身に顔を冷却してもらう．

7 後処置
その後，再確認を行った後は化粧水（C10 ローション®，グラファ社製）を外用して帰宅．その後，数日間は乾燥が強くなることがあるため化粧水の塗布は継続してもらう．

具体的な症例へ

ピーリング中やピーリング剤除去後, 時にみられる訴え

　ADを有するざ瘡患者の場合, ほとんどの症例で, 初回の導入時と2回目を中心にチクチクとした刺激感, 水で洗顔した時などのヒリヒリ感などを訴える. しかし, これらは施術後に, 化粧水, 保湿剤などを外用して冷却することにより, すべて数日以内に消失している.

　一方, 苔癬化したADの皮疹に対しての使用では掻破している部位に一致して, 強い刺激感, 灼熱感を訴えることがある. 施術中, 患者サイドからこのような訴えがあれば, 部分的に拭き落として反応を停止させるようにしている. 掻破のため部分的により重症の表皮バリア障害が生じているためと考えられる.

症例1：20歳, 女性

アトピー性皮膚炎を合併するざ瘡患者に対しての使用

　幼少時より喘息があり, 今でも時々テオドール®, オノン®を内服している. 顔面, 体幹, 四肢を中心にADの皮疹が見られていたが, 中学生以後は顔面の皮疹が主となってきた. 血清IgE値は2,180 IU/mLと高値であった.

　数年前より外用, 内服薬に反応しにくいざ瘡が両頬部と前額部を中心に出現するようになり, 一部は掻破によって色素沈着, 軽度瘢痕化していた. そこで, サリチル酸マクロゴールピーリングを顔面全体に5回1クール繰り返したところ, ざ瘡と炎症後の色素沈着だけではなく, 同時に顔面の瘙痒感もVAS scoreで6/10から2/10へと大きく改善された. さらにピーリングを契機としてAD皮疹も一緒に改善し, 以後は外用剤によるコントロールがしやすくなった.

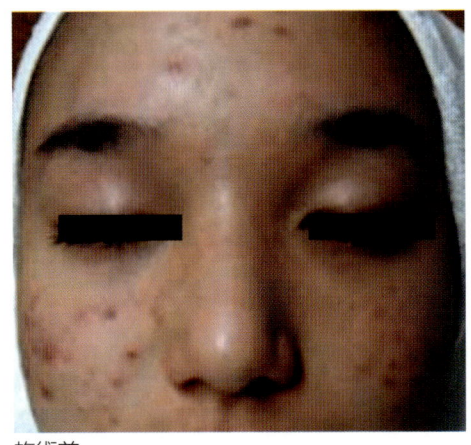

施術前　　　　　　　　　　　　　　　　5回終了

図1

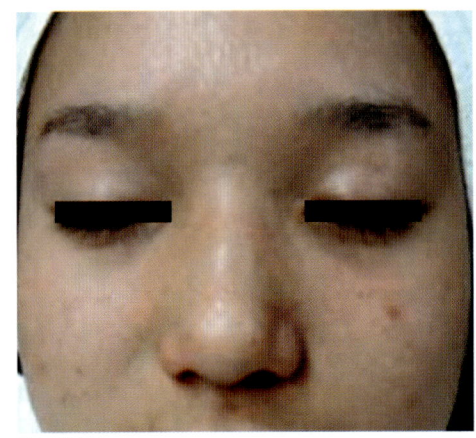

症例2：34歳，女性

苔癬化したアトピー性皮膚炎の皮疹に対しての使用

　元来，ステロイド外用剤と併用してサリチル酸ワセリンを使用する機会も多い．下腿部の苔癬化した難治性AD皮疹で検討した．数年間にわたりステロイド外用（デルモベート®軟膏）や抗アレルギー剤の内服（アレロック®など）で加療されたが，掻破により皮疹はすぐに再発して一向に改善されないとのこと．今回は，外用をリンデロン®DP軟膏までランクダウンして，内服は継続のままでトライアルしている．血清IgE値は920 IU/mLであったが，ダニ，ハウスダストにIgE RAST 5＋の反応がある．

　ピーリングを5回1クール施術した結果，苔癬化した皮疹は明らかに改善した．2回目までは入浴中に施術部位がピリピリしみるなどの刺激感を訴えることがあったが，皮疹部の瘙痒感は著しく軽快し，VAS scoreで8/10から2/10へと改善され，本療法が痒みの抑制に有効なことを示唆していた．また，掻破行動が減ったことで皮疹のコントロールが容易になった．これらは苔癬化した皮膚のリモデリング亢進により，ステロイド外用剤の浸透性，並びに痒み過敏が改善したことを示唆している．

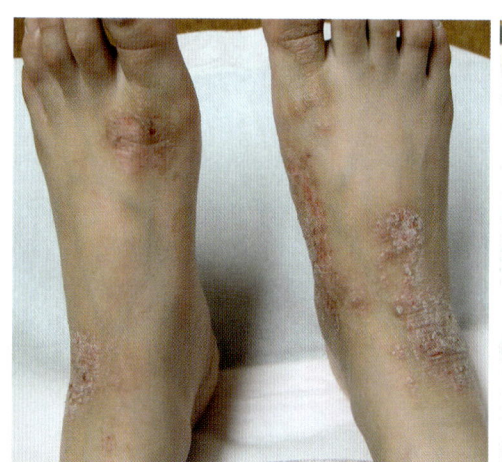

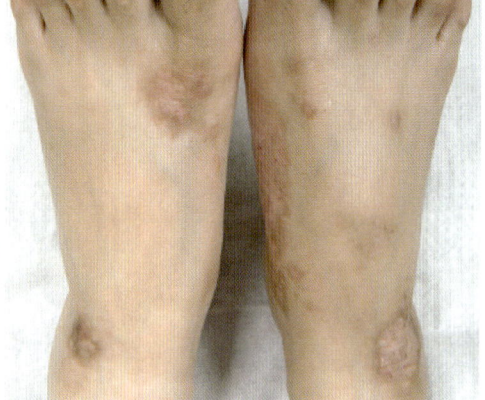

施術前　　　　　　　　　　　5回終了
図2

これが私の技―施術編

アトピー性皮膚炎

うまくいかなかった症例：38歳，男性

　幼少時からの重症ADであり，顔面潮紅も著明である．IgE値は2,000 IU/mL以上．ピーリング開始2分後から顔面全体に不快感，灼熱感が生じはじめる．4分間まで経過観察したが，潮紅も強くなったため至急洗顔を指示した．洗顔後も刺激感と発赤が強く残っていた．

　転帰：アイスノンでよく冷却後，ステロイド剤を外用したところ紅斑は翌朝にはほぼ消失し，皮膚に水疱，びらん，色素沈着は生じなかった．オーバーピーリングは起こらなかったが，洗顔，入浴時の刺激感や細かな表皮剝離は口囲や下顎部に数日間に渡って継続した（図3右，矢印）．このため，患者希望により2回目以降のピーリングを中止した．しかしながら，施術直後の疼痛は辛かったが，ADの痒み自体はVAS scoreで9/10から7/10へと軽度改善されたとのことであった．

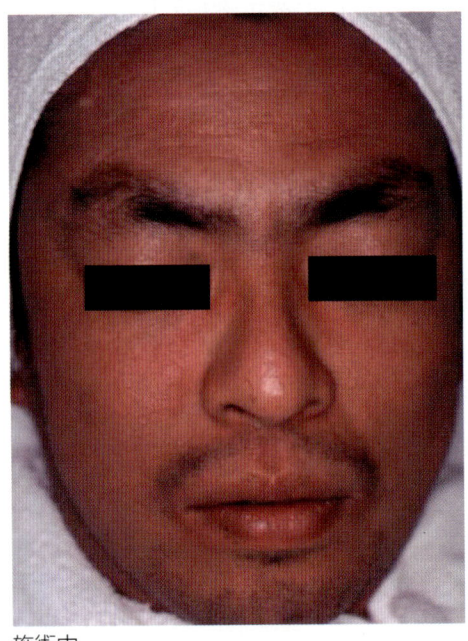

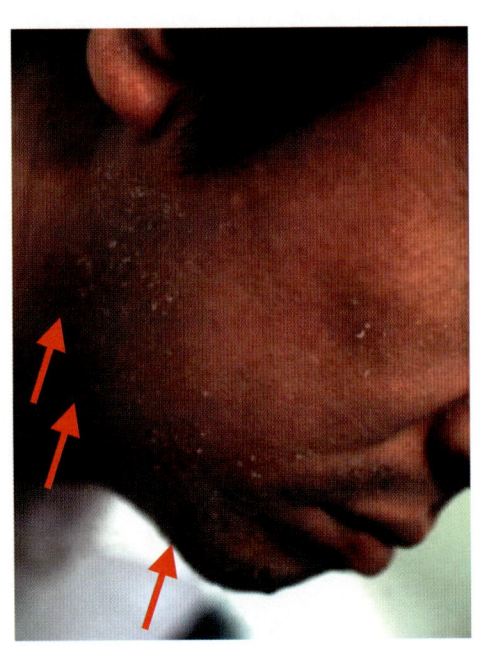

施術中　　　　　　　　　　　施術3日後
図3

1) Ueda S, Mitsugi K, Ichige K, et al.: New formulation of chemical peeling agent: 30% salicylic acid in polyethylene glycol. Absorption and distribution of 14C- salicylic acid in polyethyleneglycol applied topically to skin of hairless mice. J Dermatol Sci, 28: 211-218, 2002.
2) Lebwohl M: The role of salicylic acid in the treatment of psoriasis. Int J Dermatol, 38: 16-24, 1999.

―資 料 編―

「日本皮膚科学会ケミカルピーリングガイドライン（改訂第3版）」概説

ケミカルピーリング剤の入手先，および作り方と処方

知っておきたい行政の知識

日本皮膚科学会ケミカルピーリングガイドライン（改訂第3版）

―資料編―

「日本皮膚科学会ケミカルピーリングガイドライン(改訂第3版)」概説

山本有紀,古川福実(和歌山県立医科大学皮膚科)

❶ はじめに

2001年に米国ガイドラインを原案に「ケミカルピーリングガイドライン2001」が作成され,公表後の様々な意見の集約により2004年に改訂が行われた(表1).2006年になり,日本皮膚科学会学術委員会からevidence-based medicine(EBM)に沿った新たなガイドラインの策定が求められ,13名の委員による委員会を新たに発足し(表2),新たなガイドラインの作成に至った.新ガイドラインはEBMに基づいた適応疾患の羅列・解説とともに,各疾患に用いる使用薬剤別の推奨度を委員会で討議し確定した.また,用いる試薬の基本的な解説の追加や,施行上の留意点を整理し,施術ガイドラインとしても改良を図った.新ガイドラインの概要を解説する(巻末に示したものは日本皮膚科学会の了解のもとに次の論文から掲載したものである.古川福実,松永佳世子,秋田浩孝,上田説子,薄木晶子,菊地克子,幸野　健,田中俊宏,林　伸和,船坂陽子,師井洋一,山本有紀,米井　希:日本皮膚科学会ケミカルピーリングガイドライン(改訂第3版),日本皮膚科学会雑誌,118:347-356,2008).

表1　2001年と2004年のガイドラインにみるケミカルピーリングの適応疾患

1. 高い適応のある疾患	3. 適応の可能性を検討すべき疾患,状態
ざ瘡	脂漏性角化症
	日光角化症
2. 適応のある疾患	魚鱗癬
毛孔性苔癬	疣贅
炎症後色素沈着	伝染性軟属腫
日光性色素斑	アクロコルドン
肝斑	稗粒腫
雀卵斑	しわ
	脂漏
	その他

表2　ケミカルピーリングガイドライン作成委員会の構成メンバー

| 古川　福実(和歌山県立医大,委員長) |
| 松永佳世子(藤田保健衛生大,副委員長) |
| 秋田　浩孝(藤田保健衛生大) |
| 上田　説子(上田説子クリニック) |
| 薄木　晶子(甲南病院) |
| 菊地　克子(東北大) |
| 幸野　　健(関西労災病院) |
| 田中　俊宏(滋賀医大) |
| 林　　伸和(東京女子医大) |
| 船坂　陽子(神戸大) |
| 師井　洋一(九州大) |
| 山本　有紀(和歌山県立医大) |
| 米井　　希(和歌山県立医大) |

(古川福実ほか:日本皮膚科学会ケミカルピーリングガイドライン(改訂第3版),日皮会誌,118:347-356,2008)

❷ EBMに基づいた疾患に対する推奨度と解説

エビデンスのレベルと推奨度の決定基準は,基本的には,日本皮膚科学会編「皮膚悪性腫瘍ガイドライン」の決定基準を参照した.

なお，日本人の皮膚を対象としたケミカルピーリングに関するエビデンスが不足している現状を踏まえて，欧米でのエビデンスを参考にしつつ，委員会のコンセンサスに基づき推奨度を決定した経緯より，エビデンスレベルに基づく推奨度と実際の推奨度は必ずしも一致していない．

■対象疾患の解説と推奨度（表3）

a）ざ瘡

以前のガイドラインでは，「高い適応のある疾患」として位置づけされ，治療効果についてもエビデンスレベルⅡ，Ⅲ[1〜8]の論文が散見されるにもかかわらず，改正後の推奨度は非炎症性皮疹・炎症性皮疹ともにグリコール酸とサリチル酸（マクロゴール基剤）でC1（良質な根拠は少ないが，選択肢の一つとして推奨する）となった．これは，日本皮膚科学会「尋常性痤瘡治療ガイドライン」[9]でのケミカルピーリングの推奨度を加味しての決定であった．また，陥凹性瘢痕に対しては，高濃度グリコール酸やトリクロロ酢酸を用いた剝離深達レベル2，3のケミカルピーリングの症例報告はあるが，個々の瘢痕の経過が検討されていないこと，わが国での治療評価が定まっていないことなどエビデンスは不十分である．また，副作用が強い理由よりグリコー

表3 EBMに基づいた疾患別推奨度
わが国にはエビデンスレベルが高い論文がなく，欧米の報告を参考文献とした推奨度には#を銘記した．

疾患		試薬名	推奨度
ざ瘡	非炎症性皮疹 炎症性皮疹	グリコール酸	C1
		サリチル酸（マクロゴール基剤）	C1
		サリチル酸（エタノール基剤）	C2
	陥凹性瘢痕	グリコール酸	C2#
		トリクロロ酢酸	C2
日光（性）黒子	小斑型	グリコール酸	C1
		サリチル酸（マクロゴール基剤）	C1
		サリチル酸（エタノール基剤）	C2#
	大斑型	トリクロロ酢酸	C2#
肝斑		グリコール酸	C2#
		サリチル酸（マクロゴール基剤）	C2
		サリチル酸（エタノール基剤）	C2#
		乳酸	C2#
		トリクロロ酢酸	C2#
雀卵斑		グリコール酸	C2
炎症後色素沈着		グリコール酸	C2#
小じわ		グリコール酸	C1
		サリチル酸（マクロゴール基剤）	C1

（古川福実ほか：日本皮膚科学会ケミカルピーリングガイドライン（改訂第3版），日皮会誌，118：347-356，2008）

ル酸・トリクロロ酢酸ともにC2（十分な根拠がないので，現時点では推奨できない）となった．参考として「尋常性痤瘡治療ガイドライン」のアルゴリズムを表4に示す．

b）色素性疾患

「ケミカルピーリングガイドライン2004」では，炎症後色素沈着，日光性色素斑，肝斑と雀卵斑は，多くの施設からの症例報告より「適応のある疾患」としてあげられていた．しかし，今回は表3のごとく，これらの疾患の推奨度は日光（性）黒子のグリコール酸とサリチル酸（マクロゴール基剤）を除いてC2（十分な根拠はないので，現時点では推奨しない）となった．また，それぞれの疾患に対して，疾患の概念や治

表4 尋常性痤瘡治療アルゴリズム

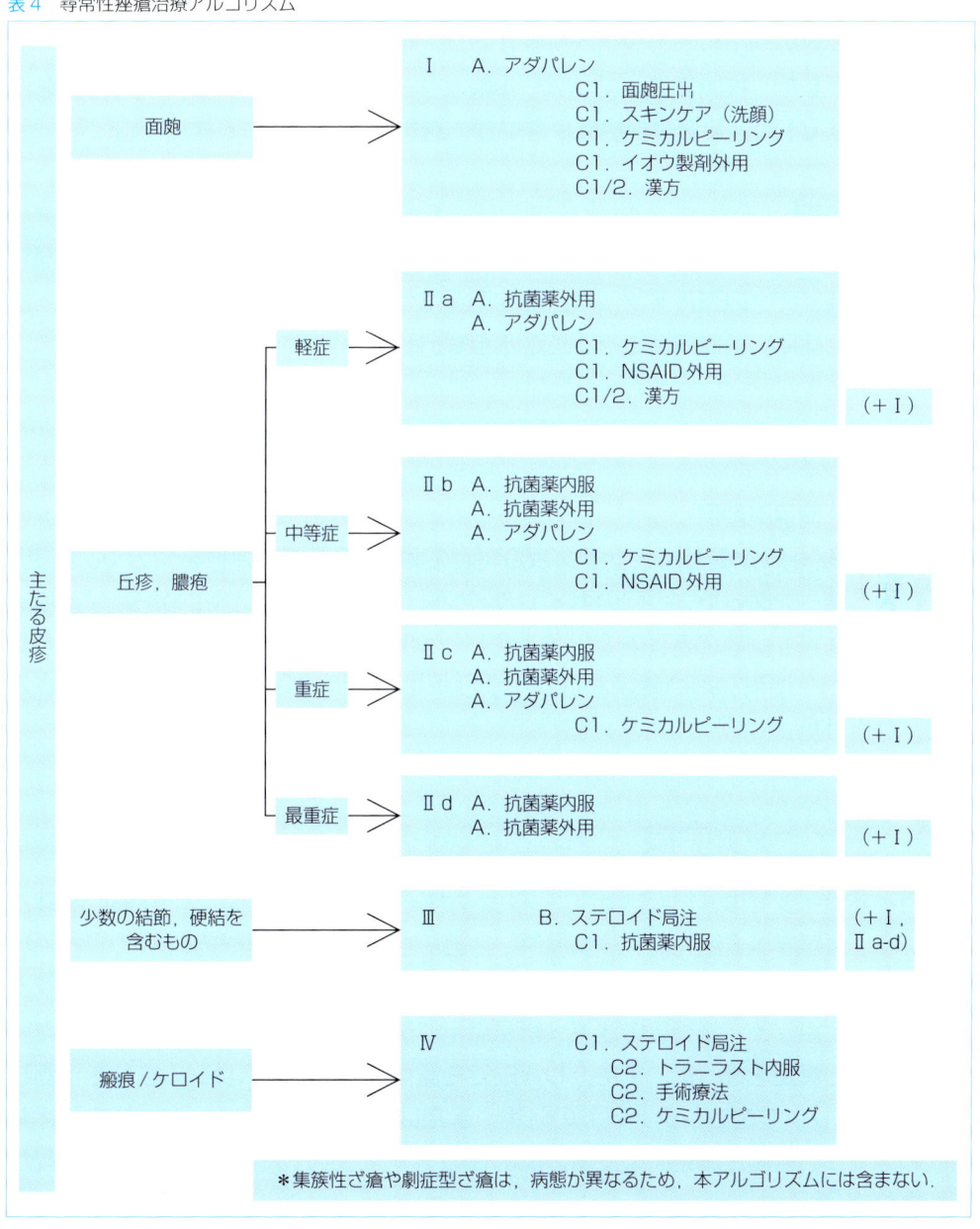

主たる皮疹			
面皰	→	Ⅰ	A. アダパレン C1. 面皰圧出 C1. スキンケア（洗顔） C1. ケミカルピーリング C1. イオウ製剤外用 C1/2. 漢方
丘疹，膿疱	軽症 →	Ⅱa	A. 抗菌薬外用 A. アダパレン C1. ケミカルピーリング C1. NSAID外用 C1/2. 漢方　　　（+Ⅰ）
	中等症 →	Ⅱb	A. 抗菌薬内服 A. 抗菌薬外用 A. アダパレン C1. ケミカルピーリング C1. NSAID外用　　（+Ⅰ）
	重症 →	Ⅱc	A. 抗菌薬内服 A. 抗菌薬外用 A. アダパレン C1. ケミカルピーリング　（+Ⅰ）
	最重症 →	Ⅱd	A. 抗菌薬内服 A. 抗菌薬外用　　　（+Ⅰ）
少数の結節，硬結を含むもの	→	Ⅲ	B. ステロイド局注 C1. 抗菌薬内服　（+Ⅰ, Ⅱa-d）
瘢痕／ケロイド	→	Ⅳ	C1. ステロイド局注 C2. トラニラスト内服 C2. 手術療法 C2. ケミカルピーリング

＊集簇性ざ瘡や劇症型ざ瘡は，病態が異なるため，本アルゴリズムには含まない．

療の位置づけを追記した．肝斑は，欧米では，ハイドロキノンとレチノイン酸とステロイド剤の併用が主流であるが，近年ではハイドロキノンとケミカルピーリングの併用，もしくはケミカルピーリング単独の有効性についても報告されていることより，色素性疾患に対しては，今後の報告による推奨度の更新に期待する．なお，日光（性）黒子の正式な名称については現在，日本美容皮膚科学会用語集検討委員会にて検討中である．

c）しわ

以前のガイドラインでは「適応の可能性を検討すべき疾患，状態」として，"しわ"があげられていた．今回は，剥離深達レベル1～3のケミカルピーリングにより，角層を始めとした表皮および真皮浅層の皮膚のremodeling[10]が誘導された結果としての皮膚のきめや小じわの改善を意味することにより，疾患名も"しわ"から"小じわ"に変更した．推奨度は，グリコール酸とサリチル酸（マクロゴール基剤）を用いた場合にはC1で，良質な根拠は少ないが，選択肢の一つとして推奨する．

d）その他の疾患

以前のガイドラインに記載されていた，毛孔性苔癬，脂漏性角化症，魚鱗癬，疣贅，伝染性軟属腫，アクロコルドン，稗粒腫や脂漏は今回の適応疾患から除外された．また，日光角化症は，前癌病変であることより除外した．

③ 施行基準

■剥離深度・使用薬剤例

「ケミカルピーリングガイドライン2001」[11]では，剥離深度の呼称を"レベルⅠ，Ⅱ，Ⅲ，Ⅳ"へ統一を図った．今回のガイドラインは，エビデンスレベルの記載が追加になったことより，両者の混乱を避けるために"剥離深達レベル1，2，3，4"へと変更した．また，使用薬剤の解説として，サリチル酸[12]とトリクロロ酢酸[13]の新規追加がなされた．

④ 施行上の注意

新ガイドラインでは，「ケミカルピーリングガイドライン2004」[14]で詳細に記載されている"注意すべき既往歴，現病歴等"，"ピーリング中の一般的な注意"，"ピーリング中およびピーリング後の所見"と"ピーリング後の留意点"の内容を，"施術上の注意・留意点"と"施術後の注意・留意点"に簡略化することで，読みやすいガイドラインへと修正を図った．また，わが国でも認可されたアダパレンの普及を予測して，"アダパレンを含むレチノイドの外用，または内服を行っていた人に対する休薬期間の必要性の考慮と施術時の皮膚の反応性の十分な注意が必要である"との記載が追加された[15]．

5 おわりに

ケミカルピーリングガイドラインは，米国のガイドライン[16]を参考に2001年に作成され，その後のアンケート調査を参考に「ケミカルピーリングガイドライン2004」に改訂がなされた．今回改訂第3版ではEBMを重視した改正が行われた．それに伴い適応疾患の数は減少し，区分も変更された．また，試薬の種類に関する記述も大幅に変更された．したがって，改訂第3版に掲載されていない疾患や試薬については，現時点ではエビデンスレベルが高い論文報告がないことより評価しなかったが，今後の研究や症例の蓄積などの学術誌発表を待って，適宜，改正を行っていく予定である．

---

1) 梶田尚美，伊東慶子，松本義也ほか：20%・40%グリコール酸ピーリングによる尋常性痤瘡への臨床効果について，皮膚臨床，45：1743-1748，2003．
2) 林 伸和，川島 眞：尋常性痤瘡に対する30%グリコール酸（pH1.5）を用いたケミカルピーリングの有用性の検討，臨皮，57：1213-1216，2003．
3) 梶田尚美，田中 伸，松本義也ほか：20%グリコール酸ピーリングの尋常性痤瘡に対する治療効果について，臨皮，56：883-885，2002．
4) 岸岡亜紀子，山本有紀，古川福実ほか：痤瘡に対するケミカルピーリングの臨床効果および有効性検討．Aesthet Dermatol，14：195-202，2004．
5) Hashimoto Y, Suga Y, Ueda S, et al. : Salicylic acid peels in polyethylene glycol vehicle for the treatment of comedogenic acne in Japanese patients, Dermatol Surg, 34：276-9, 2008.
6) 梶田尚美：20%サリチル酸によるケミカルピーリングについて，Aesthet Dermatol，14：55-58，2004．
7) Lee HS, Kim IH : Salicylic acid peels for the treatment of acne vulgaris in Asian patients, Dermatol Surg, 29：1196-1199, 2003.
8) Zander E : Treatment of acne vulgaris with salicylic acid pads, Clin Ther, 14：247-253, 1992.
9) 林 伸和，赤松 浩彦，岩月 啓氏ほか：尋常性痤瘡治療ガイドライン，日皮会誌，118：1893-1923，2008．
10) Okano Y, Abe Y, Funasaka Y, et al. : Biological effects of glycolic acid on dermal matrix metabolism mediated by dermal fibroblasts and epidermal keratinocytes, Exp Dermatol, 12 (Suppl 2)：57-63, 2003.
11) 古川福実，松永佳世子，古江増隆ほか：日本皮膚科学会ケミカルピーリングガイドライン2001，日皮会誌，111：2081-2085，2001．
12) Ueda S, Mitsugi K, Sudou T, et al. : New formulation of chemical peeling agent : 30% salicylic acid in polyethylene glycol : absorption and distribution of 14C-salicylic acid in polyethyleneglycol applied topically to skin of hairless mice, J Dermatol Sci, 28：211-218, 2002.
13) http://www.inchem.org/documents/iarc/vol63/trichloroacetic-acid.html
14) 古川福実，松永佳世子，古江増隆ほか：日本皮膚科学会ケミカルピーリングガイドライン2004，日皮会誌，114：953-957，2004．
15) Tagami H, Tadaki T, Obata M, et al. : Functional assessment of the stratum corneum under the influence of oral aromatic retinoid (etretinate) in guinea-pigs and humans. Comparison with topical retinoic acid treatment, Br J Dermatol, 127：470-475, 1992.
16) Drake LA, Dinehart SM, Turner ML, et al. : Guidelines of care for chemical peeling. Guidelines/Outcomes Committee : J Am Acad Dermatol, 33：497-503, 1995.

―資料編―
ケミカルピーリング剤の入手先,および作り方と処方

久野有紀（ゆき皮フ科クリニック）

❶ ケミカルピーリング剤の入手先

ケミカルピーリングによく用いられるグリコール酸製剤は，製品として入手可能である．主な入手先を一覧にした．以下に製品の主な種類と特長を示す．

ケミカルピーリング剤販売先一覧

	販売元	住所	TEL	FAX	問い合わせ先メールアドレス	ホームページ
1	常盤薬品工業(株)	〒106-6031 東京都港区六本木1-6-1 泉ガーデンタワー31F	03-5561-6701	03-5561-8631	info@cellnew.jp	http://www.cellnew.jp/
2	(株)ケイセイ	〒141-0022 東京都品川区東五反田5-27-5	0120-888913	0120-777856	info@e-keisei.co.jp	
3	(株)プロティア・ジャパン	〒103-0028 東京都中央区八重洲1-5-20 石塚八重洲ビル9F	03-3516-1500	03-3516-1550	info@protea.co.jp	http://www.protea.co.jp/
4	(株)エスト・コミュ	〒107-0061 東京都港区北青山3-9-2	03-5467-0489	03-5467-0490	info@estcommu.com	http://www.peeling.co.jp/
5	(株)サンソリット	〒150-0001 東京都渋谷区神宮前6-18-1 クレインズパーク5F	03-5469-5457	03-5469-5458	info@sunsorit.co.jp	http://www.sunsorit.co.jp
6	(株)コスメディコ	〒151-0051 東京都渋谷区千駄ヶ谷1-31-11	03-3479-7611	03-3479-7613	support@cosmedic.co.jp	http://www.cosmedic.co.jp
7	日本ロレアル(株)	〒163-1071 東京都新宿区西新宿3-7-1 新宿パークタワー	03-6911-8571	03-6911-8579	laroche-posay@jp.loreal.com	http://www.laroche-posey.jp.co.jp/
8	岩城製薬(株) ナビジョングループ	〒103-8434 東京都中央区日本橋本町4-8-2	03-3241-3201	03-3241-3748	navision@iwakiseiyaku.co.jp	http://www.shiseido.co.jp/navision/
9	(株)アイ・ティー・オー	〒180-0006 東京都武蔵野市中町1-6-7 朝日生命三鷹ビル3F	0120-31-6588	0120-83-6566	ito@provitamin.jp	http://www.provotamin.jp
10	(株)ジェイメック	〒113-0034 東京都文京区湯島3-31-3 湯島東宝ビル4F	03-5688-1803	03-5688-1805	info@jmec.co.jp	http://www.jmec.co.jp
11	ジョンソン・エンド・ジョンソン(株)	〒101-0065 東京都千代田区西神田3-5-2	0120-834169	03-4411-7107		http://www.jnj.co.jp

1. セルニュー／常盤薬品工業(株)メディカルケア営業部 (図1a, 1b)

■施術製品 (表1)

商品特長
- グリコール酸を薬剤とするピーリング液．濃度を10，25，35，50，70%の5段階設定にしている．
- pHは未調整（pH0.5～1.7）．
- ピーリング液は，塗布しやすいように粘度調整を行っている．

・グリコール酸溶液が塗布面に均一になるよう脱脂液（エタノール25%配合）を使用する．中和液の使用により，予期せぬ反応に速やかに対応することができる．中和液は中和熱の発生やアルカリの問題がない pH8.8 の炭酸水素ナトリウム溶液を，広範囲にすばやく噴霧できるスプレータイプにしている．

施術手順

①洗顔

②脱脂：セルニュー　シーバムリムーバー（脱脂液）を脱脂綿に浸し，施術部位を拭く．

③グリコール酸の塗布：専用のハケを用いてセルニュー　GA（ピーリング液）を手早く均一に塗布する．皮膚反応を観察する．

④中和（ピーリング液の除去）：セルニュー　フィニッシュミスト（中和液）を直接スプレーしてグリコール酸を中和する．中和が終了したら冷水にて軽く洗顔．

⑤冷却：冷水を含ませたガーゼを用いて 15 分程冷却．

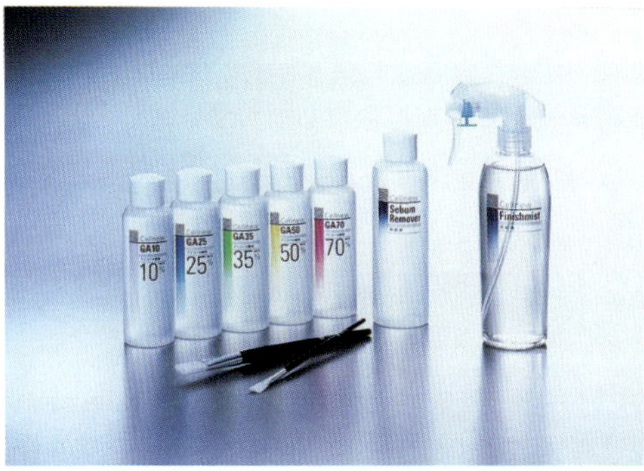

図1a　セルニュー　ケミカルピーリング剤 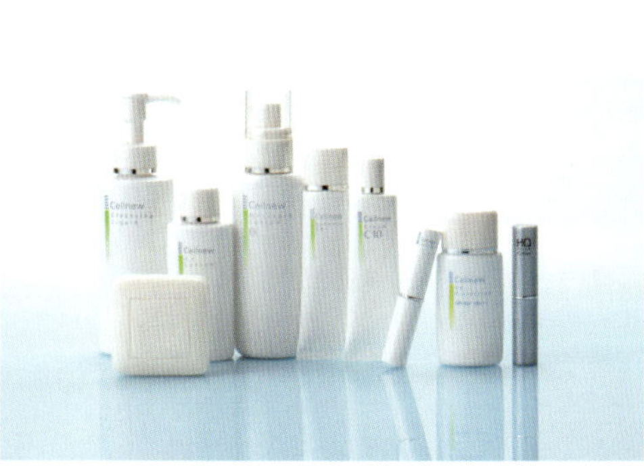　　　図1b　セルニュー　ホームケア製品

表1　セルニュー　施術製品

製品	pH	成分	剤型	容量	価格
セルニュー　GA10	1.7	グリコール酸	液体	120mL	￥3,675
セルニュー　GA25	1.4	グリコール酸	液体	120mL	￥4,200
セルニュー　GA35	1.2	グリコール酸	液体	120mL	￥5,250
セルニュー　GA50	0.9	グリコール酸	液体	120mL	￥6,300
セルニュー　GA70	0.5	グリコール酸	液体	120mL	￥7,350
セルニュー　シーバムリムーバー（脱脂用アルコール）	—	エタノール	液体	200mL	￥1,050
セルニュー　フィニッシュミスト（中和液）	8.8	炭酸水素ナトリウム	液体	300mL	￥1,575
セルニュー　ハケ（大）	—	—	—	—	￥ 315
セルニュー　ハケ（小）	—	—	—	—	￥ 263

■ホームケア製品

●セルニュー　クレンジングリキッド　14mL　￥3,150　メイク落とし
サンスクリーン剤やメイク汚れをしっかり落とす．にきびの悪化原因となる成分を除いた処方．

●セルニュー　ソープ　80g　￥2,100　洗顔料
α・β-ヒドロキシ酸を 9.4%配合した弱酸性石鹸．

●セルニュー　ウォッシングフォーム　80g　￥2,625　洗顔料
α・β-ヒドロキシ酸を 5.7%配合した弱酸性洗顔フォーム．

●セルニュー　GA ローション　80mL　￥3,150　化粧水
グリコール酸を5%配合した pH3.5 の化粧水．保湿成分としてリピジュア*（細胞間脂質様成分）を配合．抗酸化剤も配合．

●セルニュー　モイスチュアローション EX　120mL　￥4,200　保湿用化粧水
保湿剤としてヒアルロン酸を配合．

●セルニュー　エッセンス CE　30mL　￥5,250　美容液
ビタミンC誘導体 4%，ビタミンE誘導体 1%，セラミド配合．

●セルニュー　クリーム C10　30g　￥6,300　クリーム
ビタミンC誘導体 10%，セラミド配合．

●セルニュー　HQ スティック　￥3,150　美白クリーム
ハイドロキノンを 4%配合したスティック状クリーム．

●セルニュー　UV プロテクション　35mL　￥3,150　日焼け止めローション
SPF50+，PA+++．樹枝状微粒子酸化チタン配合．

●セルニュー　コンシーラー C3　4.5g　￥2,625　部分用ファンデーション
しみを目立たなくするスティック状のファンデーション．SPF36，PA+++．

＊リピジュア：水溶性高分子で，皮膚に保護膜を形成し細胞間脂質のような働きをするとともに，皮脂分泌を抑制する．

2. ジョルビ／(株)ケイセイ（図2a, 2b）

■施術製品（表2）

商品特長

- ケミカルピーリング剤はすべてグリコール酸製剤．
- pHが2.5〜3.2なのでトラブルのきわめて少ないケミカルピーリング製剤．
- 製剤の低価格化をめざし，手技・手法も非常にシンプルにしている．
- 医療機関専売品．

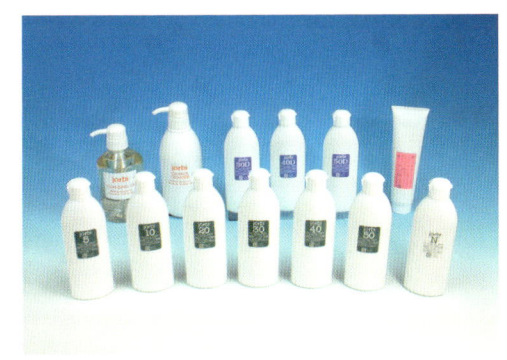

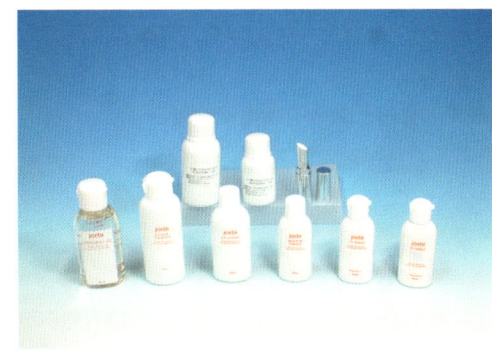

図2a　ジョルビ　施術製品

図2b　ジョルビ　ホームケア製品

表2　ジョルビ　施術製品

製品	pH	成分	剤型	容量	価格
GAジェル5	3.2	グリコール酸	ジェル	200mL	￥10,500
GAジェル10	3.2	グリコール酸	ジェル	200mL	￥11,550
GAジェル20	3.2	グリコール酸	ジェル	200mL	￥12,600
GAジェル30	3.2	グリコール酸	ジェル	200mL	￥13,650
GAジェル40	3.2	グリコール酸	ジェル	200mL	￥15,750
GAジェル50	3	グリコール酸	ジェル	200mL	￥17,850
GAジェル30D	2.5	グリコール酸	ジェル	200mL	￥13,650
GAジェル40D	2.5	グリコール酸	ジェル	200mL	￥15,750
GAジェル50D	2.5	グリコール酸	ジェル	200mL	￥17,850
GAクリームMC	1.8	グリコール酸	クリーム	150g	￥13,650
ニュートラライザー（中和剤）	7.7	クエン酸	ジェル	200mL	￥ 4,200

■ホームケア製品

- **クレンジングオイル**　80mL　￥3,675，490mL　￥18,900　メイク落とし
  メイクや毛穴の汚れをしっかり落とすオイルタイプのクレンジング．
- **GAフェイスクレンザー**　80mL　￥3,150，490mL　￥15,750　洗顔料
  グリコール酸0.5％配合の弱酸性リキッドソープ．
- **GAローション**　60mL　￥5,250　化粧水
  グリコール酸3％配合．pH3.2のジェルタイプの化粧水．
- **モイスチュアエッセンス**　40mL　￥4,725　美容液
  保湿成分としてヒアルロン酸，ウマスフィンゴ脂質（セラミド），ヒドロキシステアリン酸コレステリル，リピジュアを配合．
- **UVシールド**　40mL　￥4,200　日焼け止め乳液
  SPF20，PA++．酸化チタン（紫外線散乱剤），パラメトキシケイ皮酸2-エチルヘキシル（紫外線吸収剤）配合．
- **UVシールドプラスC**　40mL　￥6,300　日焼け止め乳液
  UVシールドに安定型ビタミンC（VC-IP）を5％配合　SPF20，PA++．酸化チタン（紫外線散乱剤），パラメトキシケイ皮酸2-エチルヘキシル（紫外線吸収剤）配合．
- **リン酸L-アスコルビルマグネシウム水溶液**　オープン価格　安定型水溶性ビタミンC（リン酸L-アスコルビルマグネシウム）9％の水溶液　ホームユーズおよびクリニカルユーズ．
- **VC-Pスティック**　8.5g　オープン価格　スティック状の美容液
  安定型油溶性ビタミンC（テトラヘキシルデカン酸アスコルビル）を高濃度（〜85％）配合．

3. エンビロン／(株)プロティア・ジャパン (図3a, 3b)

■施術製品 (表3)

商品特長

- 施術製剤はすべて天然乳酸．
- 施術手技は，低濃度のピーリング剤を重ねて塗布し，徐々に酸の量を増やしていく方法．

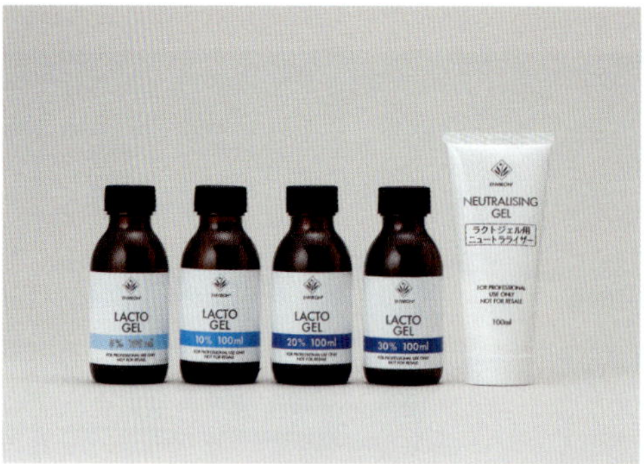

図3a　エンビロン　施術製品

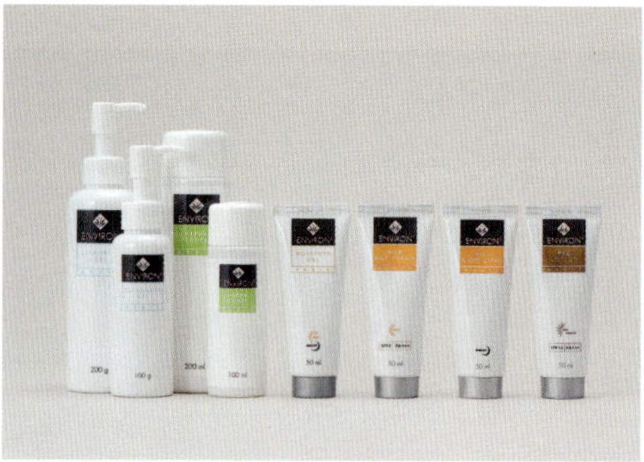

図3b　エンビロン　ホームケア製品

表3　エンビロン　施術製品

製品	pH	成分	剤型	容量	価格
ラクトジェル5%	2.1～2.2	乳酸	ジェル	100mL	¥4,725
ラクトジェル10%	1.9～2.0	乳酸	ジェル	100mL	¥5,250
ラクトジェル20%	1.7～1.8	乳酸	ジェル	100mL	¥6,300
ラクトジェル30%※	1.6～1.7	乳酸	ジェル	100mL	¥7,350
ニュートラライザー	9.0	—	ジェル	100mL	¥3,675

※2009年夏販売終了

■ホームケア製品
- エンビロン・クレンジングジェル　100g　¥2,625　200g　¥4,200　洗顔料
- エンビロン・アルファトーナー　100mL　¥5,250　200mL　¥8,925　トーニング（角質ケア）
グリコール酸配合ローション．
- エンビロン・モイスチャージェル　50mL　¥7,350　保湿ジェル
ビタミンA（パルミチン酸レチノール），E，C，B_5，ベータカロチン配合．
- エンビロン・マイルドデイクリーム　50mL　¥7,350　日中用クリーム
SPF4，PA+++．ビタミンA（パルミチン酸レチノール），E，C，B_5，ベータカロチン，メトキシケイヒ酸オクチル（紫外線B波吸収剤），t-ブチルメトキシジベンゾイルメタン（紫外線A波吸収剤）配合．
- エンビロン・マイルドナイトクリーム　50mL　¥7,350　夜用クリーム
ビタミンA（パルミチン酸レチノール），E，C，B_5，ベータカロチン配合．
- エンビロン・ラドローション　50mL　¥4,725　日焼け止めクリーム
SPF16，PA+++．ビタミン配合．

4. デルファーマ／(株)エスト・コミュ（図4a, 4b）

■施術製品（表4）

商品特長
- プロテアーゼによる前処置を行うことで，低濃度のピーリング剤で効果を高める．
- 治療計画の幅を広げ，さまざまな疾患・患者の希望に対応できる7種類のピーリング剤．
- 衛生面を考慮したディスポーザブルの施術用備品．

施術方法
　①洗顔　②プロテアーゼによる前処置　③ピーリング剤塗布　④中和　⑤冷却

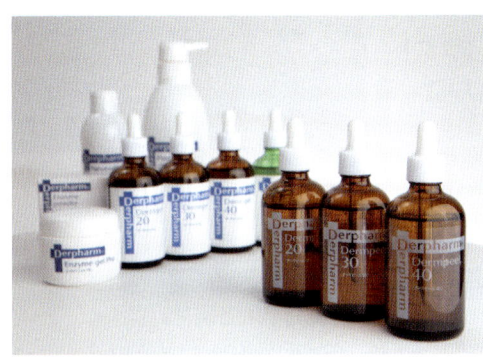

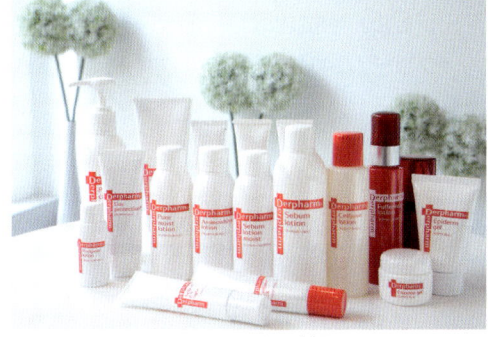

図4a　デルファーマ　施術製品

図4b　デルファーマ　ホームケア製品

表4　デルファーマ　施術製品

製品	pH	成分	剤型	容量	価格
ピールオフ　クレンズ（洗顔料）	7.5～8.5	―――	液体	500mL	¥ 6,090
エンザイマジェル　プロ（前処置剤）	7.0～8.0	プロテアーゼ1.2%	ジェル	100g	¥12,600
ダーマピール20	2.0～2.2	グリコール酸20%	液体	100mL	¥10,080
ダーマピール30	1.5～1.7	グリコール酸30%	液体	100mL	¥10,080
ダーマピール40	1.3～1.5	グリコール酸40%	液体	100mL	¥10,080
ダーマジェル20	3.0	グリコール酸20%	ジェル	100mL	¥ 7,875
ダーマジェル30	2.7	グリコール酸30%	ジェル	100mL	¥ 7,875
ダーマジェル40	2.2	グリコール酸40%	ジェル	100mL	¥ 7,875
ダーマラクト	3	天然L型乳酸30%	ジェル	100mL	¥ 7,875
ニュートラライザー（中和剤）	8.8	炭酸水素ナトリウム	液体	200mL	¥ 3,990
ポストピール　ローション（化粧水）	5.0～6.0	ヒアルロン酸1%	液体	80mL	¥ 1,680

■ホームケア製品
- ピールオフ　クレンズ　180mL　¥3,675　洗顔料
- シーバム　ローション　180mL　¥4,200　拭き取り化粧水（グリコール酸5%）
- ホームピーリングキット（1ヵ月分）　4製品　¥3,940
  酵素ジェル2g×4　ピーリング剤　15g　化粧水30mL　日焼け止め1g×4．
- デイプロテクション＋　50g　¥3,780　日焼け止め兼化粧下地　紫外線吸収剤不使用　SPF25, PA++．
- VC-IP　ホワイトエッセンス15　30mL　¥10,290　美容液
  ビタミンA・C・Eトリプル処方（脂溶性ビタミンC誘導体15%）．
- フラーレンローション　100mL　¥9,975　化粧水
  ビタミンCの125倍の抗酸化力を持つフラーレン1%配合．
- VCイオンローション　100mL　¥5,250　イオン導入用化粧水　リン酸型ビタミンC誘導体7%配合．
- その他　ニキビ／アンチエイジング／敏感肌　に対応する専用の化粧水とクリーム．

5．(株)サンソリット（図5）

■施術製品（表5）

商品特長

- グリコール酸と乳酸を使用するダブルピーリング．
- ピーリング剤は液だれしにくいジェル製剤．
- ピーリング後の冷却は不要．

施術手順

①洗顔　②拭き取り（AHAローション：グリコール酸・乳酸3％配合）③ピーリング剤の塗布（AHAジェル）④拭き取り　⑤ピーリング剤塗布（ラクトクリーム）⑥拭き取り　⑦中和　⑧拭き取り

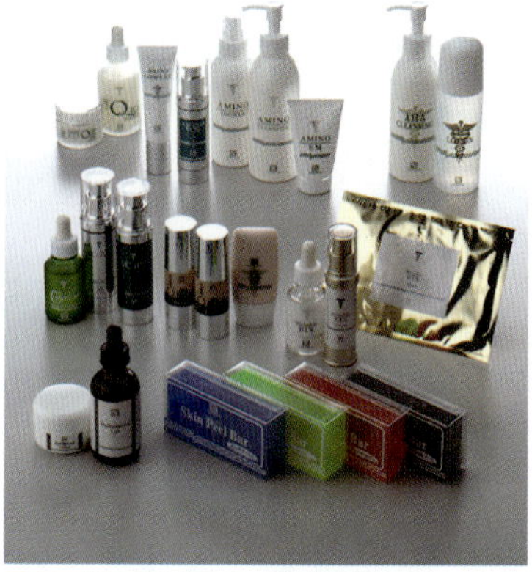

図5　サンソリット　施術製品・ホームケア製品

表5　サンソリット　施術製品

製品	pH	成分	剤型	容量	価格
AHAジェル5%	3.0〜4.0	乳酸・グリコール酸	ジェル	100mL	￥5,775
AHAジェル10%	2.5〜3.5	乳酸・グリコール酸	ジェル	100mL	￥7,875
AHAジェル20%	2.0〜3.0	乳酸・グリコール酸	ジェル	100mL	￥9,450
AHAジェル30%	1.5〜2.5	乳酸・グリコール酸	ジェル	100mL	￥10,500
ラクト20	2.0〜3.0	乳酸・グリコール酸	クリーム	150g	￥15,750
ラクト40	1.0〜2.0	乳酸・グリコール酸	クリーム	150g	￥15,750
ニュートラライザー（中和剤）	8.5〜9.5	炭酸水素Na	ジェル	100mL	￥4,200
クーラー（鎮静剤）	5.5〜6.5	メントール	クリーム	100g	￥4,200

■ホームケア製品
- AHAクレンジング　200mL　￥4,200　AHA（乳酸）1％配合のクレンジングオイル
- アミノクレンジング　200mL　￥4,200　アミノ酸を配合したクレンジングオイル
- スキンピールバー　135g　￥2,100〜5,250　肌質別に4タイプのピーリング石けん
- AHAローション　150mL　￥5,250　AHA（グリコール酸・乳酸）配合の拭き取り用ローション
- アミノシークレットシャワー　150mL　￥3,990　アミノ酸を配合したミスト式化粧水
- Cエッセンス　30mL　￥7,350　水溶性ビタミンC誘導体を高濃度配合したエッセンス
- アミノVC10　20mL　￥9,450　ピュアビタミンC，アミノ酸配合のマッサージ美容液
- VC-IP7ジェルクリーム　20g　￥9,975　脂溶性ビタミンC誘導体を高濃度配合のジェルクリーム
- アミノEM　50g　￥6,300　ダイズ発酵エキス・アミノ酸配合の美容ジェル
- BTX+EGFジェル　30mL　￥13,650　EGF・アセチルヘキサペプチドを配合した美容ジェル
- BTX+EGFマスク　3枚　￥6,300　EGF・アセチルヘキサペプチドを配合の大型サイズマスク
- ナノエースQエッセンス　60mL　￥6,300　CoQ10，ビタミンA・C・Eを配合
- ナノエースQクリーム　30g　￥7,350　CoQ10，ビタミンA・C・Eを配合
- アミノコンプレックス　30g　￥10,500　目の下のくまやたるみに働きかけるクリーム
- ハイドロキノールクリーム　14g　￥7,350　ハイドロキノン配合
- UV20　SPF20/PA++　38g　￥4,725　紫外線吸収剤，防腐剤無添加
- O_2メイク（ベージュ[#1]・ベージュ[#2]）14mL　各色￥8,400　術後の赤みや瘢痕，にきびなどをカバーしながら，肌の再生を促すファンデーション

6. リセルビータ／(株)コスメディコ（図6）

■施術製品（表6）

商品特長
- ジェルとマスクの2種類を併用．

施術手順
- ①洗顔
- ②CPジェル
- ③CPジェルマスク
- ④中和（ニュートラパック）
- ⑤洗顔
- ⑥冷却（アルガトニフィーパック）

・CPジェルは親油性処方にし粘稠度が高いため液だれが少ない．眼瞼周辺への安全性を考慮．

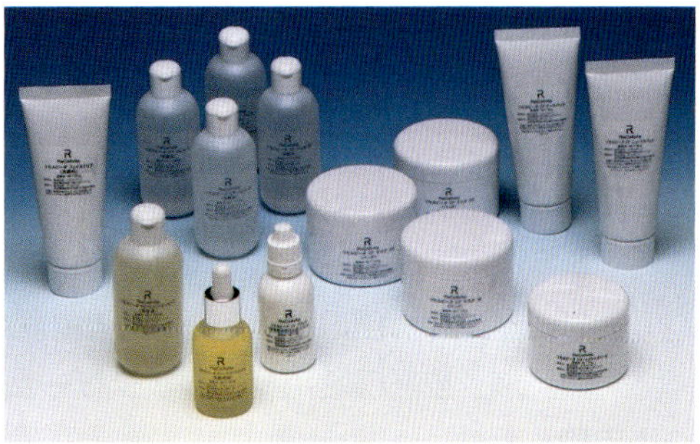

図6 リセルビータ　施術製品・ホームケア製品

表6 リセルビータ　施術製品

製品	pH	成分	剤型	容量	価格
CPジェル 5%	2	乳酸・グリコール酸	ジェル	100mL	¥ 7,700
CPジェル 10%	1.8	乳酸・グリコール酸	ジェル	100mL	¥ 8,400
CPジェル 20%	1.5	乳酸・グリコール酸	ジェル	100mL	¥ 9,030
CPジェル 30%	1.3	乳酸・グリコール酸	ジェル	100mL	¥ 9,660
CPジェル 40%	1	乳酸・グリコール酸	ジェル	100mL	¥10,290
CPジェルマスク 5%	2	乳酸・グリコール酸	ジェル	100mL	¥ 8,400
CPジェルマスク 10%	1.8	乳酸・グリコール酸	ジェル	100mL	¥ 8,820
CPジェルマスク 20%	1.5	乳酸・グリコール酸	ジェル	100mL	¥ 9,450
CPジェルマスク 30%	1.3	乳酸・グリコール酸	ジェル	100mL	¥ 9,870
CPジェルマスク 40%	1	乳酸・グリコール酸	ジェル	100mL	¥11,760
CPジェルマスク 50%	0.75	乳酸・グリコール酸	ジェル	100mL	¥13,860

■ホームケア製品

- AHAクリスタルソープ　95g　¥1,890　洗顔料
  AHA（グリコール酸，乳酸）を5%配合．
- トリートメントエッセンス　30mL　¥4,725　保湿美容液
- トリートメントオイル　15mL　¥4,830　保護オイル
- UVブロック　25mL　¥3,360　SPF32，PA+++
- トリートメントクリーム　20g　¥4,830　施術後の肌の保護用クリーム
- C1ホワイトクリーム　18g　¥3,990
  アスコルビン酸3%，リン酸アスコルビルMg2%配合．C1ホワイトクリームをベースクリームとして，下記のC2ホワイトローション，VC-5ホワイトエッセンス，VC-8ホワイトエッセンスのいずれかを混和させる．
- C2ホワイトローション　30mL　¥3,990　リン酸アスコルビルMg2%配合．
- VC-5ホワイトエッセンス　20mL　¥4,200
  リン酸アスコルビルMg2%配合，リン酸アスコルビルNaを5%配合．
- VC-8ホワイトエッセンス　20mL　¥4,935
  リン酸アスコルビルMg2%配合，リン酸アスコルビルNaを8%配合．
- セルビアンカ　AHAローション　60mL　¥2,835
  AHA（グリコール酸，乳酸）配合化粧水，pH3.5．
- アフターピーリングジェル　60mL　¥4,305　美白，鎮静ジェル
  リン酸アスコルビルMg配合．
- ホワイトクリーム　30g　¥4,305　美白クリーム
  リン酸アスコルビルMg配合．

7. バイオメディック／日本ロレアル(株) （図7a, 7b）

■施術製品（表7）

商品特長

- ピーリング剤はすべてグリコール酸（角質除去成分）配合．医療機関専売品．
- グリコール酸は効果を重視したpH設定（0.6～1.6）で，濃度は3種類（20%，30%，50%）．
- ピーリング治療の効果を高めるためのホームケア製品（グリコール酸配合化粧水，保湿乳液，皮膚保護用ジェル状クリームなど）も提供．

施術手順

① 洗顔（エクスフォリエイティング　クレンザー）
② ピーリング剤を塗布（マイクロピール　ソリューション）
③ 中和（マイクロピール　ニュートラライザー）
④ 冷却
⑤ 水分補給・保湿（ターマルウォーター，ハイドロアクティブ　エマルジョン）
⑥ 保護（イドラR）
⑦ 紫外線対策（アンテリオスXL，UVイデアXL）　　　　（⑤以降はアフターケア）

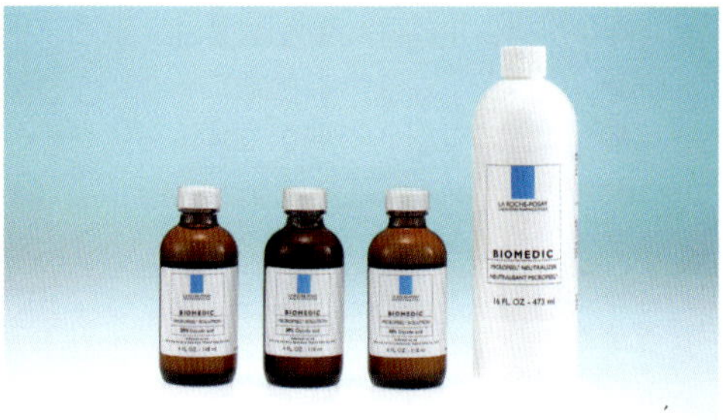

図7a　バイオメディック　施術製品

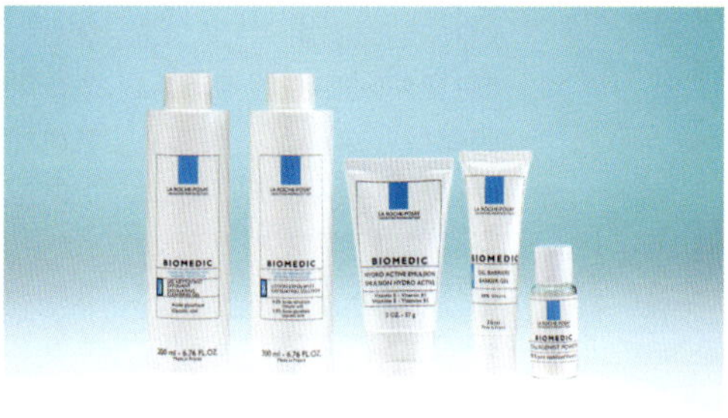

図7b　バイオメディック　ホームケア製品

表7　バイオメディック　施術製品

製品	pH	成分	剤型	容量	価格
マイクロピール　ソリューション20	1.0～1.6	グリコール酸，水，グリセリン	液体	118.3mL	¥9,450
マイクロピール　ソリューション30	1.0～1.6	グリコール酸，水，グリセリン	液体	118.3mL	¥9,450
マイクロピール　ソリューション50	0.6～1.0	グリコール酸，水，グリセリン	液体	118.3mL	¥9,450
マイクロピール　ニュートラライザー	8.5～9.1	水，炭酸水素ナトリウム，グリセリン	液体	473.2mL	¥5,250
エクスフォザイム	—	尿素，HEPES，グリセリン	ジェル	195g	¥21,000

■ホームケア製品
- エクスフォリエイティング　クレンザー　200mL　¥4,410　洗顔料　弱酸性洗顔料．
- エクスフォリエイティング　ローション　200mL　¥4,410　化粧水
  グリコール酸・サリチル酸が皮膚のターンオーバーをサポート．
- ハイドロアクティブ　エマルジョン　57g　¥5,040　保湿乳液　さらっとした感触の保湿乳液．
- イドラR　40g　¥5,145　保湿美容液
- プロマキシマイザー　30g　¥6,825　美容液　エイジングケアを目的とする美容液．
- パウダーC　14.2g　¥5,670　パウダー美容液　パウダー状ビタミンCなので酸化しにくく安定．
- エクスフォザイム　48g　¥7,350　保湿パック
  HEPESの作用で皮膚のターンオーバーをサポート．尿素配合．

8. ナビジョン／製造販売元　(株)資生堂／発売元　岩城製薬(株)（図8a, 8b）

■施術製品（表8）

商品特長

- 施術に適した「濃度20％，30％，40％」「pH2.8，2.0，1.3」を組み合わせた5つのラインのグリコール酸ケミカルピーリング剤．
- たれおちしにくく施術しやすい適度な粘度に調整．－スパイラルネットワークゲル－（安全性にすぐれ，経時での粘度の変化が少なく，変臭も起こしにくい）．
- 防腐剤無添加，無香料，無着色．
- 臨床試験を行い，有効性・安全性を検証済み．

施術手順

①洗顔
②拭き取り（ナビジョン　シーバムオフ：エタノール配合）
③ピーリング剤の塗布（ナビジョン　GAジェル）
④中和（ナビジョン　ニュートライザー：クエン酸ナトリウム）
⑤水を含ませたコットン等による拭き取り
⑥冷却（ナビジョン　クールダウンマスク：ラベンダー油配合）

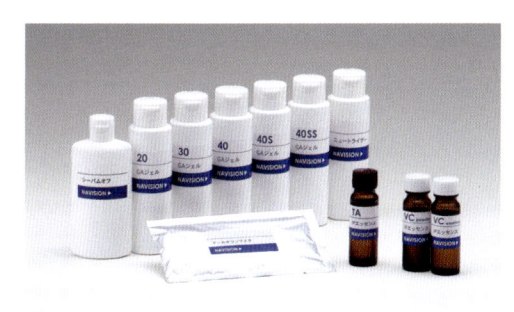

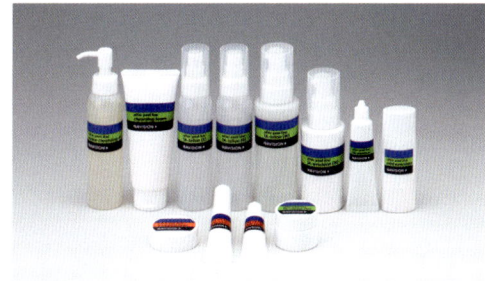

図8a　ナビジョン　施術製品

図8b　ナビジョン　ホームケア製品

表8　ナビジョン　施術製品

製品	pH	成分	剤型	容量	価格
GAジェル20	2.8	グリコール酸	ジェル	100mL	¥7,350
GAジェル30	2.8	グリコール酸	ジェル	100mL	¥8,400
GAジェル40	2.8	グリコール酸	ジェル	100mL	¥9,450
GAジェル40S	2.0	グリコール酸	ジェル	100mL	¥9,450
GAジェル40SS	1.3	グリコール酸	ジェル	100mL	¥9,450
シーバムオフ		エタノール・ラベンダー油	液体	100mL	¥2,100
ニュートライザー		クエン酸ナトリウム	液体	100mL	¥4,200
クールダウンマスク		アルギン酸Na	粉末	35g×20包	¥5,250

■ホームケア製品
〔ピーリング後の一時的な敏感肌のためのラインナップ〕
- ナビジョン　メーククレンジングオイル　110mL　¥2,625　洗い流し専用メーク落としオイル
- ナビジョン　クレンジングフォーム　120g　¥2,625　洗顔フォーム
- ナビジョン　TA ローション（S）*　110mL　¥4,200　トラネキサム酸（肌荒れ防止）配合薬用化粧水
- ナビジョン　TA ローション（R）*　110mL　¥4,200　トラネキサム酸（肌荒れ防止）配合薬用化粧水
  ヒアルロン酸（保湿成分）配合．
- ナビジョン　TA エッセンス*　25g　¥5,250　トラネキサム酸（肌荒れ防止）配合薬用美容液
  ヒアルロン酸（保湿成分）配合．
- ナビジョン　マイルドサンスクリーン　40mL　¥4,200　日焼け止め乳液
  紫外線吸収剤無添加　SPF31，PA++．

〔美白ケアラインナップ〕
- ナビジョン　TA ローション（W）　150mL　¥6,300　トラネキサム酸（美白有効成分）配合薬用化粧水
  ヒアルロン酸（保湿成分）配合．
- ナビジョン　TA エマルジョン（W）*　120mL　¥8,400　トラネキサム酸（美白有効成分）配合薬用乳液
  ヒアルロン酸（保湿成分）配合．
- ナビジョン　TA クリーム（W）*　30g　¥15,750　トラネキサム酸（美白）配合薬用クリーム
  ヒアルロン酸（保湿成分）配合．

〔通常のラインに加えるプラスワンのラインナップ〕
- ナビジョン　レチノシューティカル　15g　¥10,500　純粋レチノール配合美容液
  ヒアルロン酸（保湿成分）配合．
- ナビジョン　ラッピングバーム　5g　¥1,575　高精製ワセリン基剤のバーム
- ナビジョン　スポッツカバー　15g　¥2,100　部分用ファンデーション
  SPF35，PA+++．レーザー照射後も使用できる部分用カバーファンデーション．

＊医薬部外品

9．(株)アイ・ティー・オー（図9）

■施術製品（表9）

商品特長

・ケミカルピーリング剤はすべてグリコール酸製剤．
・グリコール酸高配合のため，医療機関専売品．液だれしにくい高粘度品も販売．

施術方法

① 洗顔
② GA を 15～20 秒で均一に顔全体に塗布
③ 水を含ませたガーゼで何回か拭き取った後，石けんで洗顔
④ 冷却水とガーゼで冷却（20 分）
⑤ ビタミン C 誘導体で十分に保湿

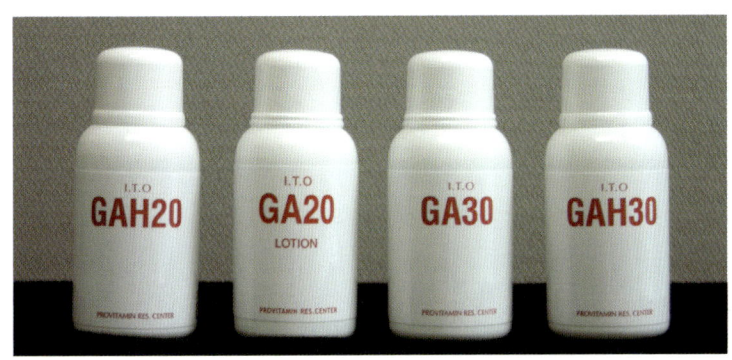

図9　アイ・ティー・オー　施術製品

表9　アイ・ティー・オー　施術製品

製品	pH（製造時）	成分名	剤型	容量
GA20（グリコール酸 20％）	1～2	グリコール酸	液体	100mL
GA30（グリコール酸 30％）	1～2	グリコール酸	液体	100mL
GA20H（グリコール酸 20％高粘度品）	1～2	グリコール酸	液体	100mL
GA30H（グリコール酸 30％高粘度品）	1～2	グリコール酸	液体	100mL

■ホームケア製品
● PEEL ローション　100mL　化粧水　pH4.5　AHA3％配合の低刺激タイプの角質ケアローション．
● AP リキッドクレンジング　150mL　メイク落とし
　オレイン酸フリーの保湿成分がベースのメイク落とし．油溶性ビタミン C 誘導体（VCIP）・リピジュア配合．
● AP クリームクレンジング　150mL　メイク落とし
　クリームタイプのメイク落とし．数種のハーブエキス・ダマスクバラ花油配合．
● AHA マイルドアミノソープ　120mL　洗顔料
　AHA 配合のアミノ酸タイプの泡状洗顔ソープ．
● AP5 フェイスフォーム　100g　洗顔料
　油溶性ビタミン C 誘導体が水道中の塩素から肌を保護．グリコシルトレハロース配合．
● AP5-02 ローション　100mL　化粧水
　水溶性ビタミン C 誘導体を配合．AP5 ローションよりも低刺激でフェノキシエタノール特有のニオイが少ない．イオン導入使用可．
● APPS プラス E ローション　100mL　化粧水
　水溶性ビタミン E 誘導体と両親媒性ビタミン C 誘導体をもつ APPS 配合．イオン導入に使用可．
● APPF ローション　50mL　美容液
　フラーレン（ラジカルスポンジ）と両親媒性ビタミン C 誘導体 APPS 配合．
● AP5 ジェル　50g　保湿ジェル　油溶性ビタミン C 誘導体（VCIP）配合．
● AP5 クリーム　50g　保湿クリーム　油溶性ビタミン C 誘導体（VCIP）配合．
● APPS クリーム　50g　保湿クリーム　両親媒性ビタミン C 誘導体 APPS を配合．
● コージックパウダー　凍結乾燥粉末化粧料
　コウジ酸水溶性製剤を凍結乾燥．溶解液 10mL で溶かすとコウジ酸 1％の製剤になる．
● AL ローション　100mL　美容液
　アルブチン配合のローション．コージックパウダーの溶解液としても使用可．
● AP30 クリアプロテクト　30g　日焼け止め　紫外線＋赤外線カット機能もあるサンスクリーン．
　＊価格は問い合わせ

10. ソバス／(株)ジェイメック（図10）

■ホームケア用ピーリング化粧品 SOVAS（ソバス）の特長

- マルチフルーツアシッドで角質コントロールすると同時に，有効成分（ビタミン各種，ハーブエキスなど）を浸透させ肌コンディションを整える．
- すべての製品にpH調整したマルチフルーツアシッド[※1]を配合．
- フルーツ酸特有の刺激を最小限に抑えるために沈静作用のあるアロエベラ，カモマイル配合．
- pH4.12～4.45に調整しており，中和不要．
- パラベン・アルコールフリー．医療機関専売品．

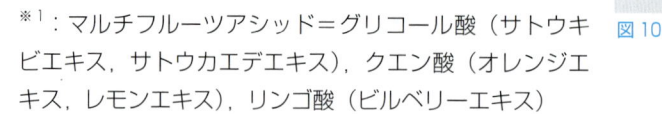

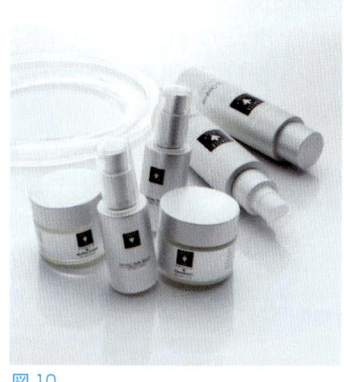

[※1]：マルチフルーツアシッド＝グリコール酸（サトウキビエキス，サトウカエデエキス），クエン酸（オレンジエキス，レモンエキス），リンゴ酸（ビルベリーエキス）

図10

■ホームケア製品
- ソバス ファーミングクレンザー メイク落とし 100mL ¥4,200 洗顔料
 マルチフルーツアシッド3%配合．
- ソバス pHフレッシュナー 100mL ¥4,200 化粧水
 マルチフルーツアシッド5%配合 pH調整化粧水．
- ソバス ファーミングAHAセラム 30mL ¥12,600 美容液
 マルチフルーツアシッド10%，ビタミンA，C，E配合総合美容液．
- ソバス リンクルピール 美容液 30mL ¥10,500
 マルチフルーツアシッド30%配合ピーリング美容液．
- ソバス ケアダーム 30g ¥13,650 保湿剤
 マルチフルーツアシッド1%，ビタミンA，B，C，D，E配合 創傷治癒促進クリーム．
- ソバス リンクルクリーム 30g ¥8,925 保湿クリーム
 マルチフルーツアシッド5%配合．

---

11. ジョンソン・エンド・ジョンソン(株)（図11）

■ホームケア用品 RoC ピーレックス ラディアンス b の特長

皮膚本来の落屑のメカニズムに不可欠なプロテアーゼ：カセプシンDに着目し，それと似た働きをする天然由来の酵素「エンザイムP-eX」を配合した，ホームピーリング剤．「エンザイムP-eX」の活性領域はカセプシンDの活性領域内（pH4.5～5.5）であり，皮膚の表層のみに穏やかに作用する．そのため，皮膚への負担が少なく，安全に使用することができる．

使用方法
1. 洗顔後水分を拭き取り，皮膚が乾いた状態に塗布．
2. RoC ピーレックス ラディアンス b を擦らないように薄く伸ばし，そのまま5分～10分放置．
3. 水またはぬるま湯で，指先に製品のマイクロビーズのつぶつぶ感がなくなるまで十分洗浄．
4. 化粧水・乳液等で保湿および遮光．

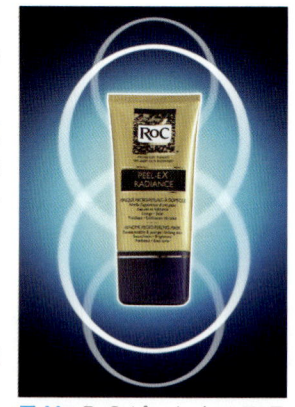

図11 RoC ピーレックス ラディアンス b

■ホームケア製品
- RoC ピーレックス ラディアンス b 40mL 3,990円

❷ ケミカルピーリング剤の作り方と処方

筆者は以下の方法でケミカルピーリング剤を作製している．購入するよりも安価である．

● 20％グリコール酸ゼリー作製法（東京女子医科大学附属第二病院形成外科方式）

材　料
- グリコール酸………5.0g
- グリセリン…………3mL
- キサンタンガム（エコーガム　食品用）…………0.5g
- 滅菌精製水…………適量

器　具
- 電子天秤
- スパーテル
- ディスポーザブルのプラスチックグローブ
- マスク
- シリンジ（5mL）
- シリンジ（30mL　2本）
- 注射針（18ゲージ）
- シリンジコネクター

作製方法

①グリコール酸，キサンタンガムを電子天秤で秤量する．18ゲージの針を付けた5mLのシリンジで，グリセリンを3mL秤取する．

②30mLのシリンジの内筒を抜き取り，グリコール酸を入れ内筒を戻す．そのシリンジで精製水を15mL位吸い取りシリンジをよく振りグリコール酸を溶解する．

③別の30mLのシリンジに同様に内筒を抜きキサンタンガムを入れる．外筒の内壁にまんべんなくゆきわたらせるように回転させる．秤取したグリセリンを，シリンジの先端よりゆっくりと回転させながら加え，よく振って均一に分散させる．

④各シリンジの空気を抜き，全量が25mLになるように②のシリンジにさらに精製水を加える．

⑤2本のシリンジをコネクターで結合し，空気が入らないようにゆっくりピストン操作をし，内容物を撹拌する．溶液はゼリー状になる．片方のシリンジにゼリーを集めた状態で一晩放置し，翌日もう一度ピストン操作を行う．

⑥空のシリンジをはずし，コネクター付属のキャップをして保管する．グリコール酸の濃度，作製日をシリンジに記入する．グリコール酸ゼリーは，常温で3ヵ月，冷蔵庫で6ヵ月保存できる．

注意点

③の操作がうまくできないとゼリーが部分的にかたまりになるので，注意深く行う．多少不均一になっても，時々撹拌して4〜5日間放置すると均一になる．

35％，50％も同様に作製しておく．グリコール酸の量を8.75g，12.5gに増量し作製する．これらのグリコール酸ゼリーはpH未調整である．50％ゼリーは主に部分用として使用し20％，35％は顔面全体に使用している．

―資料編― 知っておきたい行政の知識

宮崎孝夫（宮崎クリニック）

　医療従事者は様々な規制によりその行為に制限を設けられている．今回のテーマ（ケミカルピーリング）により生じうる問題を各関連機関に問い合わせた内容をQ＆A形式で列挙した．ただし，監督している機関により地域差があるらしいので，実例を元に各関連機関に再度ご確認いただきたい．

❶ 診療に関して

Q1 湿疹の治療を受けに来た患者が，ざ瘡のケミカルピーリング（自費診療）を希望したので行った．湿疹の治療を健康保険で，ケミカルピーリングを自費で請求できるか？

A 疾患名が違うので混合診療にはならない．ただし，診療日が同一日なら初（再）診料の請求方法に問題の生じることがある．

Q2 保険診療でざ瘡に対して投薬している患者が，ざ瘡のケミカルピーリング（自費診療）を希望したので同一日に行った．混合診療になるか？

A この場合，同一疾患を保険診療と自費診療の両方で診ており，両方の費用を請求すると混合診療になるので，禁止されている．ざ瘡の保険診療も自費診療としなければならない．

Q3 保険診療でざ瘡に対して投薬をしていた患者が，外用薬を拒否したので，ケミカルピーリングによる治療に変更した．ざ瘡の内服薬は健康保険で，ケミカルピーリングは自費で同時に請求できるか？

A 保険診療の病名が「終了」になっており，内服薬の投与がなければ問題ない．病名が継続していて，保険と自費と両方の費用を請求すれば混合診療になる．この場合，自費診療開始時に戻ってすべて自由診療になり，その間に保険診療により受け取った金額を返金しなければならない．

Q4 混合診療の罰則には何があるか？

A 前出以外には，悪質な場合では，期間を定めての医業停止，さらに医師免許の取り消しといった場合もある．違法行為が発覚した後，関連機関より注意があるので，それに従い早急に対処することが重要である．

Q5 自費診療の場合の投薬量に制限はあるか？

A 患者自身で使用するであろうと思われる常識範囲内での投薬量は可能である．
あまり量が多いと，不特定多数のものに反復，継続して投与する販売業とみなされ，3年以下の懲役または200万円以下の罰金が課せられる．

Q6 試薬を治療に使用することは可能か？

A 例えば硝酸銀という試薬をいぼの治療に使うのは，医師であれば使用可能である．ただし，医療事故になった場合には，総合病院などでの治療であっても医師個人の責任となる．

Q7 広告の規制に違反すれば？

A 医療法に規定されている広告し得る事項以外の広告は違反になる．都道府県の医務課より通達あるいは注意があれば，速やかに広告物の変更ないし処分を行う必要がある．悪質な違反者には医療法第73条の規定により，6ヵ月以下の懲役または30万円以下の罰金という罰則がある．

❷ 患者との間で処置による問題が生じた場合

Q8 どのようにして示談を進めるか？

A クレームがあった場合には患者との話し合いで解決できるのが，最もよい解決方法である．決別した場合には，相手方弁護士より，カルテを改ざんさせないための「証拠保全」に来るか，いきなり「訴状」が送られてくる．その後の手順としては以下のことが考えられる．

①請求金額を納得すれば支払う⇒示談完了．
②請求金額が納得できない場合⇒弁護士が介入⇒弁護士同士の話し合い⇒金額に折り合いがつき和解できた場合⇒示談完了．
　決別した場合には③または④へ
③相手方より調停申し立て⇒裁判所へ呼出し状⇒調停⇒調停員は双方と話し合いをする⇒双方納得できた場合⇒示談完了．
　和解できない場合には④へ
④決められた日時に法廷へ行く⇒裁判⇒裁判官が示談金を決める⇒決められた金額を相手に支払う．
　なお，請求額以外に弁護士，調停，裁判にはそれぞれ費用が発生する．

Q9 賠償費用には何が含まれるか？

A 以下①，②の合計額が請求される．
①傷害そのものについての損害賠償
　治療費，通院交通費，入院雑費，休業損害（年齢別平均給与額），慰謝料（入通院の期間による）
②後遺障害についての損害賠償
　逸失利益（障害のおかげで失った利益）
　　年収×労働能力喪失率×ライプニッツ係数－中間利息で計算される
　慰謝料（後遺障害1級から14級までの等級による）
このうち，治療費，通院交通費，入院雑費などの実際にかかった費用はごくわずかでも，年収から計算した休業損害や逸失利益，また後遺障害の慰謝料だけで軽く1,000万円は超えてくる．

Q10 弁護士の費用の相場は？

A 2004年までは「着手金」や「報酬金」について日本弁護士連合会の規定があり，どの弁護士に依頼しても料金に差はなかった．弁護士の費用を2004年までの規定に当てはめて計算すると次のようになる．

着手金として300万円以下だと請求額の8%，以下，300～3,000万円だと5%＋9万円，3,000～30,000万円だと3%＋69万円．もし，弁護士間での話で終わった場合，報酬金として，300万円以下だと示談金額の16%，以下，300～3,000万円だと10%＋18万円，3,000～30,000万円だと6%＋138万円がおおむね一般的な費用である．その他に実費や手数料などが弁護士の費用となる．

Q11 医師会などの団体保険で弁護士や示談金の費用は保証してもらえる？

A ケースバイケースなので，事件発生後直ちに保険会社や医師会の医事紛争担当者に相談する．

一般には保険診療上での医療事故に限られており，特殊な保険以外は自費診療での医療事故は保険でカバーしてもらえない．

＊役に立つホームページ
　日本弁護士連合会：http://www.nichibenren.or.jp/

日本皮膚科学会ケミカルピーリングガイドライン(改訂第3版)

古川　福実[1]　松永佳世子[2]　秋田　浩孝[3]　上田　説子[4]
薄木　晶子[5]　菊地　克子[6]　幸野　　健[7]　田中　俊宏[8]
林　　伸和[9]　船坂　陽子[10]　師井　洋一[11]　山本　有紀[12]
米井　　希[13]

目次

1. はじめに
2. ケミカルピーリングの基本的理念
3. 施行基準
   A．剥離深度
   B．使用薬剤例
   C．剥離深度と使用薬剤例
4. Evidence-based medicine（EBM）に基づいたガイドライン作成の基本方針
5. Evidence-based medicine（EBM）に基づいた疾患に対する推奨度と解説
   A．対象疾患の解説と推奨度の強さ
   B．参考文献リスト
6. 施行上の注意
   A．施術上の注意・留意点
   B．施術後の注意・留意点
7. 最後に
文献
（付図）

1. はじめに

ケミカルピーリングは，主にざ瘡，色素異常，光老化に伴う疾患などの治療や皮膚の若返り rejuvenation，しみ，くすみ，質感などの皮膚の美容的改善を目的としている．その基本は，創傷治癒機転による皮膚の再生が主なものであり，皮膚科学に立脚した施術がなされなければならない．しかし，美容的な側面のみが注目されるためか，ケミカルピーリングが安易に行われる傾向にある．事実，国民生活センターの全国消費生活情報ネットワーク・システム（PIO-NET）には危害例の相談が寄せられるようになっている．平成12年6月9日には，厚生省健康政策局医事課よりケミカルピーリングは業として行われれば医業に該当すると明言されている（医事第59号）．

以上のような観点から，日本皮膚科学会はケミカルピーリングに関する治療ガイドラインを作成し，本行為を行う医師，当該関係者の教育および国民への周知が責務と判断した．その一環として，日本皮膚科学会理事長の諮問機関である「これからの皮膚科を考える会」にて「ケミカルピーリングガイドライン」を作成すべきことが合意された．そして，日本皮膚科学会理事会の承認のもと，作成委員会が組織され，2001年に日本皮膚科学会ケミカルピーリングガイドライン2001が公表された[1]．公表後の様々な意見を集約したところ，幾つかの点で改訂が望ましいとの意見をみたため，日本皮膚科学会理事会の承認のもと，日本皮膚科学会ケミカルピーリングガイドライン2001改訂に関する検討委員会によってガイドラインの改訂を行い公表した[2]．更に，2006年になり，日本皮膚科学会学術委員会から evidence-based medicine（EBM）に沿った新たなガイドラインの策定が求められた．そこで，13名の委員による委員会を新たに立ち上げて（表1），EBMに基づく検討を踏まえた新たなガイドラインを公表する事とした．

このような経緯より，本ガイドラインは，ケミカルピーリングが皮膚科診療技術を十分に修得した皮膚科

---

[1] 和歌山県立医大，委員長
[2] 藤田保健衛生大，副委員長
[3] 藤田保健衛生大
[4] 上田説子クリニック
[5] 甲南病院
[6] 東北大
[7] 関西労災病院
[8] 滋賀医大
[9] 東京女子医大
[10] 神戸大
[11] 九州大
[12] 和歌山県立医大，執筆担当
[13] 和歌山県立医大

表1 ケミカルピーリングガイドライン作成委員会の構成メンバー

古川　福実（和歌山県立医大，委員長）
松永佳世子（藤田保健衛生大，副委員長）
秋田　浩孝（藤田保健衛生大）
上田　説子（上田説子クリニック）
薄木　晶子（甲南病院）
菊地　克子（東北大）
幸野　健（関西労災病院）
田中　俊宏（滋賀医大）
林　伸和（東京女子医大）
船坂　陽子（神戸大）
師井　洋一（九州大）
山本　有紀（和歌山県立医大，執筆担当）
米井　希（和歌山県立医大）

専門医ないしそれと同等の技術・知識を有する医師の十分な管理下に行うべきであることを大前提とし，現時点で日本皮膚科学会として最も適切と考えられる基本治療方針を提示するものである．

2. ケミカルピーリングの基本的理念

ケミカルピーリングの作用機序は，創傷治癒機転による皮膚の再生が主なものであるため，皮膚科学に立脚した施術がなされなければならない．実際のケミカルピーリングにあたっては，1)正確な診断あるいは状態の把握，2)重症度あるいは程度の判定，3)治療あるいは処置行為などの手順でなされるべきである．したがって，ケミカルピーリングは，スキンケア，一般的外用療法，内服療法，生活指導等の総合的な治療あるいは処置行為のなかで最善と判断されたものから，個々の症例に応じて単独あるいは他との併用法として選択されるべきである．すなわち，皮膚科診療技術を十分に修得した皮膚科専門医ないしそれと同等の技術・知識を有する医師の十分な管理下に行われるべき行為である．

3. 施行基準

A. 剝離深度

本ガイドラインではケミカルピーリングの剝離深度を，表2のように剝離深達レベル1，2，3，4と表記する（付図）．

B. 使用薬剤例

一般的に使用されているものを列挙したが，患者皮膚の反応性は，同じ試薬・濃度でも自家製剤と調合製剤では反応性が著しく異なることがある．これらの点を十分理解し，患者に説明し，安全性と有効性を総合的に判断して適正に用いることが必要である．また，レチノイン酸は，医師による施術を必要としないため，外用剤に含まれると考え改訂第3版では削除した．

●グリコール酸

最も使用頻度の多いグリコール酸においては，顔面に塗布する場合は，pH3以上で濃度が10％以下であれば，ほとんど反応性はみられないとの厚生科学研究の報告[6]がある．しかし，高濃度（30％以上），低pH（2以下）では，浮腫やびらん，痂皮形成などの危険性が高くなる．尚，薬剤濃度について，同じ濃度の標記でも w/v％と w/w％で濃度が異なることは注意を必要とする．

●サリチル酸

サリチル酸エタノールまたはサリチル酸マクロゴールとして使用される．

サリチル酸のエタノールへの溶解は均一なため，サリチル酸エタノールは簡単に自家調整が可能であるが，脂腺から血中へサリチル酸が吸収されサリチル酸中毒の危険性がある．一方，サリチル酸とマクロゴールとの親和性が高いため，サリチル酸マクロゴールは角層のみに作用し，角層のみを剝離するピーリング剤として効果を発揮する[7]．

●トリクロロ酢酸　trichloracetic acid（TCA）

TCAは蛋白との結合が強く，塗布部位の蛋白と結合してその作用を失う．従って，ケミカルピーリングの標準的な塗布による全身的な副作用はないが，局所では強く，瘢痕形成のおそれがある．角化細胞への傷害は濃度・時間依存性で，低濃度のTCAはゆっくりと細胞傷害を来すが，高濃度のTCAは早期に細胞傷害を示す．また，経口投与では，ヒトでの発癌性の報告はないが，マウスでの肝細胞癌の増加の報告がある[8]．

C. 剝離深度と使用薬剤例

使用薬剤の組織学的深達度は，試薬の濃度，pH，施術時間，施術後のケア，施術部位，皮膚の状態，湿度，温度など多くの因子によって決定される．従って，正確な剝離深度と使用薬剤例を示すことは困難であるが，表3に一応の目安を示した．剝離深度が深くなるにつれて副作用には注意することが必要である．

表2 ケミカルピーリングの剥離深度による分類

剥離深達レベル	剥離深度による分類名称	組織学的剥離の深さ
1	最浅層ピーリング	角層
2	浅層ピーリング	表皮顆粒層から基底層の間
3	中間（深）層ピーリング	表皮と真皮乳頭層の一部から全部
4	深層ピーリング	表皮と真皮乳頭層および網状層に及ぶ深さ

表2付図

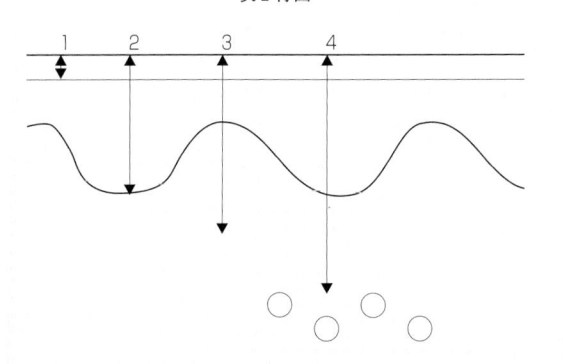

表3 剥離深度と使用薬剤例

剥離深達レベル1, 2
20〜35% α-ヒドロキシ酸（グリコール酸・乳酸）
20〜35%サリチル酸（エタノール基剤・マクロゴール基剤）
10〜20%トリクロロ酢酸（TCA）

剥離深達レベル1, 2, 3
50〜70%グリコール酸
35〜50% TCA

剥離深達レベル3, 4
ベーカーゴードン液
フェノール（濃度88%以上）

4. Evidence-based medicine（EBM）に基づいたガイドライン作成の基本方針

●エビデンスのレベルと推奨度の決定基準

以下のように，基本的には，日本皮膚科学会編皮膚悪性腫瘍ガイドラインの決定基準を参照にした．

尚，日本人の皮膚を対象としたケミカルピーリングに関するエビデンスが不足している現状を踏まえて，欧米でのエビデンスを参考にしつつ，委員会のコンセンサスに基づき推奨度を決定した経緯より，エビデンスレベルに基づく推奨度と実際の推奨度は必ずしも一致しない．

●エビデンスレベル分類

エビデンスレベルI　システマティックレビュー／メタアナリシス
エビデンスレベルII　1つ以上のランダム化比較試験による
エビデンスレベルIII　非ランダム化比較試験による（統計処理のある左右比較試験を含む）
エビデンスレベルIV　分析疫学的研究（コホート研究や症例対照研究）による
エビデンスレベルV　記述研究（症例報告や症例集積研究による）
エビデンスレベルVI　患者データに基づかない専門委員会や専門家個人の意見

●「ケミカルピーリングガイドライン」における推奨度の分類

推奨A．行うように強く勧められる
　（少なくとも1つ以上の有効性を示すレベルIもしくは良質のレベルIIのエビデンスがあること）
推奨B．行うよう勧められる
　（少なくとも1つ以上の有効性を示す質の劣るレベルIIか良質のレベルIIIあるいは非常に良質のレベルIVのエビデンスがあること）
推奨C1．良質な根拠は少ないが，選択肢の一つとして推奨する
　（質の劣るIII〜IV，良質な複数のV，あるいは委員会が認めるVI）
推奨C2．十分な根拠がないので，現時点では推奨できない
　（有効のエビデンスがない，あるいは無効であるエビデンスがある）
推奨D．行わないよう勧められる
　（無効あるいは有害であることを示す良質なエビデンスがある）

《検索・対象となった文献》
●参考文献（2007年4月までに検索可能であった文献）
1) 医学中央雑誌：http://login.jamas.or.jp/
2) Pub-Med：http://www.ncbi.nlm.nih.gov/sites/entrez

●欧米のガイドライン
Guidelines of care for chemical peeling. Guidelines/Outcomes Committee：American Academy of Dermatology.[5]

5. Evidence-based medicine（EBM）に基づいた疾患に対する推奨度と解説

現時点でエビデンスレベルを論じうる論文報告がある疾患のみを対象疾患とした．
また，本邦にはエビデンスレベルが高い論文がなく，欧米の報告を参考文献とした推奨度には＃を銘記した．

A. 対象疾患の解説と推奨度の強さ（表4）

1）ざ瘡

尋常性ざ瘡に対する本邦での左右比較の症例対照研究として，グリコール酸とマクロゴール基剤サリチル酸を用いた剥離深達レベル1，2のケミカルピーリングの有効性が報告され，特に，非炎症性ざ瘡（面皰）を主体とする患者に有効である．一方，欧米で広く行われているエタノール基剤サリチル酸は，本邦では30例を対象に20％濃度を用いた臨床研究において有効性が報告されているが，強い刺激感を伴い，落屑が長期に及ぶことがあり十分なインフォームドコンセントを要する．一方，ざ瘡瘢痕の治療には，高濃度グリコール酸やトリクロロ酢酸を用いた剥離深達レベル2，3のケミカルピーリングの報告がある．しかし，個々の瘢痕の経過が検討されていないこと，本邦での治療評価が定まっていないことなどエビデンスは不十分であり，副作用が強いことに対する十分なインフォームドコンセントを要する．

疾患		試薬名	推奨度	参考文献
ざ瘡	非炎症性皮疹 炎症性皮疹	グリコール酸	C1	1-5
		サリチル酸（マクロゴール基剤）	C1	6-7
		サリチル酸（エタノール基剤）	C2	8-10
	陥凹性瘢痕	グリコール酸	C2[#]	11
		トリクロロ酢酸	C2	12

2）日光（性）黒子

日光（性）黒子の小斑型では剥離深達レベル1，2のケミカルピーリングで色調の改善が期待できる．大斑型では，トリクロロ酢酸を用いた剥離深達レベル3のピーリングにより改善できるが，炎症後色素沈着を生じることがある．

疾患		試薬名	推奨度	参考文献
日光（性）黒子	小斑型	グリコール酸	C1	13-15
		サリチル酸（マクロゴール基剤）	C1	16
		サリチル酸（エタノール基剤）	C2[#]	17
	大斑型	トリクロロ酢酸	C2[#]	18-20

3）肝斑

肝斑は紫外線や女性ホルモンで悪化する難治性の色素斑である．欧米においてはハイドロキノン，レチノイド，ステロイドの併用療法が，肝斑に最も効果が高いと報告されているが，近年ではハイドロキノンとピーリング剤の併用療法，もしくはピーリングによる有効性についても報告されている．但し，肝斑は化粧品による接触皮膚炎を発症する場合もあるので，ケミカルピーリング治療時，遮光に加え，この点に注意することは必須である．尚，このガイドラインでは，ケミカルピーリング単独の効果を検討した論文のみを参考文献として引用した．

疾患	試薬名	推奨度	参考文献
肝斑	グリコール酸	C2[#]	14, 21-23
	サリチル酸（マクロゴール基剤）	C2	なし
	サリチル酸（エタノール基剤）	C2[#]	24
	乳酸	C2[#]	25
	トリクロロ酢酸	C2[#]	18

4）雀卵斑

雀卵斑は，遺伝的素因を背景とし，紫外線暴露にて容易に再燃する疾患である．従ってケミカルピーリングで色調の改善が期待できるが，再燃する疾患であることを認識しておく必要がある[3]．

疾患	試薬名	推奨度	参考文献
雀卵斑	グリコール酸	C2	14

5）炎症後色素沈着

炎症後色素沈着は，急性あるいは慢性の皮膚における炎症過程に続いて生じる．表皮におけるメラニン貯留は，炎症によるメラニン生成の亢進状態が正常化すると，徐々に自然消退していく．しかしながら，早期に色素沈着の改善を期待したい場合には，美白剤に加え，ケミカルピーリングを施行することにより色素斑を薄くすることが期待できる．但し，ケミカルピーリングにより惹起される炎症反応により，色素斑が増強することがあるので，個々の症例において慎重に取り組む必要がある．

疾患	試薬名	推奨度	参考文献
炎症後色素沈着	グリコール酸	C2[#]	26

6）小じわ

剥離深達レベル1～3のケミカルピーリングにより，角層を始めとした表皮および真皮浅層の皮膚のremodelingが誘導される[4]．結果として，皮膚のきめや小じわが改善される．真皮の弾力線維の変性をともなう深いしわに対しては効果が認められないので，治療対象を明確にするために，しわではなく小じわとした．

疾患	試薬名	推奨度	参考文献
小じわ	グリコール酸	C1	27
	サリチル酸（マクロゴール基剤）	C1	16

B．参考文献リスト

1. 梶田尚美，伊東慶子，若山実佳，玉田康彦，松本義也：20%・40%グリコール酸ピーリングによる尋常性ざ瘡への臨床効果について，皮膚臨床 45：1743-1748, 2003．（エビデンスレベルⅢ）
2. 林　伸和，川島　眞：尋常性ざ瘡に対する30%グリコール酸（pH1.5）を用いたケミカルピーリングの有用性の検討，臨皮 57：1213-1216, 2003．（エビデンスレベルⅢ）

3. 梶田尚美, 田中 伸, 玉田康彦, 松本義也：20%グリコール酸ピーリングの尋常性ざ瘡に対する治療効果について, 臨皮 56：883-885, 2002.（エビデンスレベルⅢ）
4. 岸岡亜紀子, 山本有紀, 宮崎孝夫, 金原彰子, 坂本泰子, 白井滋子, 鈴木陽子, 阿部淑子, 古川福実：ざ瘡に対するケミカルピーリングの臨床効果および有効性検討, Aesthet Dermatol 14：195-202, 2004.（エビデンスレベルⅢ）
5. 米井 希, 山本有紀, 上中智香子, 古川福実, 宮崎孝夫, 鈴木陽子, 古川富紀子：尋常性ざ瘡, 毛孔性苔癬, アトピー性皮膚炎の炎症後色素沈着に対するケイセイ jorbiGA ジェルの使用経験, Aesthet Dermatol 12：103-108, 2002.（エビデンスレベルⅣ）
6. Hashimoto Y, Suga Y, Mizuno Y, Hasegawa T, Matsuba S, Ikeda S, Monma T, Ueda S：Salicylic acid peels in polyethylene glycol vehicle for the treatment of comedogenic acne in Japanese patients, Dermatol Surg 34：276-279, 2008.（エビデンスレベルⅢ）
7. 大日輝記, 上田説子：サリチル酸マクロゴールピーリングによるざ瘡の治療効果, Aesthet Dermatol 17：59-67, 2007.（エビデンスレベルⅤ）
8. 梶田尚美：20%サリチル酸によるケミカルピーリングについて, Aesthet Dermatol 14：55-58, 2004.（エビデンスレベルⅢ）
9. Lee HS, Kim IH：Salicylic acid peels for the treatment of acne vulgaris in Asian patients, Dermatol Surg 29：1196-1199, 2003.（エビデンスレベルⅢ）
10. Zander E：Treatment of acne vulgaris with salicylic acid pads, Clin Ther, 14：247-253, 1992.（エビデンスレベルⅡ）
11. Erbaci Z：Biweekly serial glycolic acid peels vs. long-term daily use of topical low-strength glycolic acid in the treatment of atrophic acne scars, Int Dermatol, 39：789-794, 2000.（エビデンスレベルⅡ）
12. 北野幸恵, 内田日奈子：ざ瘡後陥凹瘢痕に対する高濃度部分的 TCA 法による治療経験, 形成外科 49：573-580, 2006.（エビデンスレベルⅤ）
13. 長濱通子, 船坂陽子, 市橋正光：日本人に適すると考えられたグリコール酸を用いたケミカルピーリング, 皮膚 42：503-508, 2000.（エビデンスレベルⅤ）
14. 船坂陽子：グリコール酸による色素斑の治療, 臨皮 55（5増）：135-139, 2001.（エビデンスレベルⅤ）
15. 宮本 洋：グリコール酸によるケミカルピーリングの経験, 日美外報 24：89-94, 2002.（エビデンスレベルⅤ）
16. 薄木晶子, 船坂陽子, 倉田晴子, 里 博文, 山本麻由, 大橋明子, 市橋正光, 宋 正実, 宮本久喜三, 上田説子：サリチル酸マクロゴールの rejuvenation 効果—画像解析装置による検討, Aesthet Dermatol 14：40-46, 2004.（エビデンスレベルⅢ）
17. Kligman D, Kligman AM：salicylic acid peels for the treatment of photoaging, Dermatol Surg 24：325-328, 1998.（エビデンスレベルⅤ）
18. Chun EY, Lee JB, Lee KH：Focal trichloroacetic acid peel method for benign pigmented lesions in dark-skinned patients, Dermatol Surg 30：512-516, 2004.（エビデンスレベルⅤ）
19. Cotellessa C, Peris K, Onorati MT, Fargnoli MC, Chimenti S：The use of chemical peelings in the treatment of different cutaneous hyperpigmentations, Dermatol Surg 25：450-454, 1999.（エビデンスレベルⅤ）
20. Humphreys TR, Werth V, Dzubow L, Kligman A：Treatment of photodamaged skin with trichloroacetic acid and topical tretinoin, J Am Acad Dermatol 34：638-644, 1996.（エビデンスレベルⅤ）
21. Javaheri SM, Handa S, Kaur I, Kumar B：Safety and efficacy of glycolic acid facial peel in Indian women with melasma, Int J Dermatol 40：354-357, 2001.（エビデンスレベルⅤ）
22. Khunger N, Sarkar R, Jain RK：Tretinoin peels versus glycolic acid peels in the treatment of melasma in darkskinned patients, Dermatol Surg 30：756-760, 2004.（エビデンスレベルⅢ）
23. Coleman WP, Brody HJ：Efficacy of low-strength glycolic acid application in the treatment of melasma, Arch Dermatol 139：811, 2003.（エビデンスレベルⅥ）

24. Bari AU, Iqbal Z, Rahman SB：Tolerance and safety of superficial chemical peeling with salicylic acid in various facial dermatoses, Indian J Dermatol Venereol Leprol 71：87-90, 2005.（エビデンスレベルV）
25. Sharquie KE, Al-Tikreety MM, Al-Mashhadani SA：Lactic acid chemical peels as a new therapeutic modality in melasma in comparison to Jessner's solution chemical peels, Dermatol Surg 32：1429-1436, 2006.（エビデンスレベルIII）
26. Burns RL, Prevost-Blank PL, Lawry MA, Lawry TB, Faria DT, Fivenson DP：Glycoric acid peels for postinflammatory hyperpigmentation in black patients. A comparative study, Dermatol Surg 23：171-175, 1997.（エビデンスレベルIII）
27. Funasaka Y, Sato H, Usuki A, Ohashi A, Kotoya H, Miyamoto K, Hillebrand G, Ichihashi M：The efficacy of glycolic acid for treating wrinkles：Analysis using newly developed facial imaging systems equipped with fluorescent illumination, J Dermatol Sci, Suppl 1：S53-S59, 2001.（エビデンスレベルIII）

表4　EBMに基づいた疾患別推奨度

疾患		試薬名	推奨度	参考文献
ざ瘡	非炎症性皮疹 炎症性皮疹	グリコール酸	C1	1-5
		サリチル酸（マクロゴール基剤）	C1	6-7
		サリチル酸（エタノール基剤）	C2	8-10
	陥凹性瘢痕	グリコール酸	C2[#]	11
		トリクロロ酢酸	C2	12
日光（性）黒子	小斑型	グリコール酸	C1	13-15
		サリチル酸（マクロゴール基剤）	C1	16
		サリチル酸（エタノール基剤）	C2[#]	17
	大斑型	トリクロロ酢酸	C2[#]	18-20
肝斑		グリコール酸	C2[#]	14, 21-23
		サリチル酸（マクロゴール基剤）	C2	なし
		サリチル酸（エタノール基剤）	C2[#]	24
		乳酸	C2[#]	25
		トリクロロ酢酸	C2[#]	18
雀卵斑		グリコール酸	C2	14
炎症後色素沈着		グリコール酸	C2[#]	26
小じわ		グリコール酸	C1	27
		サリチル酸（マクロゴール基剤）	C1	16

本邦にはエビデンスレベルが高い論文がなく，欧米の報告を参考文献とした推奨度には#を銘記した．

6. 施行上の注意

A. 施術上の注意・留意点

1）適応に注意を要する人
- 遮光が十分にできない人
- 妊娠中，授乳中の人
- 免疫不全状態や他の疾患で加療中の人
  治癒の遷延，また感染や過度の色素沈着を生じ得ることを考慮し，基礎疾患の有無を確認する
- ケロイド体質の人

- 施行部位にウイルス・細菌・真菌感染がみられる人
- 施行部位に，外科的手術の既往や，放射線治療の既往のある人
    皮膚の状態を充分に観察し，また，施術時は皮膚の反応性に充分な注意が必要である
- アダパレンを含むレチノイドの外用，または内服を行っていた人
    休薬期間の必要性を考慮し，また，施術時は皮膚の反応性に充分な注意が必要である[9]

2）施術前の留意点
- 精神的状態の把握
- 全身状態の把握
- 皮膚状態の把握
    光老化の程度
    肌質（脂性肌・乾燥肌）
    ケロイドや肥厚性瘢痕の存在
    感染の有無
- ケミカルピーリング前後の臨床の記録の保存
- 皮膚病理所見（症例によっては必要）
- 同意の取得（文書によることが望ましい）

3）施術中および施術後にみられ得る所見
- 刺激感
- 浮腫
- 紅斑
- 水疱形成
- びらん・潰瘍
- 鱗屑・痂皮
- 色調異常
    色素沈着・脱失
    施行部位と周囲の境界の明瞭化・既存黒子の顕在化
- 持続する紅斑や掻痒
- 一過性のざ瘡増悪や毛孔拡大
- 毛細血管拡張
- 稗粒腫
- その他

4）施術後のまれにみられ得る所見
- 瘢痕
    ⅰ）肥厚性瘢痕
    ⅱ）萎縮性瘢痕（まれに兎眼を生じる）
    ⅲ）ケロイド
- 感染
    ⅰ）細菌
    ⅱ）ウイルス（単純疱疹の再発など）
    ⅲ）真菌
- ピーリング剤によるアレルギー性接触皮膚炎および接触蕁麻疹
- その他

B. 施術後の注意・留意点
1) 表皮（特に角層）への障害があるため，遮光に関する十分な説明・指導を行う．
2) 用いる薬剤や剥離深達レベルに応じて，適切な遮光や化粧の指導を行う．
3) 施術後の皮膚の状態を把握するため，適時，観察の必要がある．
4) 剥離深度が深い場合は，創傷治癒に基づいた適切な処置が必要なときがある．

7. 最後に

ケミカルピーリングの適応疾患として，2001年及び2004年版では下記の疾患を挙げていたが，今回改訂3版ではEBMを重視した改正を行った．それに伴い適応疾患の数は減少し，区分も変更された．また，試薬の種類に関する記述も大幅に変更された．あくまでも，現時点で日本皮膚科学会として最も適切と考えられる基本治療方針を提示するものである．従って，改訂3版に掲載されていない疾患や試薬については，現時点ではエビデンスレベルが高い論文報告がないことより評価しなかったが，今後の研究や症例の蓄積などが一定のレベルの学術誌に発表されるのを待って，適宜，適応疾患の改正を行っていく予定である．

適応疾患分類	ガイドライン2001[1]，2004[2]
高い適応のある疾患	ざ瘡
適応のある疾患	毛孔性苔癬
	炎症後色素沈着
	日光性色素斑
	肝斑
	雀卵斑
適応の可能性を検討すべき疾患，状態	脂漏性角化症
	日光角化症
	魚鱗癬
	疣贅
	伝染性軟属腫
	アクロコルドン
	稗粒腫
	しわ
	脂漏

文　献

1) 古川福実，松永佳世子，上田説子ほか：日本皮膚科学会ケミカルピーリングガイドライン2001，日皮会誌，**111**：2081-2085，2001.
2) 古川福実，松永佳世子，伊藤正俊ほか：日本皮膚科学会ケミカルピーリングガイドライン2004，日皮会誌，**114**：953-957，2004.
3) Bastiaens MT, Westendorp RG, Vermeer BJ, Bavinck JN：Ephelides are more related to pigmentary constitutional host factors than solar lentigines. *Pigment Cell Res* **12**：316-322, 1999.
4) Okano Y, Abe Y, Masaki H, Santhanam U, Ichihashi M, Funasaka Y：Biological effects of glycolic acid on dermal matrix metabolism mediated by dermal fibroblasts and epidermal keratinocytes. *Exp Dermatol* **12**（Suppl2）：57-63, 2003.
5) Drake LA, Dinehart SM, Goltz RW, et al：Guidelines of care for chemical peeling. Guidelines/Outcomes Committee. *J Am Acad Dermatol* **33**：497-503, 1995.
6) 大原國章，戸佐真弓，山下理絵：厚生科学研究補助金生活安全総合研究事業　エステティックサンにおける身体危害の防止に関する研究，平成13年度総括研究報告書，2002.
7) Ueda S, Mitsugi K, Ichige K, et al：New formulation of chemical peeling agent：30% salicylic acid in polyethylene glycol：absorption and distribution of 14C-salicylic acid in polyethyleneglycol applied topically to skin of hairless mice. *J Dermatol Sci* **28**：211-218, 2002.
8) http://www.inchem.org/documents/iarc/vol63/trichloroacetic-acid.html
9) Tagami H, Tadaki T, Obata M, Koyama：Functional assessment of the stratum corneum under the influence of oral aromatic retinoid（etretinate）in guinea-pigs and humans. Comparison with topical retinoic acid treatment. *Br J Dermatol* **127**：470-475, 1992.

日本皮膚科学会雑誌：118（3），347-355，2008より転載

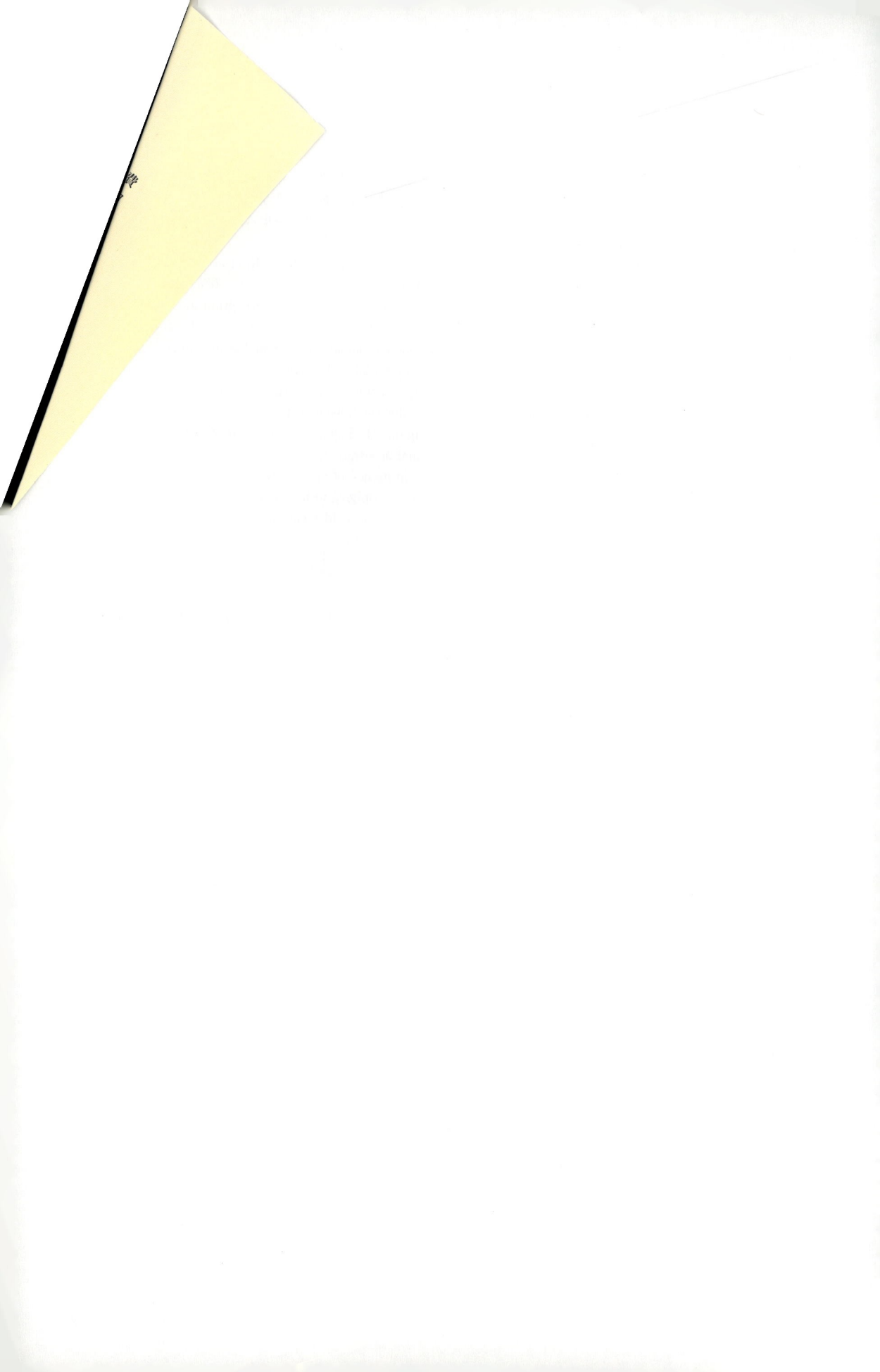

索 引

和文索引

■ あ ■
α-ヒドロキシ酸　9
アクロコルドン　231
アダパレン　268
アトピー性皮膚炎　257

■ い ■
色白効果　72
インフォームド・コンセント　2, 35

■ え ■
エキスパート・オピニオン　4
液体窒素綿球法　220
エビデンス・レベルの格付け　3
エビデンスの質のレベル　4
炎症後色素沈着　173

■ お ■
オールトランスレチノイン酸　51

■ か ■
角化の正常化　74
角層水分保持能　62
角層水分量　27, 62
角層の pH の変動　14
角層離酵素の pH 依存性活性強度　14
カラースケール　61
眼瞼黄色腫　245
肝斑　159, 268

■ き ■
基底細胞癌　241
行政の知識　285
魚鱗癬　211, 215

■ く ■
グリコール酸（GA）　9, 69, 78, 83, 89, 97, 103, 109, 113, 143, 155, 159, 163, 173, 177, 191, 211
クレーター様　149
クロマメーター　65

■ け ■
経表皮水分喪失量　27, 64
外科的手術　182
血管内皮細胞の変性　42
ケミカルピーリングガイドライン（改訂第3版）　265, 289
ケミカルピーリング剤販売先　271

■ こ ■
広告の規制　286
紅斑・メラニンインデックスメーター　65
紅斑反応誘導　10
小じわ　177, 185
　──改善　10
コラーゲン産生　11

根拠に基づく医療　1
混合診療　285

■ さ ■
ざ瘡　83, 89, 97, 103, 109, 113, 119, 129, 133, 139, 266
　──瘢痕　143, 149
サリチル酸　70
　──（エタノール基剤）　139
　──（エタノール基剤）ピーリング　17
　──（マクロゴール基剤）　119, 129, 133, 167, 185
　──（マクロゴール基剤）ピーリング　18
　──（ワセリン基剤）ピーリング　17
　──PEG　70
　──吸収　20
　──結晶　19
　──マクロゴール　18, 73, 215, 235, 251, 258

■ し ■
紫外線　69
　──の感受性　70
　──発癌　70
色彩色差計　65
色素性疾患　267
シクロブタン型ピリミジン二量体　69
システマティック・レビュー（系統的総説）　2
示談（金）　287, 288
雀卵斑　163, 167
遮光　71
酒皶　251
硝酸銀（$AgNO_3$）　227
承諾書　152
諸注意　179
脂漏　235
脂漏性角化症　195, 200
しわ　268
尋常性痤瘡治療アルゴリズム　267
尋常性痤瘡治療ガイドライン　266
真皮新生膠原線維層厚の変化　25
診療ガイドライン　3

■ す ■
推奨度　4
水分負荷試験　27

■ せ ■
生体角層水負荷試験　63

■ そ ■
創傷治癒機転　37

■ た ■
ダーモスコピー　61
耐性　58
ダウンタイム　178

団体保険　288

■ち■
注入　183
治癒段階　55

■て■
伝染性軟属腫　226
天然保湿因子　62

■と■
同意書　144
トリクロロ酢酸（TCA）　37, 78, 149, 195, 201, 207, 221, 227, 231, 241, 245
トレチノイン　51

■に■
日光（性）黒子　39, 155, 267
日光角化症　207
日本皮膚科学会学術委員会　265
日本弁護士連合会　288
乳酸（LA）　9

■は■
賠償費用　287
白色化現象　38
白色変化　179
剝離深達レベル　268
バリア機能　62
反射分光光度計　65

■ひ■
ヒアルロン酸　48, 183
光老化　69
ビタミンA　51
ビタミンA酸　51
美白作用　11
皮表脂質量　64
皮膚炎の抑制　76
皮膚癌　241
　　——誘発　78
　　——抑制　74
皮膚障害　71
皮膚色　65
皮膚触覚センサー　66
皮膚粘弾性　28, 66
皮膚表面pH　27
漂白段階　55
表皮厚の変化　24

■ふ■
フェノール　41, 207, 241
　　——中毒　42
　　——成人での最小致死量　42
副作用　40
フラクタル理論　18
分光側色計　65

■へ■
弁護士　288

■ほ■
ボーエン病　241
保証　288
ボトックス注射　183

■ま■
マクロ画像　61

■み■
ミクロ画像　61

■め■
メラニン生成抑制　12
面皰型ざ瘡　129

■も■
毛孔性苔癬　191
モノクロロ酢酸（MCA）　201, 221, 227
問診表　86

■ゆ■
疣贅　220

■れ■
レチノイド　51
レチノイドシグナル　52
レチノイン酸　45, 46, 51, 78
　　——0.1%水性ゲル　54
　　——・ハイドロキノン療法　56
　　——結合タンパク　45, 46
　　——受容体　45
レチノール　46, 51
　　——結合タンパク　46
レプリカ　62

■ろ■
ロボスキンアナライザー　61

欧文索引

9 シスレチノイン酸　51
13 シスレチノイン　51

alitretinoin　51
all-trans retinoic acid　45

bleaching phase　55

cathepsin D　12
cellular retinoic acid binding protein Ⅱ（CRABPⅡ）　58
cellular retinoic acid binding protein（CRABP）　45
cellular retinol binding protein（CRBP）　46
chymotrypsin　12
collagen　183
Corneometer　63
Cornified Envelope（CE）　32
Cutometer　66

DermaLab TEWL Module　64
Dermospectorometer　65
DNA 損傷　71

EBM　1, 265
end-point　21
Evaporimeter　64
evidence-based medicine　1, 265

face lift　182
frost　179
frosting　38

H4300 型水分蒸発量測定器　64
healing phase　55

ice pick 様　149
IL-1 α　11
isotretinoin　51

Mexameter　65

natural moisturizing factor（NMF）　62

p53　71
PECO 方式　3
platelet-derived growth factor-B（PDGF-B）　37
proliferating cell nuclear antigen（PCNA）　38

RAR　45
RAR α　45
RAR γ　45
retinoic acid　51
retinoic acid receptor　45
retinoid X receptor　45
RXR　45
RXR α　45

Sebumeter　65
Skicon　62
stratum corneum cymotryptic enzyme（SCCE）　12

TCA　71
TCA ピーリング　37
TEWL　27
transepidermal water loss（TEWL）　64
tretinoin　45

VapoMeter　64
VISIA　61

ケミカルピーリング　これが私のコツと技　Ⓒ 2009

定価（本体 9,500 円＋税）

2003 年 4 月 28 日　1 版 1 刷
2005 年 7 月 15 日　　　3 刷
2009 年 5 月 1 日　2 版 1 刷

編集　古川 福実（ふるかわ ふくみ）
　　　船坂 陽子（ふなさか ようこ）
　　　上田 説子（うえだ せつこ）

発行者　株式会社　南山堂
　　　　代表者　鈴木 肇

〒113-0034　東京都文京区湯島 4 丁目 1－11
TEL　編集 (03)5689-7850・営業 (03)5689-7855
振替口座　00110-5-6338

ISBN 978-4-525-34542-6　　　　　　Printed in Japan

本書の内容の一部，あるいは全部を無断で複写複製することは（複写機などいかなる方法によっても），法律で認められた場合を除き，著作者および出版社の権利の侵害となりますので，ご注意ください．